Sophie Macheteau
Françoise Rapp

Mes huiles essentielles

Pour chaque saison, leurs bienfaits en santé, bien-être, beauté et cuisine

prat éditions

À mes parents, qui m'ont transmis
leur passion du végétal.
À Ville d'Avray et mon petit coin de paradis,
Sophie

À Rose, ma petite fée des roches, mes parents et mon frère.
À la Provence et aux cueilleurs de plantes sauvages,
Françoise

Avertissement

L'utilisation des huiles essentielles nécessite un certain nombre de précautions. Pour les connaître, reportez-vous à la page 283.

Imprimé sur papier 100 % recyclé

Direction éditoriale : Anne-Laure Marie
Édition : Isabelle Rodière-Schmit
Coordination éditoriale : Maud Taïeb
Relecture : Élodie Nicod
Correction : Annabelle Biau
Conception graphique : Lise Brillaud et Editédito
Composition : Maryse Claisse
Couverture : Virginia Arraga de Malherbe

52, rue Camille Desmoulins
92448 Issy-les-Moulineaux, Cedex

ISBN : 978-2-8095-0552-8

Le temps était magnifique ce dimanche-là. C'était l'été indien en Provence et nous nous promenions dans cette nature encore un peu farouche, mais baignée d'une lumière si belle que nous prenions notre temps afin de profiter au mieux de cet instant si précieux. Au cours de notre balade dans cette garrigue encore odorante, il nous semblait que la luminosité, habituellement si brute et vive, de l'été était désormais plus faible. Quelque chose avait changé. À cet instant, nous réalisions que l'automne s'installait. La nouvelle saison, avec sa lumière aux couleurs chatoyantes, plus orangée, caressait maintenant les roches et nous enveloppait.

Ce fut un moment magique de prendre réellement conscience qu'à cette seconde même un changement s'opérait, d'être le témoin privilégié d'un instant immuable qui nous dépasse, à savoir le cycle des saisons.

C'est alors que l'orientation du livre sur l'aromathérapie, dont nous avions le projet, devint évidente : mettre en relation une sélection d'huiles essentielles en phase avec chacune des quatre saisons. Chaque saison est en effet une source de plaisir et de bien-être unique, mais aussi un moment où nous devons faire face à certains maux récurrents.

Nous souhaitions un ouvrage très pratique, avec des astuces et des recettes simples, efficaces, naturelles, mais aussi économiques, pour accompagner tout naturellement les membres de la famille tout au long de l'année. Nous avons eu beaucoup de plaisir à vous révéler nos petits secrets aromatiques et nous souhaitons qu'en adoptant les huiles essentielles comme des alliées indispensables vous passiez une année en bonne santé, en pleine forme et belle au naturel. Ainsi, vous réveillerez vos papilles et celles de votre famille et de vos convives avec une cuisine créative et savoureuse.

Aromatiquement vôtre...

Françoise et Sophie

Sommaire

• L'automne •

• L'hiver •

• Tout savoir pour bien débuter en aromathérapie •

Les huiles essentielles nos alliées en toute saison

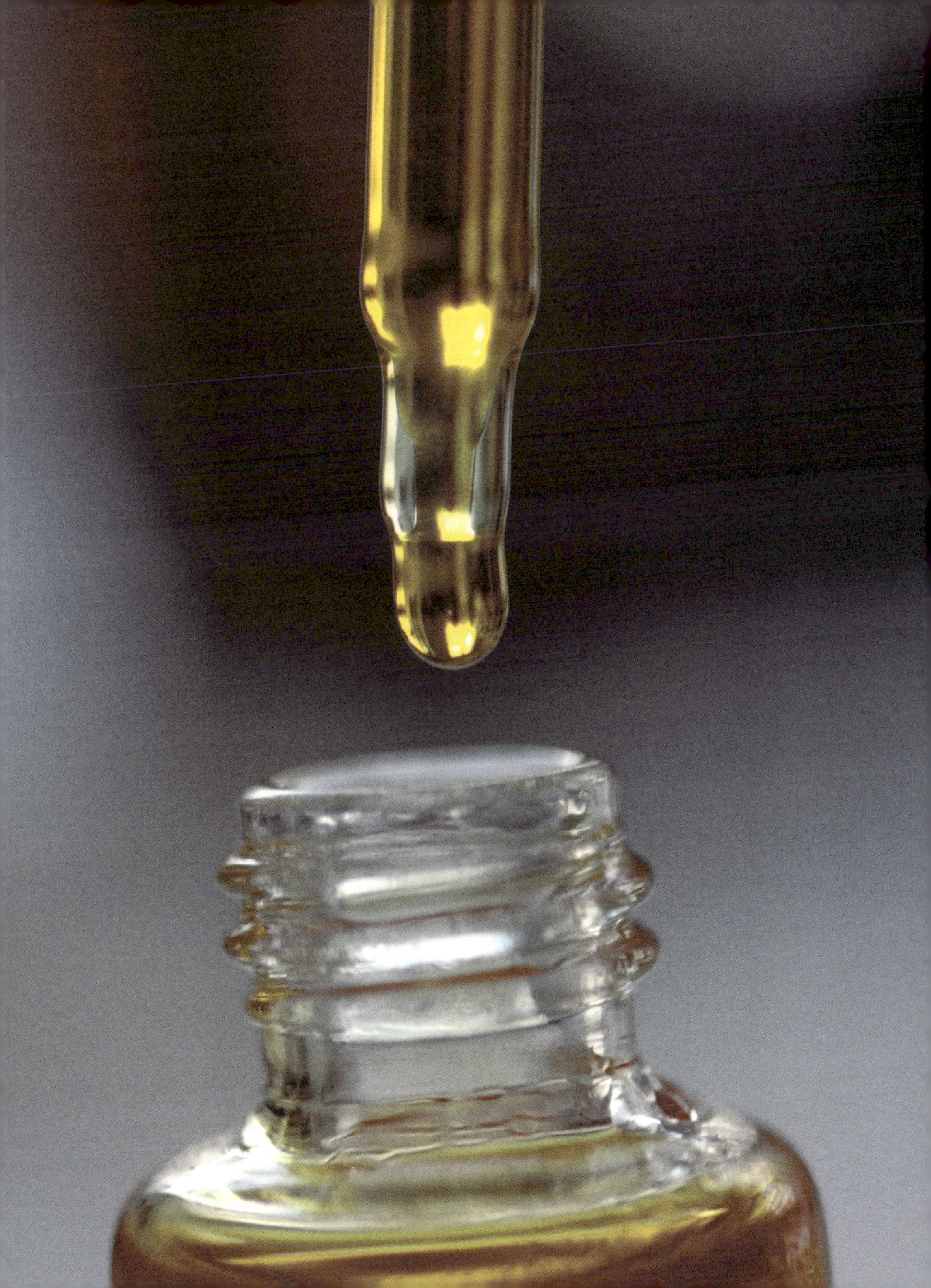

Vivre en harmonie avec les saisons

« Un jour viendra où la science reprendra sa figure normale : source de sagesse et non de puissance, à l'égal de la musique et de la poésie, une interprétation de la Nature et non une exploitation éhontée. »

Charles Morgan

Notre monde est soumis à plusieurs rythmes : l'alternance du jour et de la nuit, les différentes heures de la journée, les cycles de la lune ainsi que les saisons. Nous avons tous déjà ressenti la joie de vivre de l'été, cette douceur bienfaisante qui exalte notre bonne humeur et décuple notre énergie. *A contrario*, les frimas de l'hiver nous plongent bien souvent dans une énergie décroissante qui nous pousse à la paresse et parfois à un certain blues saisonnier...

Un temps pour chaque saison

Nous vivons au cœur des saisons, sans toutefois y prêter toute l'attention ou la compréhension nécessaire, car la vie moderne et urbaine fait que nous avons tendance à perdre notre lien avec la nature. Or, comprendre les saisons et respecter leur énergie nous permettraient d'être davantage en harmonie avec elles et ainsi de vivre mieux. Car les changements saisonniers conditionnent notre vie bien plus que nous l'imaginons et se répercutent sur les rythmes de notre horloge biologique.

Et si nous décidions d'être davantage à l'écoute de la nature et de nous inspirer de ce modèle de bon sens qu'elle nous offre ? Il apparaît comme essentiel d'aborder chacune des saisons avec sérénité et enthousiasme, en calant nos propres rythmes sur elles. D'ailleurs, notre corps s'y adapterait instinctivement, mais notre mode de vie actuel – une course effrénée contre le temps –, nous coupe trop souvent de nos besoins et va à l'encontre de notre bien-être. Ce serait pourtant une bien jolie manière de se mettre au diapason avec la nature et de se faire du bien !

Chacune des saisons a une mission bien précise, et, comme toujours, aucune place n'est laissée au hasard.

- **Le printemps constitue le début d'un nouveau cycle**, un (r)éveil de la nature après la mise entre parenthèses de l'hiver. C'est le moment de l'expansion, du changement et d'une nouvelle dynamique.

- **L'été est la saison de l'épanouissement**. Il permet de mettre en action les grandes lignes directrices définies au printemps. C'est la saison de l'enthousiasme et de l'action pendant laquelle il ne faut pas pour autant négliger de se reposer.

L'automne est une douce et chatoyante transition, un moment de nettoyage et de préparation. Les choix que nous ferons en cette saison détermineront la fin de l'année.

L'hiver est un moment de retraite et de mise en veille qui achève un cycle de 365 jours.

Une partition à quatre temps

Les huiles essentielles, les body guard de la plante

Les huiles essentielles sont les essences des plantes qui ont subi un processus de distillation. Ces concentrés végétaux ont des densités variables selon les plantes (liquide et limpide pour la lavande fine ; sirupeux pour le benjoin ou le baume du Pérou). Certaines sont d'ailleurs riches en cires végétales qui restent après la distillation, se cristallisent ou se solidifient à température basse. Elles se distinguent totalement des huiles grasses par leur rôle et localisation au sein de la plante, leur composition biochimique complexe (portraits organoleptiques), leurs applications et vertus, leurs précautions d'emploi et leur extrême volatilité. Ces substances ayant besoin pour se développer de beaucoup de lumière et de chaleur, l'énergie solaire est leur meilleure alliée.

Elles sont la quintessence, la force vitale et l'âme des plantes qui les produisent à l'intérieur des glandes microscopiques situées dans les tissus végétaux ou à la surface, au niveau de la fleur, de la graine, de l'enveloppe du fruit, de l'écorce, du bois, de la racine ou de la feuille. C'est par la photosynthèse et l'énergie solaire que le processus de transformation s'opère. Ensuite, c'est au cœur même de la cellule végétale que les différentes étapes d'oxydation s'effectuent sous la dépendance d'enzymes très spécifiques. C'est alors que les multiples lignées de molécules actives se concrétisent dans l'essence.

Seules les plantes aromatiques (qui produisent des composés parfumés) contiennent des huiles essentielles, particulièrement abondantes dans les labiacées, les myrtacées, les conifères, les rutacées, les lauracées et les ombellifères. Avant même d'être utiles à l'homme, les huiles essentielles agissent au sein de la plante comme des hormones. Il semblerait d'ailleurs qu'elles soient les agents responsables de l'adaptation de la plante à son environnement. On constate en effet que la production d'huile essentielle augmente lorsque la plante est en situation de stress.

Ainsi, les huiles essentielles agissent efficacement à plusieurs niveaux :

- pour la défense de la plante : certains composés aromatiques, comme les terpènes, ont la capacité de rendre les feuilles peu appétissantes, voire écœurantes pour les animaux en quête de nourriture. Un excellent moyen pour éviter d'être mangé tout cru !
- pour la protection de la plante : par un processus de convection ou d'évaporation, en lui évitant des maladies, des champignons, et des parasites. Elles la protègent également du froid et de la chaleur. Ainsi, les buissons de myrrhe, par exemple, sont entourés d'une très fine brumisation qui filtre les rayons du soleil et rafraîchit l'air qui les entoure. Certaines huiles essentielles peuvent également servir de désherbant naturel, protégeant les racines de la plante et empêchant certains autres végétaux de se développer. De cette façon, certains terpènes sont censés entraver la croissance de plantes voisines et des graines entraînées dans le sol par les gouttes d'eau ;
- pour la reproduction de la plante, en attirant les insectes nécessaires au processus de fécondation. En effet, en libérant des huiles essentielles, les plantes font venir à elles des insectes spécifiques dont la morphologie permet de transporter leur précieux pollen jusqu'à leur partenaire ;
- pour la survie de la plante, en étant une réserve d'énergie indispensable pour subvenir à ses besoins nutritifs. Le manque de soleil créant une carence dans le processus de photosynthèse, les plantes ne peuvent plus produire leur propre nourriture, c'est-à-dire les sucres, par les feuilles. Il leur est donc nécessaire d'utiliser l'essence déjà existante pour subsister ;
- pour la prévention d'éventuelles attaques. Véritable moyen de communication et d'alerte inédit entre même espèce, certaines huiles essentielles repoussent les herbivores qui attaquent l'armoise, grâce à la production d'une essence volatile, diffusée ou non par les plantes mitoyennes....

Terroir et chémotype, deux données qui font la différence

Au même titre que pour l'industrie vinicole, le terroir est l'une des composantes fondamentales des huiles essentielles qui détermine en quelque sorte sa carte d'identité.

Rappelons tout d'abord que le terroir désigne les différentes conditions qui influencent la croissance d'une plante. Parmi ces conditions figurent :

- le lieu, c'est-à-dire l'altitude, l'ensoleillement ou l'ombre ;
- le sol, son type et sa profondeur, sa texture, sa fertilité et son drainage qui peuvent varier de manière significative selon la situation géographique ;
- le temps, la pluviométrie, l'époque de l'année et le vent.

Selon la géolocalisation et les conditions climatiques, des plantes identiques peuvent fournir des huiles essentielles dotées de composés chimiques différents. Ces différences sont liées aux chémotypes qui caractérisent chacune des huiles essentielles. Le chémotype pourrait se comparer à l'ADN.

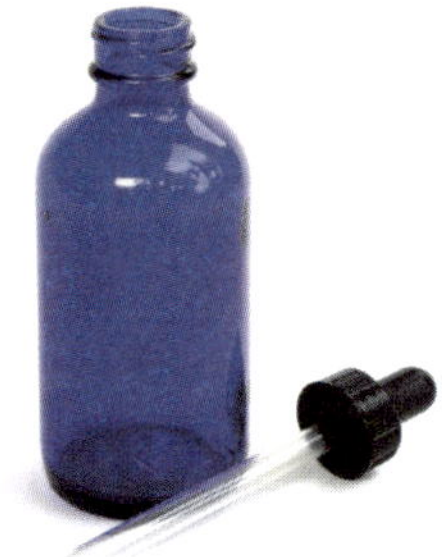

Une biochimie à la fois complexe et étonnante

La composition chimique des huiles essentielles est complexe. Elle varie au cours de la journée, selon les saisons, les années et la partie de la plante distillée, mais aussi en fonction de la variété, du sol, de l'altitude et du climat.

Chaque huile essentielle, analysée par un système de chromatographie (une technique physique qui permet de distinguer les différentes molécules chimiques), nous révèle son empreinte « digitale », laquelle est ensuite vérifiée selon des normes très codifiées (les normes AFNOR). Par ce profil chromatographique, nous pouvons vérifier les pics principaux des composants biochimiques et ainsi la qualité de l'huile essentielle. D'autres méthodes complémentaires sont à effectuer pour une analyse vraiment fiable : densimétrie (un procédé qui établit précisément la densité ou la limpidité d'une huile essentielle), et *flash point* ou « point éclair ».

L'analyse flash point

C'est le procédé qui permet de déterminer à quelle température une huile essentielle peut s'enflammer. Toutes les huiles essentielles et/ou fragrances ont un seuil de tolérance à la chaleur appelé point éclair (*flash point*). Au-delà de ce seuil, l'arôme ainsi que les propriétés thérapeutiques des huiles s'évaporent littéralement. Ce procédé permet de définir si une huile essentielle a été « coupée » avec une huile végétale ou un corps « gras ».

L'ensemble de ces données constitue une véritable carte d'identité, qui nous révèle toute la complexité d'une huile essentielle pouvant regrouper jusqu'à 150 molécules différentes. Afin de synthétiser et mieux comprendre cette biochimie, les molécules aromatiques sont regroupées en familles majeures, lesquelles, pour certaines, présentent des sous-familles. Leur complexité et leur variété chimique rendent leur utilisation beaucoup plus large dans notre quotidien et nous permettent de couvrir et de traiter un large spectre de pathologies ou de maux saisonniers (santé, bien-être, beauté et même cuisine). C'est d'ailleurs l'une des différences majeures entre l'aromathérapie et l'allopathie, qui se focalise sur une action.

La connaissance de la relation entre les familles de chémotypes et leurs vertus permet de mieux comprendre l'action des huiles essentielles. Chaque flacon doit porter une étiquette mentionnant obligatoirement les chémotypes. Préférez l'huile essentielle issue de plantes sauvages qui est d'une qualité incomparable à celle issue de cultures conventionnelles et bio. La force vitale est alors à son maximum et son essence plus profonde et riche. Précieuse et plus rare aussi, la nature nous dévoile ses lettres de noblesse.

Le saviez-vous ?

Il faut attendre entre 3 et 4 ans de maturation de la plante en plein champ avant de récolter le lavandin pour produire son huile essentielle. Après 10 ans de bons et loyaux services, les plants sont alors remplacés par de plus jeunes...

Une biochimie saisonnière

Les huiles essentielles satisfont tous nos besoins tout au long de l'année, mais il en est aussi qui sont spécifiques à certaines saisons. Nous privilégions par exemple les huiles essentielles à haute concentration en phénols (cannelle) et en alcools monoterpénols (thym tujanol, thym linalol, menthe poivrée, romarin – à cinéole –, géranium, lavande fine, ylang-ylang...) pour leur vertu anti-infectieuse très puissante du début de l'automne jusqu'à la fin de l'hiver. *A contrario*, nous utiliserons les huiles essentielles à forte concentration en terpènes (pin sylvestre, genévrier, bergamote, citron jaune, citron vert, orange douce, mandarine, thym linalol, thym thujanol...) ou en sesquiterpènes (ylang-ylang,

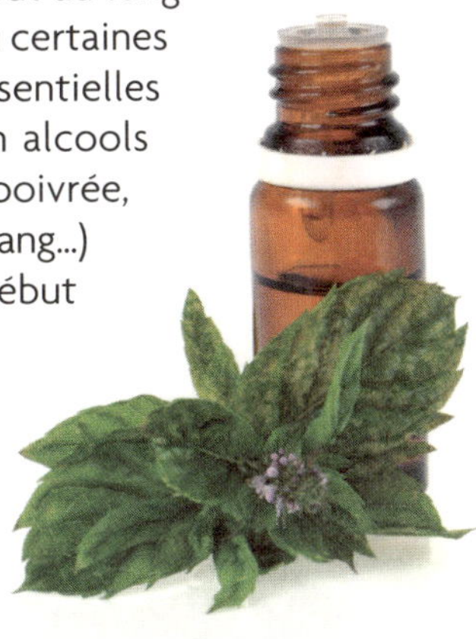

pin sylvestre...) pour les soins minceur ou une action décongestionnante sur la circulation sanguine.

Une alchimie unique

S'il y a un élément primordial en aromathérapie, c'est le dosage. Il ne s'agit pas de surdoser ou de sous-doser une huile pour renforcer ou non son action. L'alchimie végétale des huiles essentielles joue là tout son rôle, défiant les lois mathématiques. L'équation « 1 + 1 = 3 » devient possible et le dosage à la goutte près permet de maîtriser l'action de vos produits. Ainsi, lorsque vous associez deux huiles essentielles distinctes, la synergie de cette association crée une autre entité aromatique et thérapeutique avec ses propriétés propres. C'est d'ailleurs pourquoi il n'est pas nécessaire de mélanger beaucoup d'huiles essentielles pour multiplier l'efficacité du produit. Par ce même processus, certaines huiles peuvent s'annihiler, voire se contrer, d'où l'importance de ne pas jouer aux apprentis sorciers.

Les différents modes d'utilisation des huiles essentielles

Les modes d'utilisation des huiles essentielles sont variés et nombreux. Il convient de trouver le meilleur moyen d'utiliser celles-ci en fonction de l'effet ou de l'objectif recherché. Il est également nécessaire de tenir compte de leur composition et de la condition de la personne qui les utilise (âge, état de santé, grossesse...). Pour une utilisation en cosmétique, les huiles essentielles, très diluées, auront une action locale, alors que pour une utilisation en aromathérapie santé, elles pourront avoir une action locale et/ou systémique plus générale.

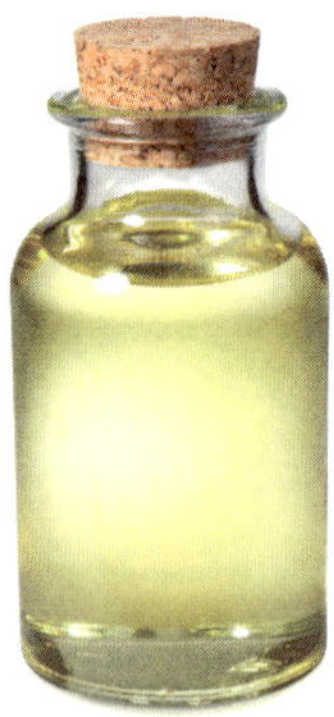

Côté santé
Côté bien-être

S'il y a bien un domaine où les huiles essentielles trouvent toute leur légitimité, c'est en bien-être et en santé, où elles permettent de nous prémunir et de soigner un grand nombre de maux saisonniers. Elles peuvent s'utiliser de plusieurs façons.

En application cutanée et massage

Même si certaines huiles essentielles peuvent s'appliquer pures sur la peau, pour la majorité d'entre elles, et selon la surface d'application concernée, il convient de les diluer dans une huile végétale avant leur application. Cette application est considérée comme la moins risquée, la plus rapide et offrant l'action la plus prolongée. Par exemple, en application locale, vous pouvez verser quelques gouttes sur une compresse chaude ou froide, ou l'utiliser en friction localisée sur un organe ou un point énergétique (plante des pieds, plexus solaire, poignet...).

Quant au massage sur l'ensemble du corps, il favorise la diffusion des huiles essentielles et donc la détente, le bien-être et la circulation du sang. On recommande alors de verser 30 gouttes des huiles essentielles de votre choix dans 50 ml d'huile végétale (soit environ 2 % maximum).

Par voie orale

Certaines huiles essentielles peuvent être absorbées par voie orale. Attention, il ne faut jamais absorber d'huile essentielle lorsque ce n'est pas spécifié, et jamais pure. On recommande de la diluer, à raison d'1 à 2 gouttes sur un support tel qu'une pastille neutre (à sucer, voir recette p. 38 et 162), un sucre, une cuillerée de miel ou d'huile végétale.

Une huile essentielle peut aussi s'utiliser en dilution dans de l'eau en prenant soin de la mélanger au préalable avec un dispersant. Il existe deux sortes de dispersant :

• **le disper**, un dispersant alcoolique naturel qui permet de délayer les huiles essentielles dans l'eau pour des lotions et boissons aromatiques. Très simple d'utilisation, il s'ajoute à raison de 4 fois la quantité d'huile essentielle, soit 1 goutte d'huile essentielle pour 4 de disper ;

• **le solubol**, un solubilisant naturel et sans alcool qui permet de dissoudre les huiles essentielles dans l'eau, aussi bien pour créer des boissons aromatiques comme l'infusion, que pour les préparations cosmétiques aqueuses : gels, lotions, bains aromatiques. Très simple d'utilisation, il s'ajoute à raison de 4 fois la quantité d'huile essentielle.

La voie orale est réservée aux adultes et enfants au-delà de 7 ans uniquement. Avant toute utilisation par voie interne, il convient de bien lire et respecter les indications et précautions d'emploi de chaque huile essentielle. Certaines d'entre elles peuvent être utilisées par voie orale mais sur de courtes périodes seulement.

En pratique courante et sans avis médical, ne pas dépasser 6 gouttes d'huile(s) essentielle(s) par jour, en 2 ou 3 prises. Se référer à 1 goutte par 25 kg de votre poids. Il est vivement conseillé de demander avis à son pharmacien ou à son médecin.

En bain aromatique

Le bain aromatique est un moment de bien-être par excellence. Il constitue une technique simple et efficace pour se maintenir en forme, se détendre, se réchauffer, se relaxer ou soulager ses muscles et articulations. Versées dans le bain après avoir été mélangées au dispersant tel que le solubol (1 goutte pour 4 gouttes de solubol) ou du lait alimentaire (animal ou végétal), les huiles essentielles offrent tous leurs bienfaits par une double action de la voie cutanée et de la voie respiratoire.

Nous vous conseillons de dissoudre 10 à 15 gouttes d'huile(s) essentielle(s) dans 40 à 60 gouttes de solubol puis de verser ce mélange dans la baignoire.

Vous pouvez également en verser quelques gouttes sur du sel de mer ou du sel d'epsom avant de les répandre dans l'eau chaude (35 à 37 °C environ) de la baignoire. Cependant, rien ne vous empêche de faire un bain plus frais pour activer la circulation du sang.

En termes de diffusion atmosphérique, la voie olfactive a une action directe sur notre psychisme. Les molécules aromatiques des huiles essentielles montent directement à notre cerveau *via* les millions de cellules nerveuses situées au niveau de nos muqueuses nasales. Elles vous apporteront rapidement bien-être, sérénité, réconfort et stimuleront vos défenses immunitaires de façon très agréable.

Par diffusion atmosphérique ou inhalation

Certaines huiles essentielles peuvent s'utiliser en diffusion atmosphérique grâce à un diffuseur (par exemple 10 minutes 3 fois par jour) ou un brumisateur pour assainir et purifier l'atmosphère de votre intérieur mais aussi pour créer l'ambiance souhaitée (relaxation, convivialité, sensualité...) ou tout simplement pour parfumer une pièce. Vous pouvez également créer un spray d'ambiance, d'oreiller ou visant à éloigner les insectes en mélangeant vos huiles essentielles avec de l'alcool dans un vaporisateur.

Pour une inhalation humide, si vous n'avez pas d'inhalateur, placez un bol ou un petit saladier sur une table avec de l'eau bouillante. Versez-y environ 5 gouttes d'huiles essentielles. Attendez 1 ou 2 minutes avant de faire votre inhalation. Installez-vous confortablement et approchez votre visage au-dessus des vapeurs, puis respirez pendant une dizaine de minutes. Vous pouvez également couvrir votre tête d'une serviette penchée sur le bol avant de commencer afin de bien isoler votre visage.

Cette utilisation est particulièrement efficace en cas de troubles respiratoires. Toutefois, après une inhalation, les muqueuses étant dilatées et plus perméables aux agents polluants (microbiens ou autres), il est recommandé de limiter les risques d'exposition à la pollution ou au froid. Il est donc préférable de réaliser une inhalation humide le soir.

Celle-ci doit vous paraître agréable. Si tel n'est pas le cas et que vous ressentez une gêne, il faut alors arrêter immédiatement. Pour une inhalation sèche, vous pouvez également verser quelques gouttes d'huile essentielle sur un mouchoir ou un galet à respirer de temps en temps.

Côté beauté

Certaines huiles essentielles riches en propriétés cosmétiques peuvent entrer dans la préparation de vos produits de beauté maison. Elles s'utilisent de plusieurs façons.

Actives par principe

Les huiles essentielles s'incorporent comme actifs cosmétiques dans vos soins minceur, anti-âge, purifiants, apaisants, cicatrisants... Certaines sont également plus adaptées à tels types de peau ou de cheveux. Ajoutées à une huile végétale, une émulsion (crème, lait), un masque, un gel douche, un baume, un shampooing, les huiles essentielles s'incorporent de préférence à froid ou en fin de préparation. Dans les gels et lotions aqueuses, elles doivent être préalablement ajoutées à un dispersant, comme le solubol ou le disper (voir p. 10). On recommande d'ajouter environ de 0,1 à 2 % d'huile essentielle dans les soins pour le visage et de 0,5 à 5 % dans les soins pour le corps.

Attention : ne pas utiliser d'huiles essentielles ou de soins à base d'huiles essentielles sur le contour des yeux, et encore moins dans les yeux.

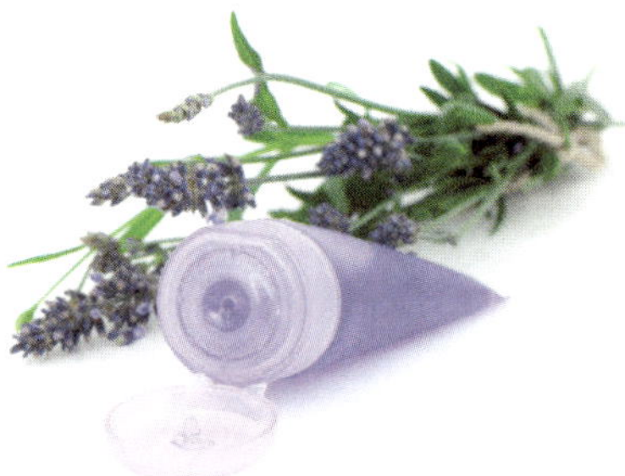

Quintessence olfactive

Vous pouvez aussi créer votre parfum naturel, alcoolique ou huileux, qui reflètera à merveille votre personnalité, vos désirs ou vos émotions.

Pour cela, incorporez 15 à 40 % d'huile essentielle dans de l'alcool, de la vodka ou une huile neutre comme le jojoba. En parfumerie, on caractérise les senteurs par différentes notes :

- **les notes de tête** (agrumes, lavande...) sont constituées par les notes les plus volatiles. C'est la première impression que l'on a d'un parfum ;
- **les notes de cœur** (jasmin, violette, rose...) révèlent toute l'émotion d'un parfum. Elles véhiculent son identité et sa puissance ;
- **les notes de fond** (santal, patchouli...) jouent le rôle de fixateur de parfum et permettent à celui-ci de durer plus longtemps.

Côté cuisine

Un grand nombre d'huiles essentielles peuvent être utilisées en cuisine, certaines étant toutefois plus appropriées que d'autres. Utilisées à chaud ou à froid, elles apportent une saveur raffinée et subtile à vos condiments, plats ou desserts. Que leur parfum soit doux ou corsé, 1 à 2 gouttes suffisent pour parfumer un mets de manière originale et durable. Nous vous conseillons de dissoudre l'huile essentielle dans la matière grasse de la recette.

Pour aromatiser vos thés ou tisanes, il est possible d'incorporer quelques gouttes d'huile essentielle selon vos goûts dans une tasse d'eau chaude. Vous pouvez également les diluer au préalable avec un dispersant tel que le solubol ou le disper (1 goutte d'huile essentielle pour 4 gouttes de dispersant). En général, pour une tasse moyenne (de type mug), 1 à 2 gouttes d'huile essentielle suffisent.

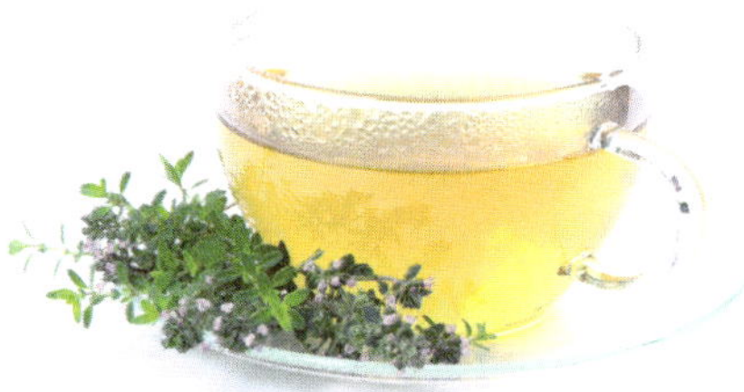

Les précautions d'emploi

Bien que naturelles, pures et issues du règne végétal, les huiles essentielles n'en sont pas moins des produits à manier avec certaines précautions. Actives et pas anodines, elles peuvent aussi causer certains troubles lorsqu'elles sont mal utilisées. Lisez donc attentivement les précautions d'emploi ci-dessous et celles qui doivent obligatoirement être livrées dans l'emballage de votre flacon lors de votre achat. Si vous souffrez de pathologies, si vous êtes enceinte ou allaitez, demandez conseil à votre pharmacien ou à votre médecin.

Les huiles essentielles ne sont pas hydrosolubles (elles ne se dissolvent pas dans l'eau). Si vous en versez dans le bain ou dans un plat, elles flottent à la surface et risquent de provoquer des irritations ou brûlures cutanées (comme si vous les absorbiez pures ou en application cutanée directe). Il faut donc toujours les diluer au préalable (par exemple dans du lait, de l'huile végétale, du miel, un excipient dispersant type tensioactif naturel). Les huiles dermocaustiques (cannelle, basilic exotique, menthe, clou de girofle, niaouli, thym, pin, marjolaine, sarriette, eucalyptus, lemongrass) doivent toujours être diluées avec des huiles végétales pour une application sur la peau. Attention à leur pourcentage de concentration lors de la préparation de votre recette. Veillez à bien les respecter.

À retenir !

- 35 gouttes d'HE = environ 1 ml
- 1 cuillerée à café (c. à c.) = environ 5 ml
- 1 cuillerée à soupe (c. à s.) = environ 15 ml

Consultez votre médecin en cas de maladies graves ou de prise prolongée.

La conservation des huiles essentielles

- Elles se conservent plusieurs années et ont en général des dates limites d'utilisation optimale (DLUO) de 3 à 5 ans. Les essences d'agrumes peuvent s'oxyder avec le temps et sont plus fragiles (DLUO de 2 ans).
- Pensez à bien refermer les flacons après usage car les molécules aromatiques sont très volatiles.
- Évitez de coucher les bouteilles pour que les huiles essentielles ne soient pas en contact trop prolongé avec le compte-gouttes en plastique (les huiles ont une action corrosive sur le plastique).
- Placez vos flacons dans un endroit tempéré à l'abri de la lumière et d'une source de chaleur directe.
- Tenez les flacons hors de portée des enfants.

Les bonnes pratiques

- N'administrez pas d'huile essentielle à un enfant de moins de 36 mois sans l'avis d'un médecin.
- Il est recommandé de ne pas utiliser les huiles essentielles pendant la grossesse et l'allaitement sans avis médical, certaines ayant un effet abortif ou coupe-lait.

- N'injectez jamais d'huile essentielle par voie intraveineuse ou musculaire.
- Il est conseillé de pratiquer un test d'allergie avant utilisation. Pour cela, appliquez une goutte (préalablement mélangée à une goutte d'huile végétale) dans le pli du coude sur environ 1 cm^2. Sans réaction au bout de 24 heures, vous pourrez utiliser cette huile essentielle.
- En cas d'allergie respiratoire ou d'asthme, l'utilisation des huiles essentielles en diffusion atmosphérique est contre-indiquée.
- Évitez toute exposition au soleil et aux UV dans les heures qui suivent l'application d'une huile essentielle photosensibilisante (citron jaune, citron vert, orange, mandarine, bergamote).
- Ne laissez jamais les flacons d'huiles essentielles à la portée des enfants.

En cas d'absorption accidentelle

- Appelez le centre antipoison.
- Faites ingérer (et si possible, faites vomir) de l'huile végétale pure (1 à 3 c. à s. d'huile d'olive, de tournesol...).
- Ne faites jamais boire de l'eau.
- N'appliquez jamais d'huile essentielle pure ou diluée sur les yeux, les muqueuses auriculaires, nasales et ano-génitales.
- En cas de projection oculaire accidentelle : essuyez l'œil avec un coton largement imbibé d'huile végétale pure ou répandez une ou plusieurs gouttes d'huile végétale sur le globe oculaire. Ne pas nettoyer à l'eau ! Appelez ou allez consulter votre ophtalmologiste immédiatement.

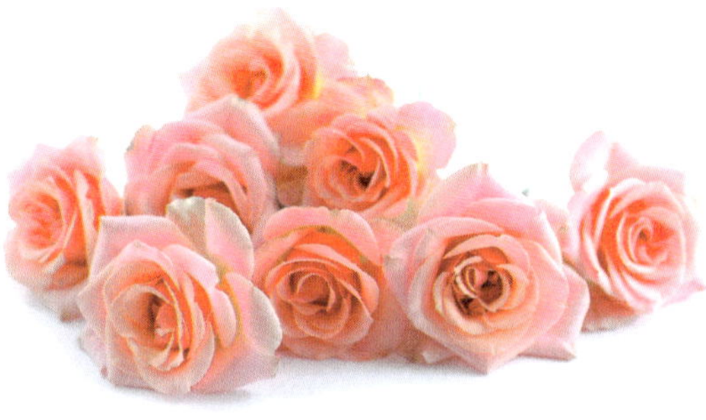

Les bonnes pratiques de fabrication de soins maison

La confection de produits maisons s'avère moins onéreuse et quel plaisir de pouvoir dire « C'est moi qui l'ai fait ! ». Toutefois, avant de vous lancer dans la composition de vos produits cosmétiques, voici quelques mises en garde.

> ***À savoir***
>
> HE = huile essentielle
>
> HA = hydrolat

Tous les produits cosmétiques contenant une phase aqueuse (eau, hydrolat) sont très sensibles aux pollutions microbiologiques. Il est donc indispensable de respecter une hygiène parfaite dans la confection des crèmes maison :

- désinfectez les ustensiles et contenants avant leur utilisation : soit en les passant 10 minutes à l'eau bouillante puis en les séchant soigneusement avec un linge propre et sec, soit en les rinçant à l'alcool de pharmacie puis en les laissant sécher à l'air libre ;
- lavez-vous préalablement les mains ;
- évitez le contact de vos mains avec la préparation et préférez des flacons-pompes aux pots ;
- conservez vos préparations sensibles au frais et utilisez-les rapidement ;
- utilisez des conservateurs naturels éprouvés comme l'extrait de pépins de pamplemousse ;
- n'hésitez pas à jeter votre préparation à la moindre formation de moisissure ou à la moindre apparition d'odeur désagréable, de changement d'aspect... ;
- vos préparations doivent être soigneusement étiquetées, datées et tenues hors de portée des enfants ;
- respectez les dosages indiqués.

> **L'utilisation des huiles essentielles doit respecter un certain nombre de précautions. Pour les connaître, reportez-vous à la p. 283.**

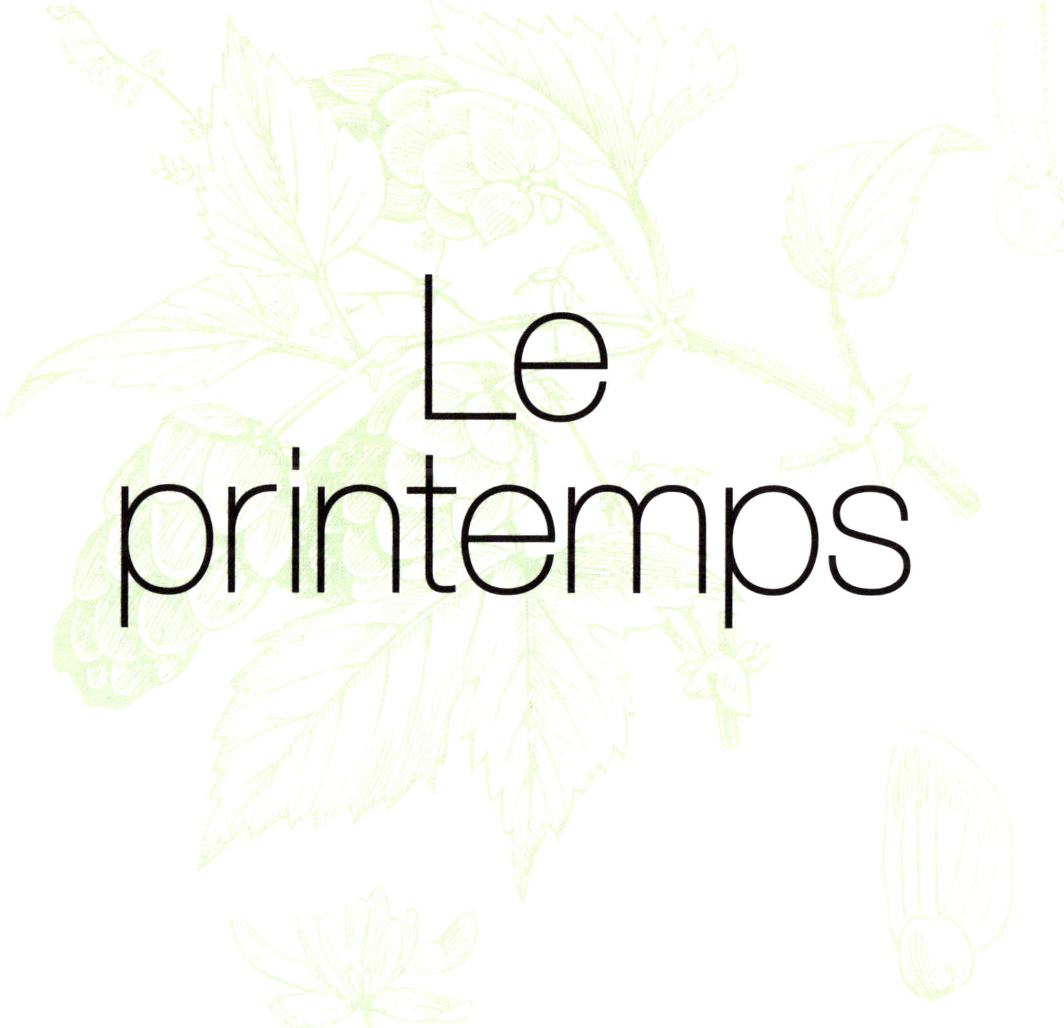

Le printemps

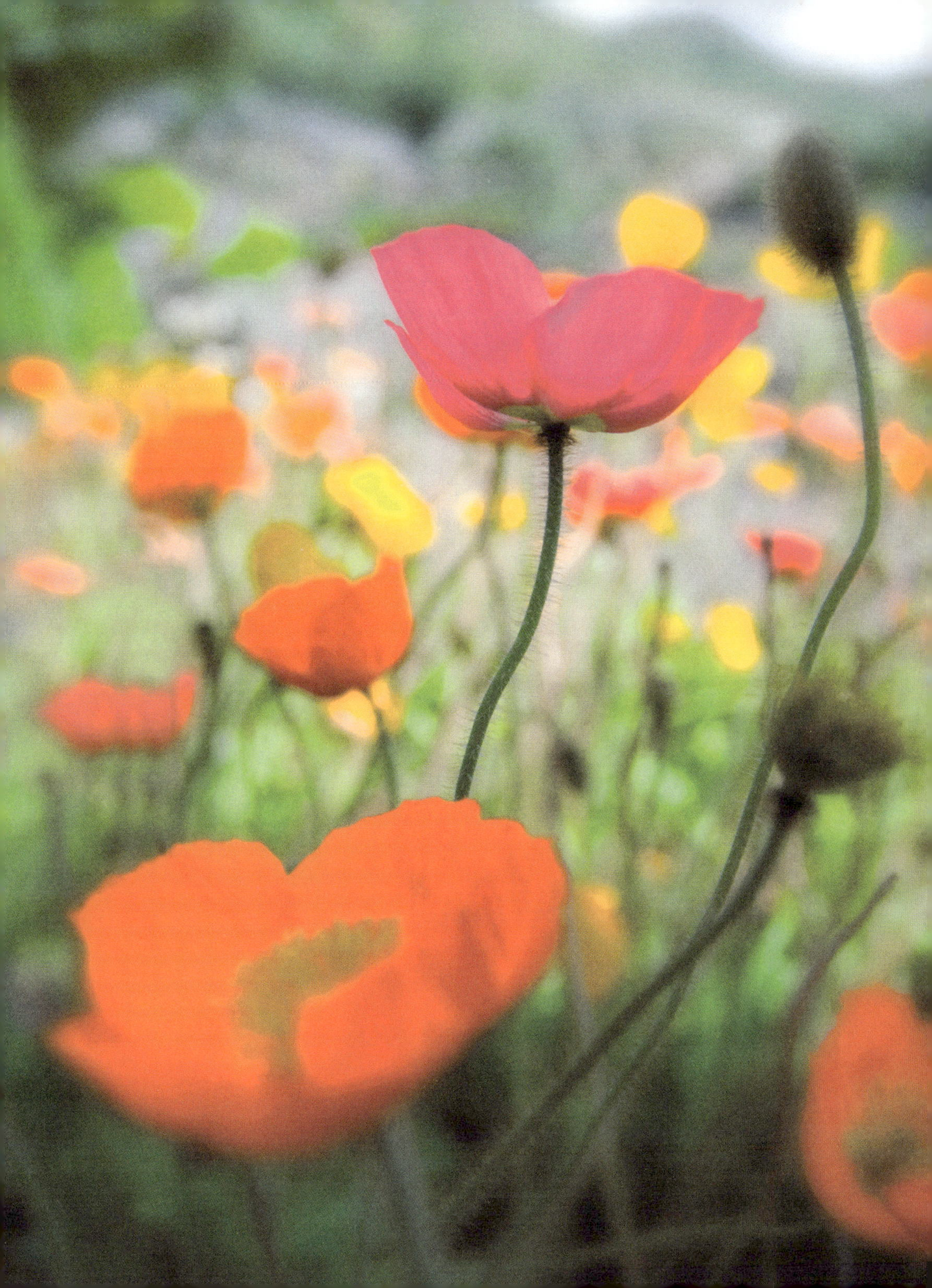

L'esprit du printemps

« Les fleurs du printemps
sont les rêves de l'hiver racontés,
au petit matin, à la table des anges. »

• Khalil Gibran •

Le printemps s'invite lorsque la nature s'éveille après le long silence froid de l'hiver. À cette saison, la terre ouvre ses pores, délivre les jeunes pousses, le corps s'étire et se déploie. Si nous avons pu réaliser en nous l'enracinement propre à l'hiver, concentrer et cultiver notre énergie vitale tout à l'intérieur, nous pouvons alors, comme les végétaux, nous épanouir. Au cœur de l'arbre monte la sève, le corps se redresse, mille nuances de vert viennent danser dans nos yeux et nourrissent notre foie, organe très actif au printemps.

En médecine chinoise

Après le long silence froid de l'hiver, le printemps est le premier frémissement de l'année qui annonce une période d'épanouissement, d'extériorisation, de montée de la sève, de germination des plantes, de floraison, de dissémination des pollens et des graines par le vent, principal élément climatique de la saison... La nature reprend vie et s'embellit. C'est le moment d'éliminer les toxines accumulées pendant l'hiver, voire pendant l'année. Le foie et la vésicule biliaire sont les deux organes symboles de cette saison et le bois en est l'élément représentatif. Tous deux sont d'une énergie Yang. Durant l'hiver, le foie a été beaucoup sollicité et a accumulé les toxines et les graisses En médecine chinoise, c'est lui qui a la fonction de drainer et de purifier le sang, en vue d'éliminer toutes ces toxines stockées. Ce « nettoyage » permet d'éviter une accumulation trop importante durant toute l'année des toxines non évacuées par l'organisme. L'énergie du début de printemps revient aussi à la surface pour redonner force aux muscles et aux tendons, clarté aux yeux et à la peau.

En médecine ayurvédique

Vasant, qui signifie le printemps, est synonyme de floraison. Pour le calendrier ayurvédien, cette saison se situe entre mi-mars (*Chaitra*) et mi-mai (*Baisakh*) et ses qualités sont la chaleur, la douceur, l'onctuosité et l'humidité. Après l'hiver viennent le dégel et la fonte des neiges, qui crée un déversement d'eau. Il faut se débarrasser de cet excès de *Kapha* (énergie liée à l'eau), sous peine de devenir vulnérable aux allergies printanières et aux rhumes. Cet excès peut aussi se matérialiser sous la forme d'autres affections : prise de poids, fatigue printanière, lassitude ou déprime passagère. Pour réveiller les énergies nouvelles et équilibrer *Kapha* pendant ces périodes, il est recommandé d'opter pour une alimentation qui privilégie plutôt les goûts piquants, âcres et amers. N'hésitez pas non plus à profiter de soins massages ayurvédiques aux huiles végétales tiédies afin de favoriser l'élimination des toxines et de réveiller votre énergie vitale.

À la découverte des huiles essentielles de saison

Pour le printemps, préférez les huiles essentielles aux vertus spécifiques, particulièrement adaptées aux maux saisonniers : vitalité, minceur et détox ; allergies, optimisme et lâcher prise, etc. En quelques gouttes, vous trouverez des solutions simples et pratiques pour réveiller votre énergie vitale, améliorer la circulation sanguine, purifier la peau et embellir le teint, et plus encore ! Alors, à vos flacons...

C'est le moment...

... de balayer nos mauvaises habitudes, de ressusciter un corps endormi par les longs mois d'hiver et de se reconnecter à la nature. Les énergies nouvelles de la saison réveillent nos sens. Le printemps est aussi l'annonce des amours et un moment de pur enchantement et de volupté.

L'huile essentielle de **citron jaune**

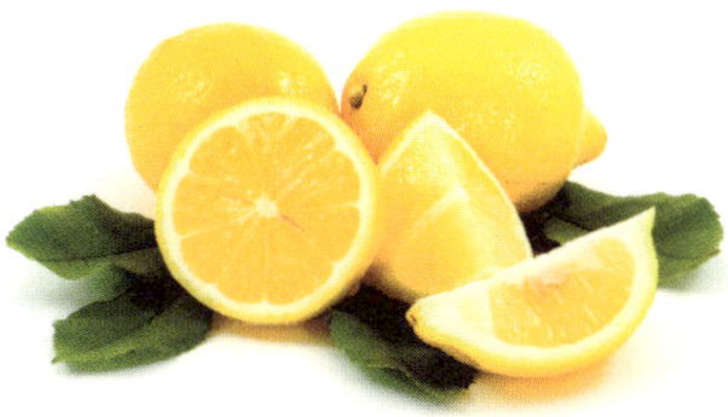

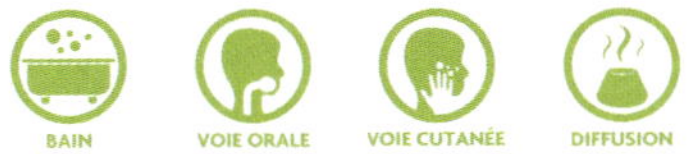

Nom botanique : *Citrus limonum*
Famille botanique : rutacées
Origine : France, Italie (Sicile)
Partie distillée : le zeste (rendement › 1,5 %)
Chémotypes : limonène
Famille(s) biochimique(s) majeure(s) : monoterpènes et coumarines
Caractéristiques organoleptiques :
- olfactif : rafraîchissante et pétillante
- couleur : jaune clair
- apparence : liquide limpide

Utilisée en parfumerie en note de tête.

Pourquoi est-elle indispensable ?

L'HE de citron jaune est la star de cette saison ! S'il y a une huile essentielle avec laquelle nous pouvons partir au bout du monde, c'est elle, la meilleure compagne des voyageurs (à mettre aussi dans sa trousse de week-end). Appelée aussi l'huile essentielle de la femme et de l'enfant, elle soigne de nombreux bobos et vous sera utile tout au long du printemps : elle est antiseptique, antinauséeuse et détoxifiante (permettant le déstockage des graisses), favorise la digestion et la bonne circulation sanguine. Elle assainit l'atmosphère.

Ses vertus

› Santé
- antiseptique aérien
- digestive et apéritive
- antinausée
- anti-mal des transports
- booste les défenses naturelles
- diurétique : réduit la rétention d'eau et la cellulite
- fluidifie le sang

› Bien-être
- favorise l'optimisme et la joie de vivre

› Beauté
- purifie et assainit les peaux grasses
- soin minceur : permet le déstockage des graisses, draine les toxines
- embellisseur de teint : donne luminosité, fraîcheur et éclat
- tonifie et raffermit les tissus
- renforce les vaisseaux capillaires et anticouperose

Précautions d'emploi

• Huile photosensibilisante : ne pas s'exposer au soleil après application.
• Huile dermocaustique : utiliser diluée pour les peaux sensibles.

L'huile essentielle de **géranium rosat Bourbon**

Nom botanique : *Pelargonium graveolens*
Famille botanique : géraniacées
Origine : Égypte, Chine, Madagascar, Guinée, Île de la Réunion (appellation Bourbon)
Partie distillée : les feuilles
Chémotypes : citronellol, géraniol, linalol
Famille(s) biochimique(s) majeure(s) : monoterpénols et esters
Caractéristiques organoleptiques :
- olfactif : rosée, fruitée et sucrée
- couleur : jaune légèrement ambré
- apparence : liquide et très fluide

Utilisée en parfumerie en note de cœur et de tête.

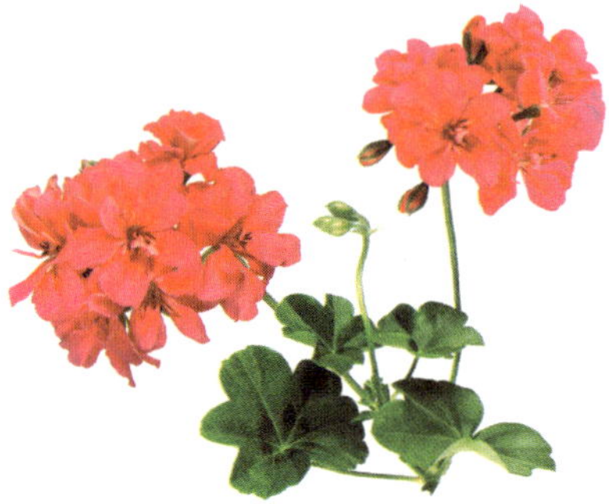

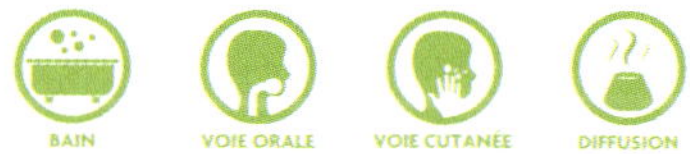

Pourquoi est-elle indispensable ?

L'HE de géranium rosat Bourbon saura se rendre indispensable dans la pharmacie de la maison et vous sera utile pour les bobos de dernière minute (elle est hémostatique et antiseptique) ; pour apaiser les troubles féminins ; pour réguler un déséquilibre du taux de sucre ; pour restreindre les grignotages impulsifs liés à des émotions mal digérées. Ce printemps, elle va vous aider à réguler l'appétit simplement et naturellement.

Ses vertus

› Santé
- antispasmodique, relaxante
- tonique, astringente, hémostatique
- stimule la circulation veineuse
- anti-infectieuse, antibactérienne, antifongique

› Bien-être
- réconfortante
- apaise les esprits inquiets
- aide à l'acceptation de soi

› Beauté
- antiseptique
- calmante
- régénérante

L'huile essentielle de **genévrier** (rameaux et baies)

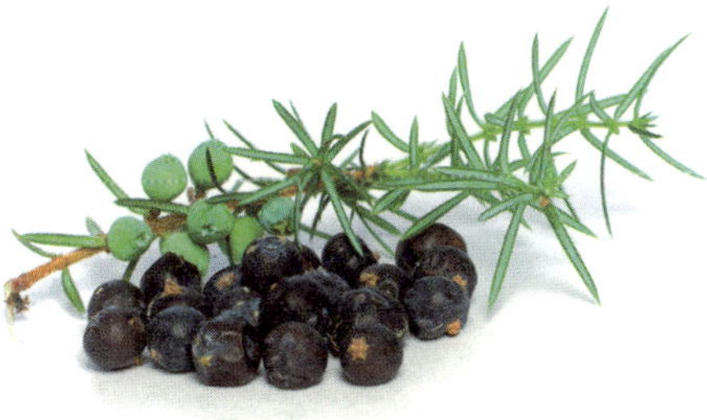

Nom botanique : *Juniperus communis*
Famille botanique : cupressacées
Origine : Balkans
Partie distillée : les baies (rendement › 3,4 %)
Chémotypes : α-pinène, myrcène, sabinène, terpinène
Famille(s) biochimique(s) majeure(s) : monoterpènes et sesquiterpènes
Caractéristiques organoleptiques :
- olfactif : âcre
- couleur : jaune clair
- apparence : liquide limpide

Utilisée en parfumerie en note de cœur.

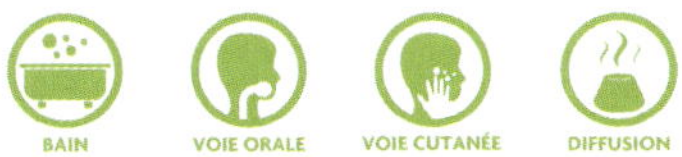

Pourquoi est-elle indispensable ?

L'HE de genévrier est un tonique circulatoire, elle facilite et améliore la circulation sanguine et soulage la lourdeur des jambes. Diurétique et anti-eau, elle complète parfaitement une routine printanière détoxinante et minceur. Véritable alliée du foie et des reins, elle les soutient en les nettoyant et en leur apportant régénération et force.

Ses vertus

› Santé
- favorise la circulation : hémorroïdes, varices, stases veineuses
- décongestionnante lymphatique : œdèmes
- facilite la digestion

› Bien-être
- purifie des pensées négatives
- calme les excès

› Beauté
- décongestionnante lymphatique : anti-eau, anticellulite
- assainit les peaux grasses et mixtes
- favorise le drainage des toxines

Le petit +

L'HE de genièvre apporte une note légèrement poivrée, boisée et résineuse aux parfums. Elle se marie très bien avec les essences de bois tels que le cèdre, l'oud et d'autres épices.

L'huile essentielle de **citron vert** (ou limette)

Nom botanique : *Citrus aurantifolia*
Famille botanique : rutacées
Origine : Mexique
Partie distillée : le zeste (rendement › 1,5 %)
Chémotypes : limonène
Famille(s) biochimique(s) majeure(s) : monoterpènes et coumarines
Caractéristiques organoleptiques :
- olfactif : douce
- couleur : jaune clair
- apparence : liquide limpide

Utilisée en parfumerie en note de tête.

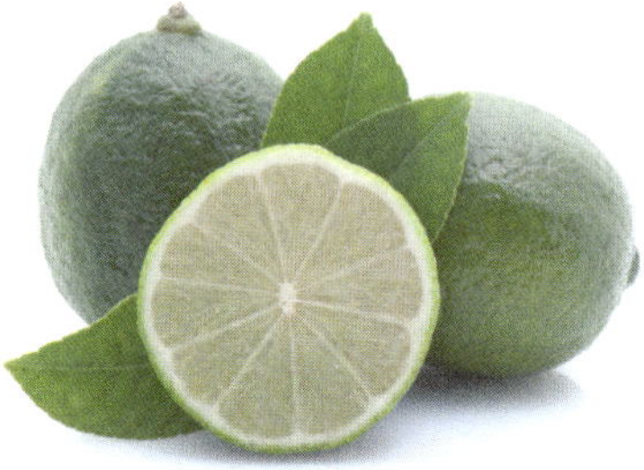

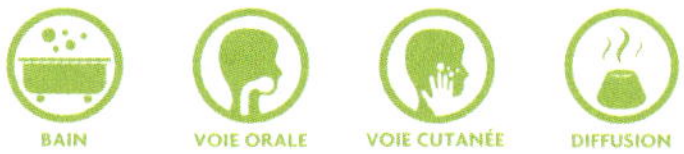

Pourquoi est-elle indispensable ?

L'HE de citron vert, appelée aussi limette, permet de faire le lien énergétique entre les saisons Yin (hiver froid et humide) et Yang (été chaud et sec) grâce à ses vertus antispasmodique, anti-inflammatoire et antistress ! Le citron vert a une identité olfactive « fraîche » et son goût l'est également. Comme ça fait du bien !

Ses vertus

› *Santé*
- anti-inflammatoire et antispasmodique
- prévient les risques cardio-vasculaires

› *Bien-être*
- antistress
- antidéprime
- aide à lutter contre l'anxiété et les frustrations

› *Beauté*
- traite les mycoses des ongles

Le petit +

Le citron vert, avec son identité olfactive très marquée, rehausse et rafraîchit les agrumes, et préfère les fleurs et fruits exotiques avec lesquels il s'entend à merveille : mangue, coco, tiaré... sous le soleil évidemment !

Précautions d'emploi

• Huile photosensibilisante : ne pas s'exposer au soleil après l'application.
• Huile dermosensible : utiliser diluée pour les peaux sensibles.

L'hydrolat de **carotte**

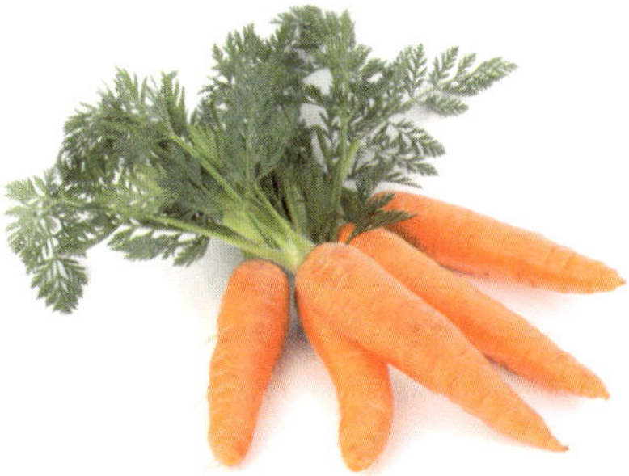

Nom : *Daucus carota*
Origine : France, Inde
Partie distillée : les graines
Famille botanique : apiacées
Couleur : incolore
Saveur : acidulée et persistante en bouche, légèrement musquée
Conservation : de 3 à 6 mois après ouverture du flacon. Conserver au réfrigérateur.

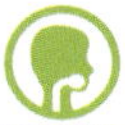

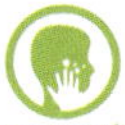

Pourquoi est-il indispensable ?

En cure détoxifiante et drainante ; en cure de beauté, pour l'éclat et la fraîcheur du teint, l'HA de carotte fait le ménage et nettoie les toxines qui vous font grise mine. Beauté intérieure et extérieure... La peau n'est-elle pas le reflet de notre santé ? Alors on fonce et on l'adopte pour des boissons bienfaitrices ou des soins du visage embellisseurs du teint. À noter : l'HA de carotte se conserve au réfrigérateur pendant un mois après son ouverture.

Ses vertus

› Santé

- drainante et purifiante du foie et de la vésicule biliaire

› Bien-être

- recentre le Moi

› Beauté

- illumine le teint
- purifie et assainit la peau
- apaise les rougeurs diffuses
- calme les allergies cutanées
- anti-âge : régénère la peau
- anti-eczéma

Le petit +

« La beauté vient de l'intérieur »... ce vieil adage reflète bien les vertus bienfaitrices et exceptionnelles de l'HA de carotte sur notre santé et son influence sur notre peau. Cet hydrolat débarrasse notre corps des toxines et purifie notre organisme, permettant d'éviter leur accumulation. Un organisme « chargé » en toxines est plus rapidement fatigué, la peau manque d'éclat et le teint est brouillé.

Côté santé

Fini les petits écarts de cet hiver et les formes arrondies cachées sous les gros pulls... C'est le printemps ! Notre corps se réveille et les premiers rayons de soleil nous donnent simplement envie de renouveau, de dynamisme et de légèreté. C'est décidé : je draine, je détoxifie et je m'occupe de mon corps. Mes jambes sont légères et belles : je les dévoile. Je suis prête pour une saison gorgée de vitalité !

L'aroma-trousse idéale

L'HE de citron jaune est l'incontournable de cette saison pour faciliter la circulation sanguine, déstocker les graisses et drainer les toxines, assainir et purifier la maison afin de se débarrasser des allergies et des miasmes de l'hiver. Contrairement au citron pressé, l'HE de citron jaune est également très efficace pour calmer les aigreurs d'estomac et réguler le taux d'acidité (contrairement au fruit pressé). Vous pouvez l'associer avec l'HE de genévrier pour purifier votre maison en versant quelques gouttes dans un spray d'ambiance ou un diffuseur électrique. Toujours avec l'HE de genévrier, et incorporée dans une base d'huile végétale de calophylle inophylle, avec un extrait hydroglycériné de Petit Houx, l'huile essentielle de citron jaune favorise la circulation sanguine et permet de retrouver des jambes légères comme des plumes ! Pour une boisson détoxifiante et rafraîchissante dès le matin, mélangez l'HE de citron jaune avec l'HA de carotte. En la mariant avec l'HE de géranium dans une base gel pour une application quotidienne, elle vous aidera à

Légende aromatique

Une jolie légende raconte comment le citron prit racine à Menton : chassée avec Adam du paradis terrestre, Ève emporta un fruit d'or. Adam, redoutant la colère divine, la pria de jeter le fruit. Elle répondit qu'elle le ferait, mais dans un lieu de son choix. Ils franchirent des montagnes, des vallées, des plaines... Aucun lieu n'eut gré à ses yeux. Soudain, ils aperçurent Garavan à leurs pieds. La beauté du golfe, la douceur du climat, la végétation luxuriante... Tout leur rappelait le paradis. Ève enterra le citron dans le sol, qui donna ensuite le citron de Menton...

lutter plus efficacement contre les capitons et favorisera une élimination rapide des toxines.

Cocktail vitalité

L'aliment est un médicament. Rien de tel qu'un cocktail de fruits et légumes fraîchement pressés pour faire le plein de vitalité pour toute la journée. Une cure de 15 jours s'impose. Au menu : orange, banane, citron, carotte, gingembre frais + 1 c. à s. d'HA de carotte + 2 à 3 gouttes d'HE de citron jaune !

L'HE de géranium rosat Bourbon est un bon diurétique qui stimule l'élimination des toxines accumulées pendant l'hiver. Elle aide à réguler le taux de sucre et à limiter le grignotage entre les repas ! Vous pouvez l'associer avec l'HE de genévrier qui est elle aussi un très bon diurétique. Pour cela, versez 10 gouttes de chaque HE dans 250 ml de lait pour le corps neutre. Massez-vous les cuisses, le ventre et le bas du dos (là où se trouvent les glandes adrénales).

L'HA de carotte purifie le foie et la vésicule biliaire, permettant de libérer le corps des toxines accumulées pendant l'hiver. Régénérant, il renforce également ces organes au printemps. Afin d'optimiser ses vertus drainantes, nettoyantes, purifiantes du foie et du système digestif, vous pouvez l'associer avec l'HE essentielle de citron jaune. Prenez le matin à jeun, 10 minutes avant le petit déjeuner, 1 c. à s. d'HA de carotte avec 1 c. à c. de vinaigre de cidre + 1 goutte d'HE de citron jaune.

Les meilleurs complices santé de la saison

L'huile végétale de calophylle inophyle contient des actifs très puissants qui facilitent la circulation sanguine. En massage avec des mouvements ascendants doux mais fermes, vous soulagerez la lourdeur des jambes et favoriserez une meilleure circulation. Lourdeur et inconfort ne seront plus qu'un lointain souvenir ! À répéter quotidiennement.

Le vinaigre de cidre bio est riche en oligoéléments (fer, potassium, magnésium et calcium). Il facilite la digestion et favorise une bonne élimination des toxines. Il aide à retrouver forme, vitalité et minceur. En cure de 3 semaines, mélangez 1 c. à c. de vinaigre de cidre avec 1 c. à c. d'HA de carotte dans un verre d'eau de source. À boire le matin à jeun, 10 minutes avant la prise du petit déjeuner.

L'extrait de Petit Houx est un veinotonique, connu pour faciliter la circulation sanguine et soulager les « jambes lourdes ». Versez 5 c. à c. dans votre bouteille d'eau + 3 gouttes d'HE de citron jaune. Secouez bien avant l'emploi et profitez-en tout au long de la journée au bureau !

Les priorités santé du printemps et leurs solutions

C'est le grand nettoyage de printemps ?

La maison est un endroit privilégié pour les microbes, acariens et divers allergènes liés aux détergents et produits ambiants. Cet environnement, pollué malgré nous, favorise les risques d'allergies.

Inutile de multiplier les achats coûteux de produits peu respectueux de notre santé et de l'environnement. Privilégiez les sprays assainissants aromatiques faits maison, 100 % efficaces et 100 % naturels !

Spray purifiant et antiallergie

- Versez 40 gouttes d'HE de citron jaune et de genévrier dans un flacon spray d'ambiance de 30 ml. Complétez par un mélange à parts égales d'alcool et d'eau, et vaporisez.
- Déposez 5 gouttes pures d'HE de citron jaune et de genévrier sur des pads de coton pour une diffusion dans la voiture ou à la maison. Le tour est joué. Facile, non ?

Nettoyage de printemps

Nettoyez votre intérieur à la vapeur pour faire front aux allergies. Une fois par mois, faites le grand ménage de votre literie et de vos tapis. Ajoutez, selon la contenance du bac à eau, entre 3 et 6 gouttes d'HE de citron jaune pour optimiser votre nettoyage, rafraîchir votre intérieur et retarder l'apparition des acariens.

Un coup de pompe ?

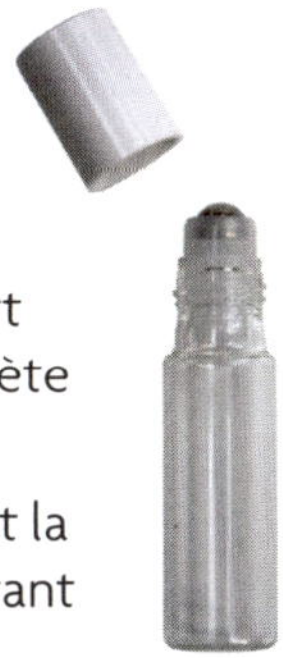

Après une torpeur hivernale qui a mis votre tonus en berne, reprenez-vous en main. Les HE de citron jaune et de citron vert s'associent pour une solution rapide et efficace qui se fait discrète en toutes circonstances.

Le roll-on aromatique, un petit flacon muni d'une bille permettant la diffusion du liquide qu'il contient, est un complice peu encombrant pour garder son tonus tout au long de journée !

Tonus illico presto

Dans un roll-on de 10 ml, versez 4 gouttes d'HE de citron jaune + 3 gouttes d'HE de citron vert. Ajoutez ensuite de l'huile végétale d'amande. Dès que vous sentez la fatigue vous gagner, massez-vous le plexus solaire et les poignets puis inhalez profondément la fragrance. Et hop, votre coup de pompe se transformera en coup de fouet !

Légère comme une plume ?

Fini les lourdeurs de début de saison... Il est temps de se reprendre en main et rien de tel qu'un massage friction le soir pour dynamiser la circulation sanguine, la digestion et l'élimination des toxines.

Pour cela, vive l'automassage aux HE de citron jaune et de genévrier pour soulager les jambes lourdes et réduire des veines trop apparentes. C'est le printemps : n'hésitez pas à montrer vos jambes, sortez vite les jupes et les robes de votre placard !

Huile de massage

Dans un flacon de 50 ml, mélangez 50 ml d'huile végétale de calophylle inophyle + 10 gouttes d'HE de citron jaune + 10 gouttes d'HE de genévrier. Appliquez une noisette dans la paume de la main puis massez-vous les chevilles jusqu'aux cuisses en mouvements ascendants doux mais fermes.

Tout le monde circule !

Gel circulatoire pour jambes légères

Les jambes qui tirent ou les pieds fatigués ne seront plus qu'un mauvais souvenir... Avec ce gel, tonifiez votre circulation veineuse et vos jambes seront alors légères !

DIFFICULTÉ	COÛT	PRÉPARATION	CONSERVATION
Moyen	5 €	20 min	1 mois

Mon matériel

• 1 pot en verre de 100 ml ou un flacon pompe (plus hygiénique) • 1 mini-fouet • 1 bol • 1 bécher gradué • 1 balance de cuisine électronique

Dans mon panier

- 90 ml d'eau de source ou d'hydrolat de cyprès
- 1,5 g de gomme xanthane (= ½ c. à c.)
- 6 ml d'alcool à 90 °
- 25 gouttes d'HE de citron jaune
- 10 gouttes d'HE de genévrier
- 20 gouttes d'extrait de pépins de pamplemousse
- 3 gouttes d'infusion d'hibiscus (colorant facultatif)

LA RECETTE

1 › Dans votre bécher, mettez l'eau de source ou l'hydrolat de cyprès.

2 › Saupoudrez de la gomme xanthane, en l'agitant fortement pour une meilleure solubilisation (phase A).

3 › Dans votre bol, mélangez l'alcool avec les huiles essentielles (phase B).

4 › Ajoutez la phase B à la phase A et remuez soigneusement.

5 › Terminez par l'ajout de l'extrait de pépins de pamplemousse et du colorant (les 3 gouttes d'infusion d'hibiscus) puis remuez une dernière fois.

6 › Transvasez dans votre pot ou votre flacon.

Mes astuces

- Pour un effet « igloo », ajoutez 4 gouttes d'HE de menthe poivrée.
- 3 gouttes d'infusion d'hibiscus donneront une note rose pâle. Vous pouvez foncer la couleur pour un ton pourpre ou un rose soutenu en ajoutant encore quelques gouttes.

Mon rituel de santé

- Dès le matin, ou le soir avant le coucher, prenez une douche très fraîche des chevilles jusqu'aux hanches.
- Appliquez le gel circulatoire en mouvements ascendants et doux afin de favoriser la circulation sanguine. Répétez dans la journée si nécessaire.

Attention : après l'application, évitez toute exposition au soleil car l'HE de citron jaune est photosensibilisante.

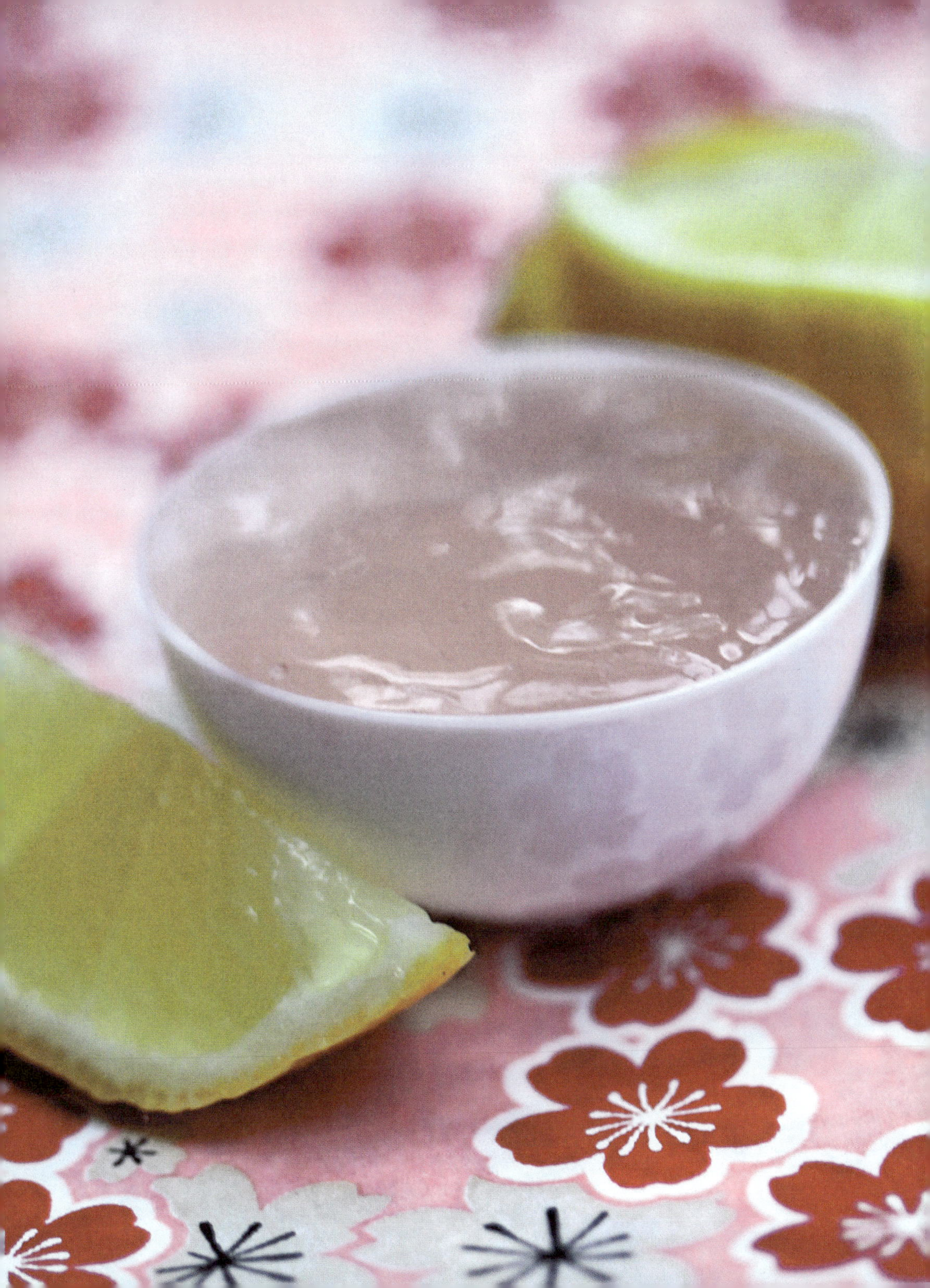

Le Sacre du printemps

Boisson minceur nomade

Finies les petites rondeurs accumulées de l'hiver... Au bureau, dans le bus ou dans le métro, dégustez en toute sérénité cette potion minceur qui permet d'éliminer les toxines et de libérer l'énergie vitale. Versez-la dans votre bouteille d'eau ou votre thermos, à boire tout au long de la journée ! En cure de 3 semaines pour plus d'efficacité.

DIFFICULTÉ	COÛT	PRÉPARATION	CONSERVATION
Facile	3 €	7 min	1 jour

Mon matériel

• 1 bouteille isotherme • 1 théière avec filtre ou un filtre à thé en papier

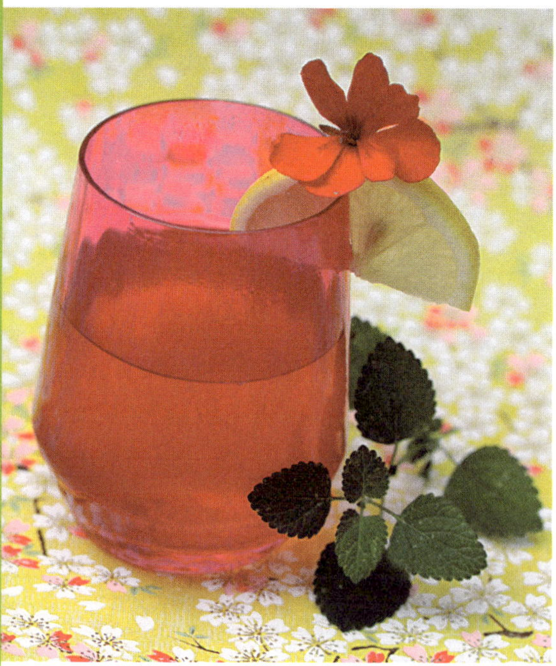

Dans mon panier

- 1 l d'eau de source
- 3 belles pincées de fumeterre (ou 2 c. à c.)
- 3 belles pincées de géranium Robert (ou 2 c. à c.)
- 3 belles pincées de mélisse (ou 2 c. à c.)
- 3 gouttes d'HE de citron jaune

LA RECETTE

1 › Portez l'eau à ébullition.

2 › Pendant ce temps, préparez votre mélange de plantes puis ajoutez l'HE de citron jaune et mélangez soigneusement.

3 › Placez le mélange obtenu dans le filtre de votre théière et versez l'eau frémissante.

4 › Laissez infuser 10 minutes puis réservez jusqu'à complet refroidissement avant de placer au réfrigérateur au moins 1 heure.

5 › Transvasez dans une bouteille isotherme.

6 › Secouez bien votre préparation avant de la consommer.

Mon rituel de santé

Dès le matin, préparez votre tisane minceur et buvez-en une grande tasse à jeun. Ensuite, consommez-la 10 minutes avant le déjeuner, en milieu d'après-midi et 10 minutes avant le repas du soir.

Corps, mon joli corps

Huile aromatique câline

Le massage est vital pour entretenir une bonne santé : favoriser une meilleure circulation et digestion, améliorer le taux d'oxygène dans nos cellules... bref, pour réveiller notre corps. Après de longs mois de camouflage sous les pulls, nous l'avons un peu oublié. Reprenons-le en main grâce à ce rituel rapide et efficace.

DIFFICULTÉ	COÛT	PRÉPARATION	CONSERVATION
Facile	10 €	10 min	3 mois

Mon matériel

• 1 flacon de 100 ml • 1 mini-fouet ou 1 petite cuillère

Dans mon panier

- 50 ml d'huile végétale de sésame
- 50 ml d'huile végétale de noisette
- 10 gouttes d'HE de géranium
- 8 gouttes d'HE de citron jaune
- 8 gouttes d'HE de citron vert

LA RECETTE

1 › Dans un bol, versez les deux huiles végétales puis toutes les gouttes d'HE. Remuez soigneusement.

2 › Transvasez dans votre flacon.

Mon rituel de santé

• Le soir, après la douche, versez une noisette d'huile aromatique dans la paume de la main puis réchauffez-la avec l'autre main.

• Massez le corps en frictions légères en partant des extrémités (par exemple de la cheville au genou puis du genou à la cuisse ; de la main au coude puis du coude à l'épaule). Le mouvement doit être un va-et-vient vif mais doux qui favorise la circulation sanguine.

• Massez le ventre en mouvements circulaires et rotatoires autour du nombril (pour redynamiser la digestion).

• Massez la poitrine en plaçant vos deux mains dos à dos, paumes vers l'extérieur et au centre de la poitrine puis remontez vers les aisselles en enveloppant la poitrine jusqu'à celles-ci. Recommencez 5 fois.

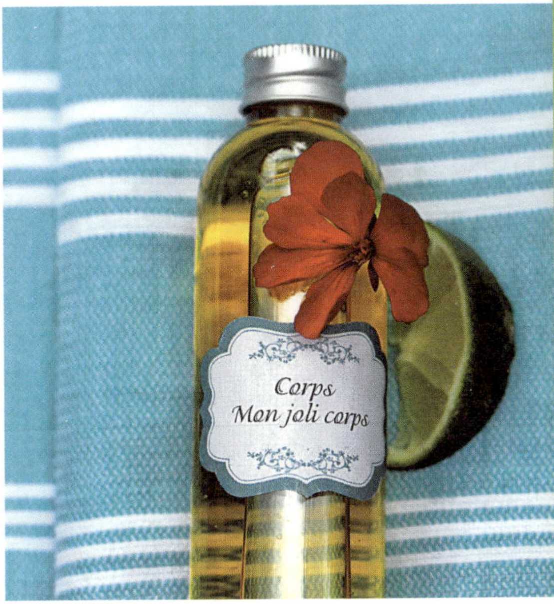

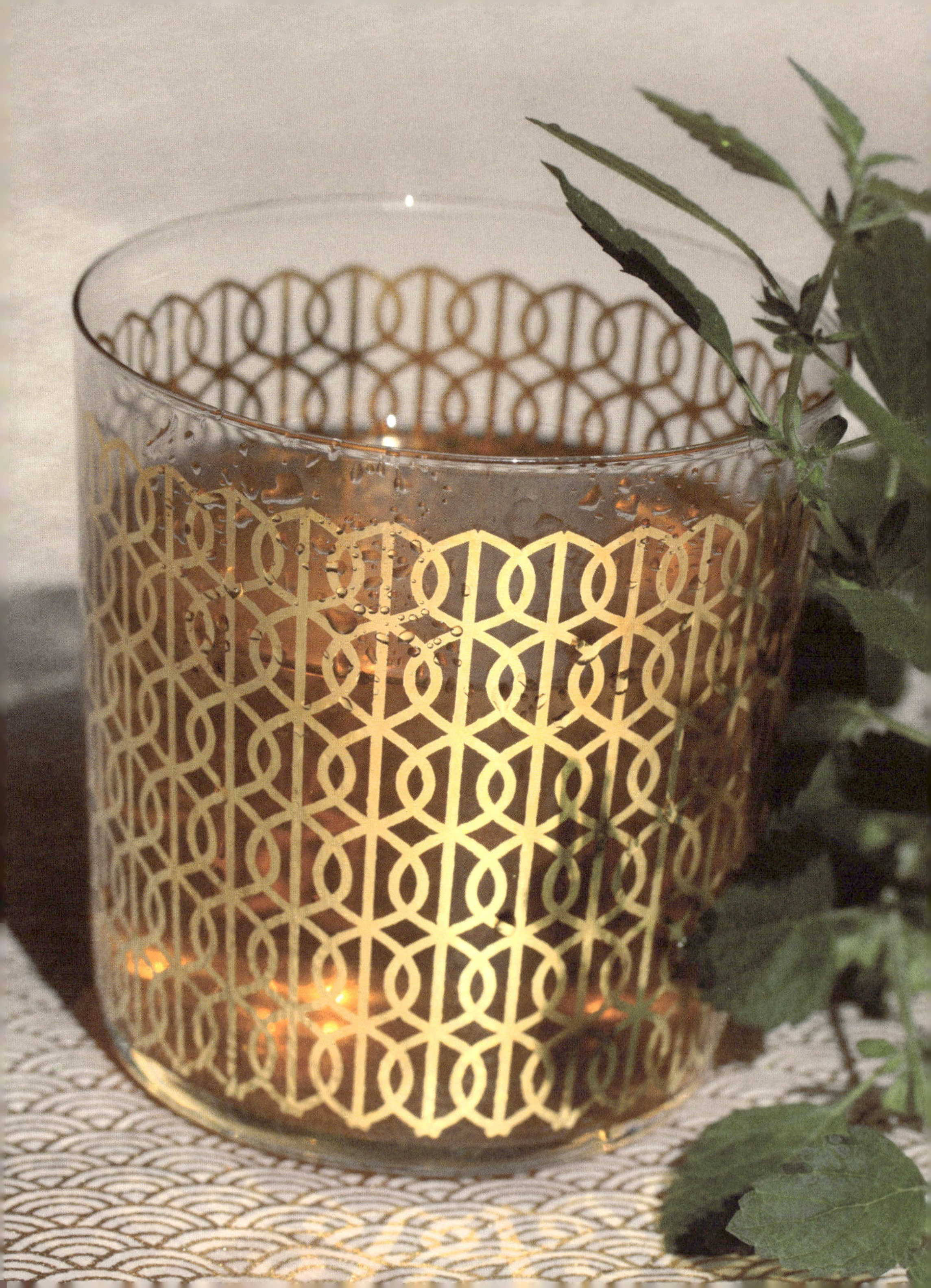

Breuvage des Simples

Tisane nomade « antiallergies »

C'est le printemps et avec lui viennent les pollens, rhumes des foins et rhinites allergiques. Pour faire fi des symptômes désagréables qui nuisent à vos belles journées ensoleillées, faites une cure de tisane « antipollens » qui calmera efficacement les signes d'allergies. À emporter avec soi et à consommer durant la journée au bureau, pendant le transport...

DIFFICULTÉ	COÛT	PRÉPARATION	CONSERVATION
Facile	3 €	7 min	1 jour

Mon matériel

• 1 bouteille isotherme • 1 théière avec filtre ou un filtre à thé en papier

Dans mon panier

- 3 belles pincées de feuilles de plantain (ou 2 c. à c.)
- 3 belles pincées de feuilles de cassis (ou 2 c. à c.)
- 3 belles pincées de feuilles de mélisse (ou 2 c. à c.)
- 1 goutte d'HE de citron jaune
- 1 goutte d'HE d'estragon

LA RECETTE

1 › Portez l'eau à ébullition.

2 › Pendant ce temps, préparez votre mélange de plantes puis ajoutez les HE et mélangez soigneusement.

3 › Placez le mélange obtenu dans votre filtre de théière puis versez l'eau frémissante.

4 › Laissez infuser 10 minutes et laissez refroidir.

5 › Réservez au réfrigérateur au moins 1 heure, puis transvasez dans une bouteille isotherme.

6 › Secouez bien votre préparation avant de la consommer.

Mon rituel de santé

Dès le matin, préparez votre tisane nomade que vous emporterez avec vous pour la journée. Buvez une première tasse tiède à jeun dès le lever puis 2 autres pendant la journée : après le déjeuner et le soir après le dîner.

Digest' easy

Pastilles digestives et haleine fraîche à l'argile verte

Pratiques et économiques, ces pastilles aromatiques maison vous soulageront des aigreurs d'estomac ou d'une haleine chargée après un déjeuner trop gourmand !

DIFFICULTÉ	COÛT	PRÉPARATION	CONSERVATION
Facile	3 €	15 min	1 mois

Mon matériel

• 1 boîte hermétique en métal • 1 saladier • 1 rouleau à pâtisserie • 1 feuille à pâtisserie • 1 feuille de papier sulfurisé • 1 petit bouchon bien propre

Dans mon panier

- 20 g d'argile verte
- 1 c. à c. de miel
- 10 cl d'HA de carotte
- 8 gouttes d'HE de citron jaune
- 6 gouttes d'HE de menthe poivrée

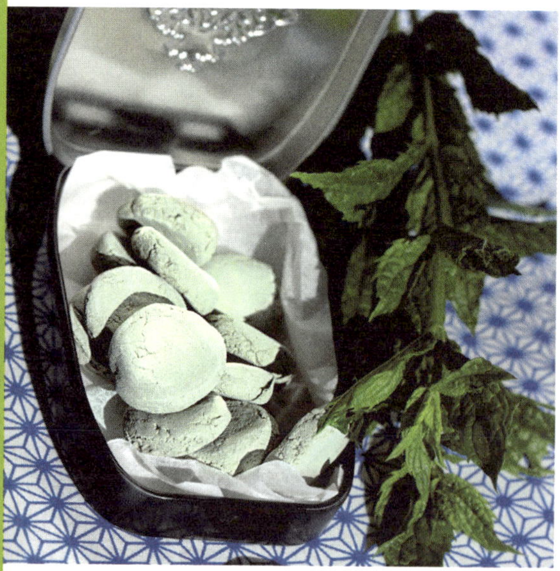

LA RECETTE

1 › Dans 10 cl d'HA de carotte, mélangez 1 c. à c. de miel (pour le goût !).

2 › Versez l'argile dans le saladier, puis l'eau miellée et mélangez avec une cuillère en bois.

3 › Ajoutez les gouttes d'HE puis mélangez à nouveau.

4 › Dès que la pâte est bien homogène et compacte, déposez-la sur la feuille à pâtisserie parfaitement nettoyée.

5 › Étalez la pâte avec les mains puis avec un rouleau à pâtisserie pour en faire une plaque d'environ 3 mm d'épaisseur.

6 › Découpez des petits ronds d' ½ cm de diamètre (forme pastille) avec l'embout du bouchon.

7 › Retirez délicatement les pastilles obtenues puis posez-les sur le papier sulfurisé.

8 › Laissez-les sécher 3 jours à l'air libre dans un endroit sec puis rangez-les dans une boîte hermétique.

Mon rituel de santé

Digestion lourde ou un peu lente ? Sucez une pastille d'argile aux huiles essentielles après le repas... Pensez à déposer un peu de papier absorbant au fond de la boîte pour bien conserver les pastilles.

Côté bien-être

La nature s'éveille et les premiers rayons de soleil nous redonnent dynamisme et optimisme. Légère et solaire, c'est le moment où l'on se reconnecte avec les éléments. Saison de l'amour, le printemps réveille les sens. Symbole de renaissance à la vie, de joie et de bonheur, il est une porte qui s'ouvre, nous invitant à la franchir et à accueillir l'énergie nouvelle qui se présente. Caractérisé par l'éclosion des bourgeons et par la floraison, le printemps favorise la prise de conscience de la nouvelle vie qui mène vers l'expansion. C'est la saison du renouveau et du nouveau feu, le début du cycle de la fertilité et de l'abondance, le temps des semailles.

Mon aroma-kit idéal

L'HE de citron jaune est parfaite pour réveiller vos sens et votre humeur. Elle apporte optimisme, balaie les idées sombres et ouvre l'esprit à de nouvelles possibilités. Vous pouvez l'associer aux HE de géranium, de citron vert et de genévrier diluées dans une huile végétale d'amande douce. Pour cela, il est recommandé de diluer jusqu'à 5 %, soit environ 100 gouttes d'HE pour un flacon de 100 ml.

L'HE de géranium rosat Bourbon apaise les esprits inquiets, cicatrise les bobos de l'âme et permet d'avancer sur son chemin. Elle permet une ouverture vers de nouvelles possibilités. Relaxante et antistress, elle délasse et recentre l'énergie vitale. Pour un besoin immédiat, déposez 2 gouttes sur un mouchoir puis inhalez dès les premiers signes de stress.

L'HE de genévrier purifie le corps et l'esprit, nettoie les énergies négatives ou une humeur maussade. Elle s'associe à l'HE de citron jaune et s'utilise en spray pour évacuer les énergies hivernales et accueillir

> ***Légende aromatique***
>
> L'Ancien Testament raconte que Marie et Joseph auraient caché leur enfant dans un genévrier lors de leur fuite en Égypte. Depuis, cet arbre est symbole de protection.

celles du printemps : optimisme, renouveau, joie. La dilution recommandée est de 10 % maximum d'huile essentielle dans de l'alcool à 60 °.

L'HE de citron vert peut être associée à celle de citron jaune, de genévrier et de géranium dans un roll-on pour une utilisation express ! Pour cela, ne diluez pas plus de 5 % d'huile essentielle dans de l'huile d'amande douce.

Attention : les HE de citron vert et de citron jaune étant photosensibilisantes, évitez toute exposition au soleil dans les heures qui suivent l'application du soin.

L'HA aromatique de carotte recentre le Moi. Dans le monde actuel où nous sommes poussés constamment à être dans le mouvement, nous oublions de nous recentrer, de revenir à un calme intérieur, bienfaiteur et bénéfique. Vous pouvez l'associer avec l'HE de géranium et l'utiliser par voie orale. Dans un flacon de 10 ml avec compte-gouttes, versez 10 ml d'HA de carotte + 1 goutte d'HE de géranium + 4 gouttes de solubol. Dès que vous en ressentez le besoin, déposez 3 gouttes de ce mélange sous votre langue.

Les meilleurs complices bien-être de la saison

Les macérâts huileux de fleurs sont particulièrement appropriés pour les besoins du printemps. Associés aux huiles essentielles, ils complètent parfaitement les besoins saisonniers. Les fleurs sauvages sont cueillies, puis laissées à macération pendant 40 jours au soleil dans une huile végétale vierge (tournesol ou olive). Ensuite filtrées, elles sont mises en flacon et dévoilent leurs multiples bienfaits...

Le macérât huileux de fleurs de lavande, délicat et subtil, est une base parfaite pour une huile ou un baume de massage qui procurera détente, sérénité et paix intérieure.

Le macérât huileux de fleurs de calendula est issu d'une fleur solaire qui infuse tous ses bienfaits dans chaque onguent. Elle libère les émotions, console et apaise les bobos de l'affect et de l'âme.

Le macérât huileux de fleurs de lys permet de se reconnecter avec son éternel féminin. En baume ou en synergie d'huiles végétales et aromatiques, il aide à puiser dans ses ressources intérieures, à dévoiler voluptueusement notre facette intime et féminine.

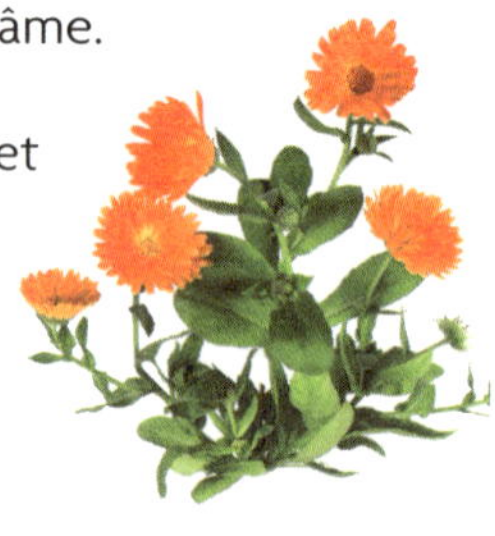

Les beurres végétaux, à la texture riche et fondante, sont idéaux pour créer des baumes et onguents odorants, avec les huiles essentielles de saison qui réveilleront vos sens. Parfaits pour le massage, ils se parfument avec les huiles essentielles de géranium, citron jaune, citron vert pour une ronde olfactive irrésistible. Ils se glissent dans le sac à main dans un petit conditionnement pour une utilisation discrète durant la journée (même au bureau !).

Nos beurres végétaux préférés

- Le beurre de karité, à la fragrance très discrète, est incontournable pour sa texture riche et facile à appliquer.
- Le beurre de cacao a aussi sa petite réputation. Sa fragrance est un peu plus caractéristique mais sa texture est rapidement absorbée par la peau lorsqu'il est bien massé.
- Le beurre de cupuaçu, originaire d'Amazonie, est doux et rapidement absorbé par la peau. Les femmes indigènes s'en massent généreusement le corps car sa fragrance est très subtile.

Les priorités bien-être du printemps et leurs solutions

Laver son linge sale en famille

Saviez-vous que certaines huiles essentielles sont idéales pour parfumer agréablement votre linge ? Les notes hespéridées sont tout particulièrement appréciées... Pourquoi ne pas profiter du printemps pour prendre les choses en main et réaliser vos propres produits d'entretien écologiques, vos lessive et assouplissant ?

Assouplissant fruité

Dans un bol, mélangez 40 g d'eau avec 30 g d'acide citrique puis faites chauffer au bain-marie. Retirez du feu puis ajoutez 20 g d'alcool à 90 ° et 30 gouttes d'HE de citron jaune + 30 gouttes d'HE de citron vert. Transvasez dans un flacon. Utilisez 2 à 3 c. à s. de cette préparation à chaque lavage en machine (à placer dans le compartiment pour l'assouplissant de votre machine).

Retrouver optimisme et joie de vivre

Finis la grisaille de l'hiver et l'état d'hibernation. Il est temps de se libérer et de s'ouvrir à la vie avec joie et optimisme. Pour cela, rien de tel que les HE de citron jaune et de citron vert pour illuminer vos journées d'une énergie solaire et pétillante. Réveillez votre bonne humeur dès le matin avec une douche au citron tonique, et emportez cette joie de vivre partout avec vous !

Douche citron tonique

Mélangez 15 gouttes d'HE de citron jaune + 10 gouttes d'HE de citron vert dans un flacon de 250 ml de gel douche neutre. Secouez pour bien homogénéiser le mélange avant chaque utilisation. Dès le matin, massez-vous puis rincez longuement.

Spray express béatitude garantie

Mélangez 20 gouttes d'HE de citron jaune + 10 gouttes d'HE de citron vert dans un flacon spray de 30 ml. Ajoutez 20 ml d'alcool à 60 °. Secouez bien, puis vaporisez 3 fois dans chaque coin de la pièce (une seule fois dans une pièce exiguë ou dans la voiture).

Créer son sanctuaire du bonheur ?

Le Feng shui est une méthode ancestrale chinoise de l'aménagement intérieur qui aide à faire circuler de façon harmonieuse les énergies au sein de la maison. Nous pouvons ainsi créer un sanctuaire dans lequel nous pourrons nous ressourcer et retrouver la sérénité. Le Feng shui utilise des symboles, des couleurs et des formes particulières pour activer ou équilibrer les énergies de la maison. Complétez votre nouvel espace avec une ambiance olfactive de saison qui ajoutera une touche de bonheur et de bien-être.

Le rituel bien-être à adopter

- Libérez l'espace des choses abîmées, cassées, ou inutilisées depuis plus d'un an.
- Favorisez les tons orangés, jaunes et rouges pour dynamiser la joie de vivre.
- Aménagez l'espace permettant une fluidité de déplacement dans la maison.
- Vaporisez un mélange aromatique pour une sensation d'aise, positive et agréable immédiate.

Spray d'ambiance

Dans un bol, mélangez 90 ml d'alcool à 90 ° avec 3 ml d'HE de géranium + 3 ml d'HE de citron jaune + 1 ml d'HE de citron vert. Transvasez dans un flacon spray de 100 ml.
Pensez à bien secouer avant chaque utilisation. Vaporisez 4 fois dans chaque coin de la pièce.

S'endormir dans les bras de Morphée

Les jours sont plus longs et le changement d'horaire en ce début de printemps dérègle notre horloge biologique. Un petit pschitt et on s'abandonne langoureusement dans les bras de Morphée. Pour s'endormir facilement, misez sur une brume d'oreiller aromatique relaxante. Un excellent moyen de prolonger vos rêves...

L'élixir de Morphée

Dans un flacon spray de 100 ml, versez un mélange de 10 gouttes d'HE de géranium + 3 gouttes d'HE de citron vert + 45 ml d'HA de camomille romaine + 45 ml d'alcool à 90 °.
Secouez bien avant de vaporiser 3 fois sur l'oreiller.

Retrouver sa bonne humeur

Dès les premiers rayons de soleil, notre bonne humeur se réveille, notre moral progresse, nous sommes à la recherche de plus de convivialité. La lumière qui augmente et les jours qui rallongent sont des éléments essentiels à notre bien-être. Pour avoir des pensées optimistes dès le réveil, ne vous levez pas trop vite et prenez quelques minutes pour laisser votre esprit divaguer un peu. Pensez aux belles choses existant

Vive le magnésium !

Pour vous sentir au top de votre forme, pensez à la cure de magnésium marin qui favorise un sommeil réparateur, efface la fatigue accumulée et balaye le stress.

dans votre vie, et massez-vous ensuite à l'aide d'un roll-on pour réveiller vos sens tout en douceur. Une nouvelle et belle journée vous attend...

Levez-vous du bon pied

• Dans un roll-on de 10 ml, versez un mélange d'1 c. à s. d'huile d'amande douce + 6 gouttes d'HE de citron jaune + 4 gouttes d'HE de citron vert + 4 gouttes d'HE de géranium. Fermez votre flacon puis mélangez.

• Dès le lever, massez-vous avec ce roll-on dans le sens des aiguilles d'une montre sur le poignet gauche et le plexus solaire. Respirez profondément cette senteur joyeuse et gourmande qui vous fera oublier l'humeur maussade hivernale.

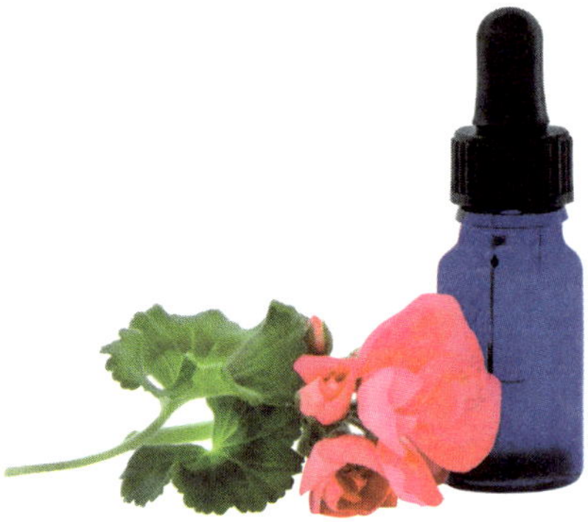

L'automassage aromatique du printemps

Le massage des pieds à l'huile aromatique légèrement tiédie est un vrai bonheur... Après un long hiver enfermés dans des chaussures et des chaussettes, il est temps de chouchouter nos petons et de leur donner un peu d'attention. Privilégiez des mouvements doux mais fermes pour les réveiller de leur hibernation. Insistez sur des points stratégiques pour stimuler les organes de saison, c'est-à-dire le système digestif, la peau et les yeux en suivant les principes des médecines orientales (médecine traditionnelle chinoise et ayurvéda).

Addict à la digitopression

Masser certains points du corps pour équilibrer l'énergie, favoriser la joie de vivre et l'optimisme. Vous allez adorer et vous l'adopterez de suite !

Vitalité, équilibre et réveil du corps et de l'esprit !

Dans un flacon de 60 ml, versez un mélange de 50 ml de macérât huileux de fleurs d'arnica, ajoutez 10 gouttes d'HE de citron jaune + 10 gouttes d'HE de genièvre + 5 gouttes d'HE de géranium.

L'automassage (10 minutes)

- Propre et détendu après la douche du soir, asseyez-vous confortablement dans un fauteuil ou canapé.
- Pliez votre jambe gauche et prenez à pleine main votre pied gauche.
- Versez une noisette d'huile aromatique dans vos mains et appliquez-la sur l'ensemble du pied.
- Tournez le pied et la cheville (répétez 3 fois).
- Avec la paume de la main droite, massez à plat la plante du pied (répétez 5 fois).
- Votre main droite fermée en poing, tournez celui-ci sur toute la plante du pied en insistant sur le haut du talon (répétez 5 fois).
- Avec le pouce, étirez les orteils et exercez une légère pression sur la pulpe. Effectuez ce mouvement sur chaque orteil et répétez 3 fois.
- Avec le pouce, insistez en petits mouvements circulaires sur la partie centrale de la voute plantaire (répétez 3 fois).
- Enveloppez votre pied dans une socquette en coton et passez à l'autre.

Astuce : si vous avez un petit rouleau de massage en bois, utilisez-le. Faites-le rouler sous votre plante de pied en insistant bien sur la partie centrale et interne.

Le kif bien-être du printemps

On s'entoure de senteurs fraîches, pétillantes et solaires. Dans la maison, on utilise des fragrances qui réveillent nos sens, boostent notre bonne humeur, nous redonnent joie de vivre et optimisme : bougie et spray aromatiques, brume d'oreiller accompagneront cette belle saison. On crée une ambiance pour se détendre, se retrouver mais aussi se régénérer.

S'habiller en couleurs !

Oubliez le noir corbeau ce printemps, habillez-vous avec des couleurs qui influenceront votre bien-être quotidien mais aussi le regard des autres sur vous : corail pour sublimer votre teint, vert amande pour la vitalité, jaune solaire ou bleu cobalt pour s'affirmer... À vous de jouer !

Pick me up !

Roll-on bonne humeur assurée

Retrouvez votre énergie positive en 3 coups de roll-on : à la maison, au bureau, dans le métro ou même pendant la pause-café... Adieu la grisaille environnante. Pratique et discret, ce roll-on se glisse dans le sac à main et se partage avec les copines.

DIFFICULTÉ	COÛT	PRÉPARATION	CONSERVATION
Facile	3,50 €	5 min	3 mois

Mon matériel

- 1 flacon roll-on de 10 ml • 1 bol
- 1 mini-fouet ou 1 petite cuillère

Dans mon panier

- 9 ml de macérât huileux de fleurs de calendula
- 5 gouttes d'HE de géranium
- 4 gouttes d'HE de citron jaune
- 2 gouttes d'HE de citron vert
- 5 gouttes d'élixir du Dr Bach « ELM » (facultatif)

LA RECETTE

1 › Versez dans un bol le macérât huileux de fleurs de calendula.

2 › Ajoutez les HE et remuez soigneusement.

3 › Transvasez dans votre flacon roll-on.

4 › Mélangez en tournant le flacon dans le sens des aiguilles d'une montre.

Mon rituel de bien-être

- Appliquez le roll-on sur le poignet gauche (points de digitopression), le plexus solaire, et la paume de chaque main (discret dans le métro ou au bureau).
- Frottez l'une contre l'autre et inhalez avec de grandes inspirations. Répétez si nécessaire.

Mon conseil : associer un élixir floral du Dr Bach peut renforcer et compléter l'efficacité du mélange. Vous noterez toutefois un très léger déphasage du produit (qui peut se troubler un peu) mais ceci n'altère en rien sa qualité. Ensuite, l'alcool peut se « séparer » légèrement de l'huile.

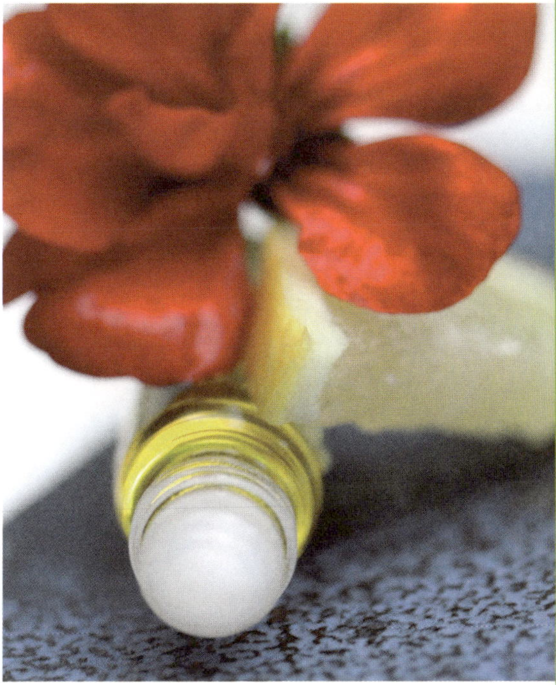

Y' a de la joie !

Brume d'oreiller doudou pour se faire du bien

Une fragrance câline et tendre comme un doudou ? À vaporiser sur un petit mouchoir fétiche ou la taie d'oreiller.

DIFFICULTÉ	COÛT	PRÉPARATION	CONSERVATION
Facile	8 €	5 min	1 mois

Mon matériel

- 1 flacon spray de 100 ml • 1 bol
- 1 mini-fouet ou 1 petite cuillère
- 1 éprouvette graduée

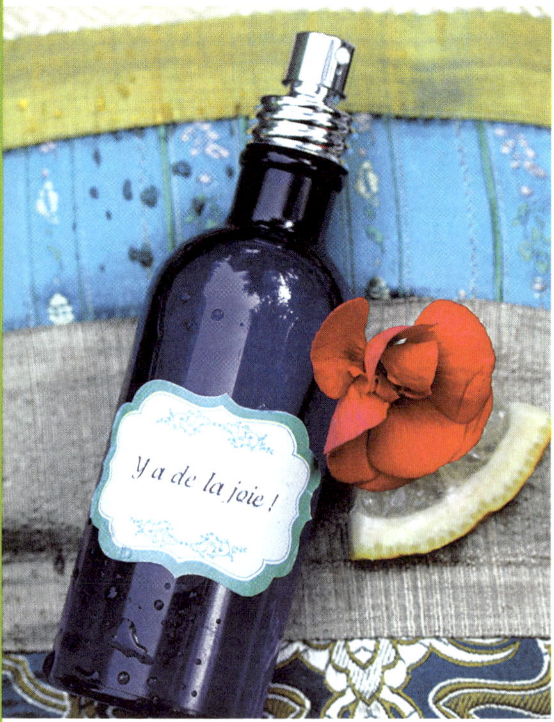

Dans mon panier

- 47 ml d'HA de rose
- 50 ml d'alcool à 90 °
- 40 gouttes d'HE de géranium
- 20 gouttes d'HE de citron jaune
- 10 gouttes d'HE de citron vert
- 3 gouttes d'eau de source

LA RECETTE

1 › Versez dans un bol l'HA de rose, l'alcool puis ajoutez les gouttes d'HE et remuez soigneusement.

2 › Ajoutez les 3 gouttes d'eau de source (astuce de parfumeur !) et remuez à nouveau.

3 › Transvasez dans votre flacon.

4 › Laissez reposer votre parfum en bas du réfrigérateur pendant 1 à 4 semaines en l'agitant régulièrement.

Mon rituel de bien-être

Le soir, vaporisez la brume d'oreiller au moins 15 minutes avant le coucher. Respirez profondément ces doux effluves tout au long de la nuit.

Mon conseil : évitez toute pulvérisation sur la peau avant une exposition au soleil car les HE de citron jaune et de citron vert sont photosensibilisantes.

L'élixir de Mélusine

Huile aromatique ressourçante !

Dès les premiers rayons de soleil, notre esprit se réveille et c'est la résurgence de notre être tout en entier qui prend place : aller vers de nouveaux projets, des idées qui fourmillent, et le corps qui trépigne. S'ouvrir au monde, aux autres, aux nouvelles opportunités qui nous attendent.

DIFFICULTÉ	COÛT	PRÉPARATION	CONSERVATION
Facile	10 €	5 min	3 mois

Mon conseil : évitez toute application sur la peau avant une exposition au soleil car les HE de citron jaune et de citron vert sont photosensibilisantes.

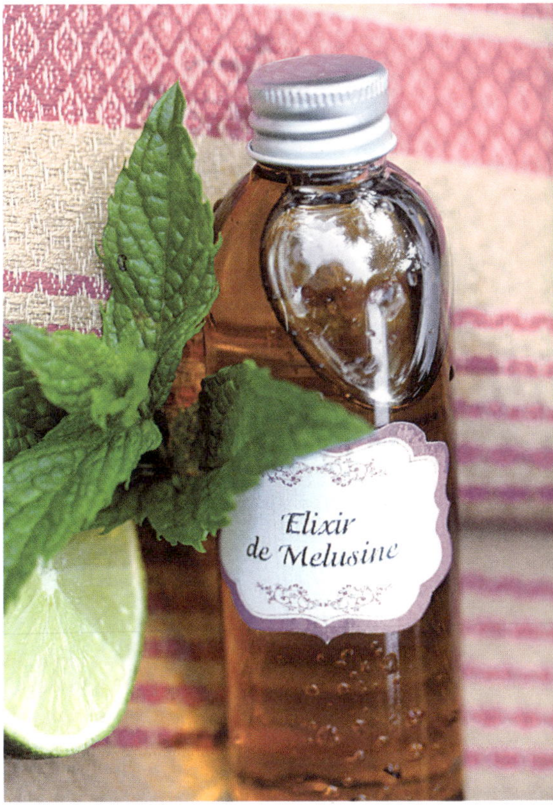

Mon matériel

- 1 flacon de 100 ml • 1 bol
- 1 mini-fouet ou 1 petite cuillère
- 1 éprouvette graduée

Dans mon panier

- 98 ml de macérât huileux de fleurs de calendula
- 30 gouttes d'HE de citron jaune
- 25 gouttes d'HE de citron vert
- 5 gouttes d'HE de menthe poivrée

LA RECETTE

1 › Versez dans un bol le macérât et les huiles essentielles puis mélangez soigneusement.

2 › Transvasez dans votre flacon.

Mon rituel de bien-être

Dès le matin après la douche, massez-vous avec cette huile le bas du dos et le haut de la nuque.

Instant pour soi

Bougie pour voyage immobile

À la maison, créez une ambiance sereine aux accents olfactifs rafraîchissants. Les notes d'agrume associées au géranium libèrent l'esprit du « tracas » quotidien, permettent l'abandon et le lâcher-prise. Un voyage immobile ? Et pourquoi pas !

DIFFICULTÉ	COÛT	PRÉPARATION	CONSERVATION
Facile	11 €	20 min	6 mois

Mon matériel

• 1 verre de 260 ml • 1 mèche pour bougie cirée avec socle • 1 mini-fouet ou 1 petite cuillère • 1 bol • 1 balance de cuisine électronique

Dans mon panier - pour une bougie de 200 g

- 100 g de cire d'abeille blanche
- 90 g d'huile végétale d'amande douce
- 5 g d'HE de citron jaune (soit 2,5 c. à c.)
- 3 g d'HE de citron vert (soit 1,5 c. à c.)
- 2 g d'HE de géranium (soit 1 c. à c.)

LA RECETTE

1 › Transférez la cire d'abeille et l'huile d'amande douce (Phase A) dans un bol, puis faites fondre l'ensemble au bain-marie à feu doux.

2 › Une fois tous les ingrédients fondus, retirez votre bol du bain-marie puis ajoutez les huiles essentielles. Mélangez soigneusement pour homogénéiser.

3 › Coulez la préparation dans le verre à bougie.

4 › Placez sans attendre la mèche au centre en vous assurant que le socle en métal de la mèche touche le fond du verre.

5 › Laissez durcir la bougie à température ambiante.

Mon rituel de bien-être

Allumez votre bougie au moins une fois par jour pour vous aider à centrer votre pensée. Laissez-vous porter par ses effluves « enchanteresses » et la réponse viendra.

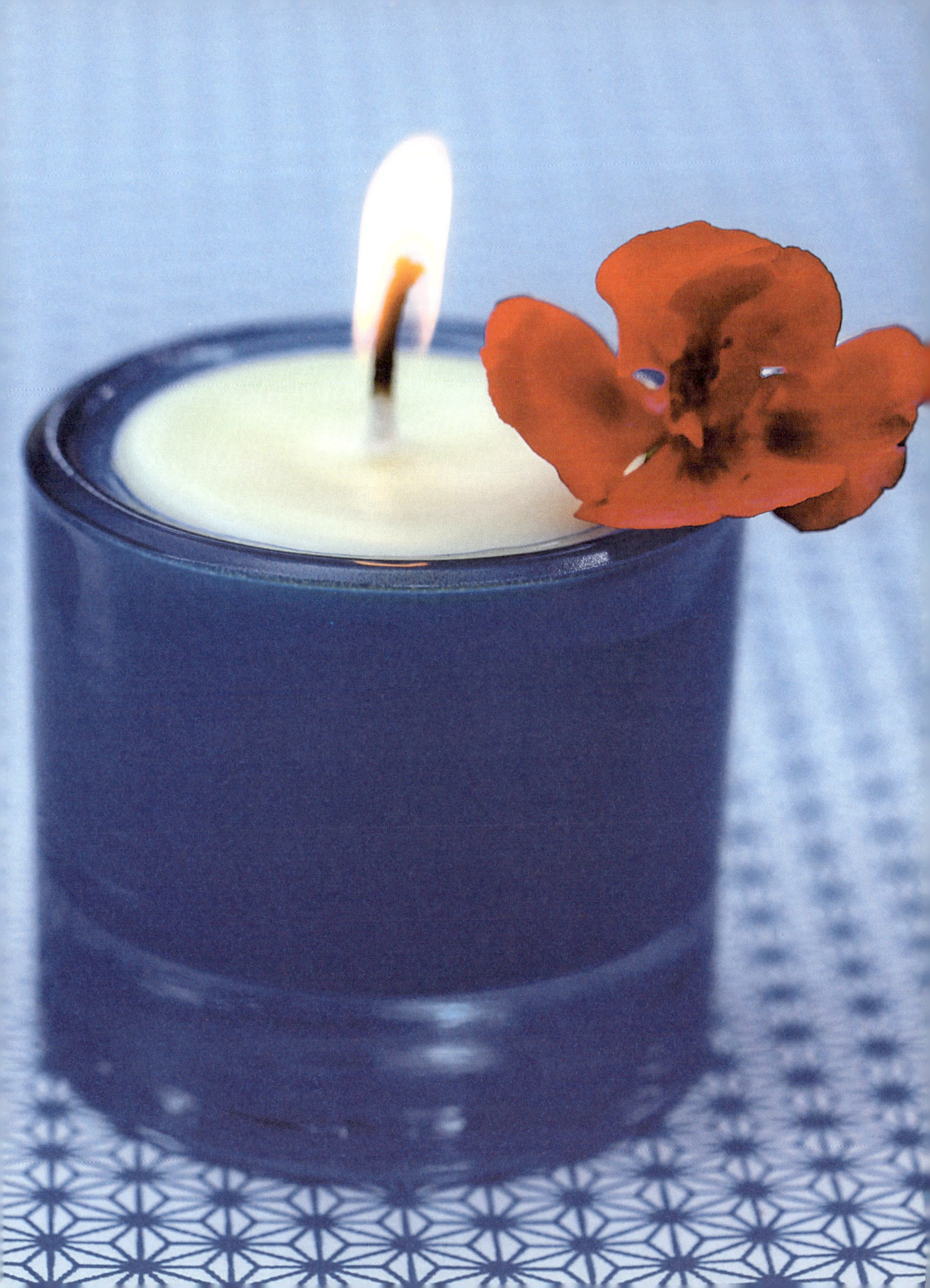

Baume des Vaillants

Baume corps tonifiant pour métamorphose printanière

En un tournemain, réveillez vos sens et renforcez votre énergie vitale grâce aux vertus vivifiantes des citrons. Un moment voluptueux et hédoniste pour une humeur au beau fixe pour toute la journée !

DIFFICULTÉ	COÛT	PRÉPARATION	CONSERVATION
Facile	9 €	15 min	3 mois

Mon matériel

• 1 pot de 100 ml • 1 bol • 1 mini-fouet ou 1 petite cuillère

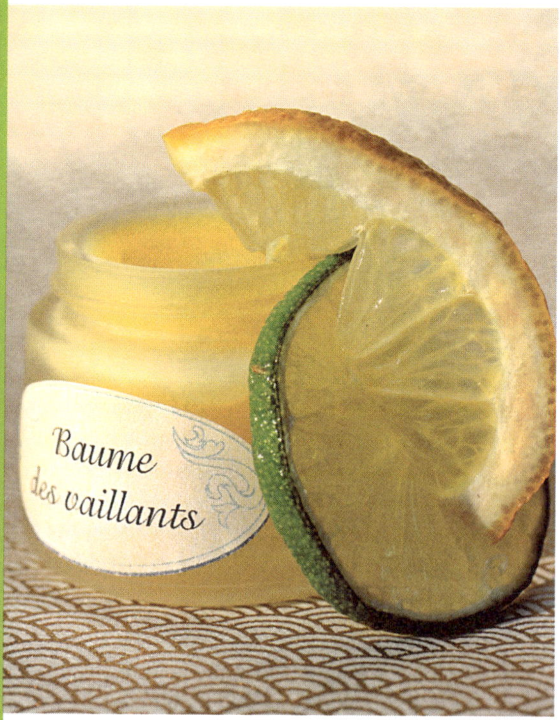

Dans mon panier

- 10 g de cire d'abeille
- 30 g de beurre de karité
- 60 ml d'huile végétale d'abricot
- 15 gouttes d'HE de citron jaune
- 15 gouttes d'HE de citron vert
- 7 gouttes de vitamine E

LA RECETTE

1 › Dans un bol, faites fondre au bain-marie l'huile végétale d'abricot, la cire d'abeille et le beurre de karité.

2 › Une fois les ingrédients fondus, retirez du feu et réservez 5 minutes.

3 › Ajoutez ensuite les gouttes d'huile essentielle et la vitamine E. Remuez soigneusement.

4 › Transvasez dans votre pot.

Mon rituel de bien-être

• Le matin ou le soir, massez le plexus solaire et le bas du dos avec une petite noisette de baume des Vaillants.

• Le soir, massez l'ensemble du corps et respirez profondément ses effluves bienfaiteurs. Votre esprit est plus clair et votre corps léger...

Mon conseil : évitez toute application avant exposition au soleil. Les HE de citron jaune et de citron vert sont photosensibilisantes.

Côté beauté

Avide de tonus, la peau trépigne d'impatience à l'idée de retrouver son bel éclat et un teint de pêche ! C'est le moment de se reprendre en main car à l'aube du printemps, la peau est rarement à son zénith : sensibilité extrême, imperfections cutanées, petits boutons et teint terne. C'est le signe extérieur du désordre et de l'encombrement intérieurs car la peau permet, elle aussi, d'évacuer les toxines et graisses accumulées dans notre organisme. On désincruste en douceur, on purifie, on soigne sa peau et on affine sa silhouette qui s'est arrondie durant l'hiver. Bref, une « mue » en beauté et en toute légèreté !

L'aroma-box idéale

L'HE de genévrier est idéale pour se préparer un corps de rêve avant l'été. Drainante, elle favorise l'élimination de l'eau. On l'utilise diluée dans un baume, une crème, ou un sérum. Elle s'associe parfaitement avec les HE de citron jaune, de citron vert et de géranium. Il est recommandé de la doser au maximum à 5 %, soit environ 175 gouttes pour un flacon de 100 ml.

L'HE de géranium rosat Bourbon est un excellent antiseptique et tonique cutané. Elle est particulièrement indiquée pour les peaux grasses, les peaux à problèmes, sèches et couperosées qui ont souffert des affres de l'hiver. Elle unifie et illumine le teint, et aide à lutter contre les vergetures. Elle s'utilise en fumigation, pure en application locale, ou diluée dans une huile végétale. Dosez-la à 2 % maximum, soit environ 70 gouttes d'huile essentielle pour un flacon de 100 ml.

L'HE de citron vert est anti-inflammatoire et favorise l'amincissement. Diluée dans un baume, une crème, un sérum ou une base lavante neutre, elle s'associe aux HE de citron jaune, de genévrier et de géranium. Dosage recommandé : maximum 5 %, soit environ 175 gouttes d'huile essentielle pour un flacon de 100 ml.

L'HE de citron jaune est une alliée de taille pour notre peau. Ses vertus drainantes favorisent l'élimination de l'eau, et ses vertus lipolytiques augmentent la capacité des cellules adipeuses à déstocker la graisse qu'elles contiennent. Astringente, elle rééquilibre les peaux mixtes et grasses. Elle s'utilise diluée dans un baume, une crème, un sérum ou une base lavante neutre, et s'associe aux HE de citron jaune, de genévrier et de géranium. Dosage recommandé de 2 % maximum pour les soins visage (soit 70 gouttes environ pour un flacon de 100 ml) et 5 % maximum pour les soins corps (soit 175 gouttes environ pour un flacon de 100 ml).

Attention

Les huiles essentielles de citron vert et de citron jaune étant photosensibilisantes, évitez toute exposition au soleil dans les heures qui suivent l'application d'un soin les contenant.

L'HA aromatique de carotte est l'un des incontournables « beauté » de cette saison :

- anti-inflammatoire, il apaise les irritations et les rougeurs ;
- régénérant cutané, il favorise le renouvellement et la croissance des cellules de la peau ;
- tonique cutané, il revigore les peaux ternes.

Vous pouvez l'utiliser pur en le vaporisant directement sur la peau ou en l'appliquant à l'aide d'un coton.

Les meilleurs complices beauté de la saison

Les huiles végétales, riches en acides gras insaturés, ont la particularité d'être à la fois nourrissantes, protectrices, adoucissantes, assouplissantes et régénérantes. Elles redonnent éclat et souplesse à la peau tout en la préservant d'un vieillissement prématuré.

Le macérât de carotte est particulièrement riche en vitamine A, un puissant antioxydant et photoprotecteur, responsable de la couleur de l'huile et de l'aspect bonne mine de la peau et de son éclat. Un « *must have* » en cette saison !

Choisir les huiles végétales en fonction de son type de peau

- Pour les peaux mixtes à grasses, privilégiez les huiles végétales de jojoba, noisette, macadamia et sésame.
- Pour les peaux sèches, choisissez les huiles végétales d'amande douce, argan, avocat, cameline, camélia, chanvre, coton ou germes de blé.
- Pour les peaux matures, optez pour les huiles végétales de bourrache, carthame, onagre, périlla, son de riz ou rose musquée.

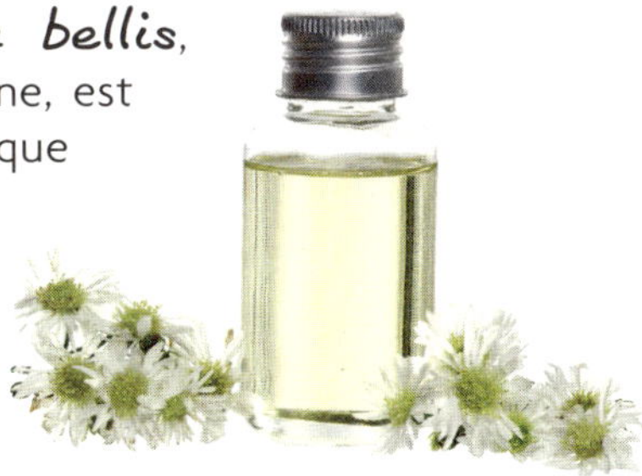

Le macérât de pâquerettes ou bellis, riche en oméga 6, oméga 9 et béta-myrcène, est un décongestionnant et tonique lymphatique particulièrement anti-inflammatoire.

Résultat ? Ce macérât redonne fermeté à la peau et favorise la microcirculation cutanée, afin de lui redonner une nouvelle énergie.

Optez pour des **exfoliants mécaniques très doux** qui n'agressent pas la peau à la sortie de l'hiver. Vous en trouverez aisément à portée de main dans vos placards de cuisine :

- pulpe de noix de coco ;
- sel fin ;
- marc de café ;
- farine d'avoine ou de maïs ;
- son de blé ;
- flocons d'avoine...

Réservez des granulométries plus importantes pour la saison estivale (comme le sucre de canne ou le sel de Guérande).

Les argiles

Grâce à leurs propriétés adoucissantes, purifiantes et cicatrisantes, naturellement riches en sels minéraux, les argiles s'utilisent en masque et en cataplasme pour leurs bienfaits sur la peau en synergie – ou non – avec des huiles essentielles. Au printemps, elles sont idéales pour assainir et purifier la peau, faire place nette et révéler votre vraie beauté ! Choisissez-les 100 % d'origine naturelle, non lavées pour conserver toute leur richesse en minéraux, et non ionisées.

Le saviez-vous ?

Les argiles ont la capacité d'adsorber c'est-à-dire de fixer des molécules à leur surface, du fait qu'elles sont chargées négativement. La charge négative s'explique par la présence de minéraux (plus l'argile est concentrée en sels minéraux, plus elle sera chargée négativement).

Ainsi, l'argile va reminéraliser et détoxifier la peau, en échangeant ses sels minéraux avec les toxines et les impuretés de la peau. Ce phénomène permet à l'argile de véhiculer des actifs et de les restituer à la peau.

On distingue généralement les argiles par leur couleur :

- l'argile verte, ou Montmorillonite, est idéale pour nettoyer, décongestionner et reminéraliser les peaux normales à grasses ;
- l'argile blanche, ou kaolin, riche en silice, est idéale pour purifier et assainir les peaux sèches et les épidermes délicats ;
- l'argile rouge, riche en oxyde de fer, redonne luminosité aux teints brouillés et atténue les petites rougeurs ;
- l'argile jaune est recommandée pour les peaux sensibles et matures. Elle purifie, exfolie, illumine le visage et gomme les taches.

Pour l'utiliser en masque, mélangez l'argile avec de l'eau minérale, une tisane ou un hydrolat, auquel vous pouvez ajouter deux ou trois gouttes d'huile essentielle de votre choix. Appliquez en masque sur la peau. Laissez poser l'argile jusqu'à ce qu'elle soit sèche puis rincez à l'eau tiède. À réaliser une fois par semaine maximum.

Grâce à l'acide malique qu'il contient, **le vinaigre de cidre** a des propriétés astringentes douces, non abrasives et exfoliantes. Il adoucit les peaux irritées par la rigueur de l'hiver, rééquilibre le pH naturel de la peau et du cuir chevelu. Utilisé en eau de rinçage, il a une action antipelliculaire et fait briller les cheveux.

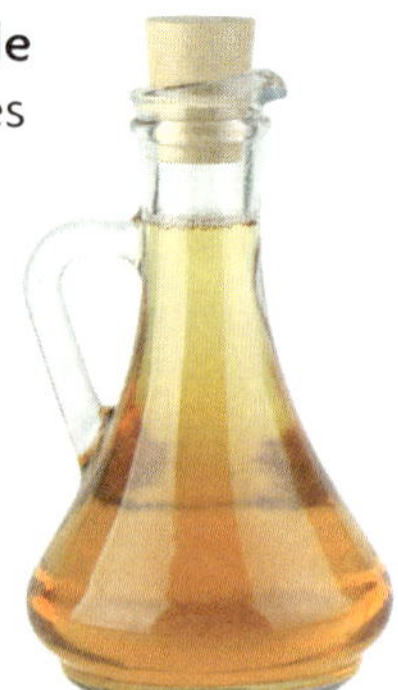

Le yaourt nature est un exfoliant doux, non abrasif et éclaircissant, grâce à l'acide lactique naturel qu'il contient. Les huiles essentielles s'entendent à merveille avec lui pour le plus grand bonheur de notre peau.

Le blanc d'oeuf, riche en eau et en protéines (notamment l'ovalbumine), a des effets astringents comparables à ceux de l'argile. Il est réputé pour raffermir la peau et absorber le sébum.

Les soins à privilégier

Avec le printemps peuvent également fleurir quelques boutons et impuretés sur notre peau. C'est le signe d'un encrassement intérieur, car la peau permet elle aussi d'évacuer les toxines et graisses accumulées dans notre organisme.

C'est pourquoi il est important d'associer un soin cutané à une cure « détox » complète de l'organisme. Il est d'ailleurs tout à fait normal d'observer une recrudescence des imperfections cutanées les premiers jours de cure. C'est l'organisme qui évacue. Ces effets disparaîtront au fur et à mesure de votre cure.

Le thé vert, un allié beauté !

Parmi les nombreux actifs du thé vert, on trouve des tanins qui ont pour la peau une action astringente, tonifiante et qui activent la microcirculation. Alors, au petit matin, ne buvez pas toute votre tasse de thé vert : gardez-en une ou deux cuillerées en guise de lotion d'éveil printanière. Votre peau va adorer !

La fumigation ou sauna facial

Faites un bain de vapeur sur le visage pour dilater les pores de la peau et faciliter l'évacuation des toxines. Pour le réaliser, il suffit d'ajouter 5 à 10 gouttes d'huile essentielle dans un bol d'eau bouillante. Laissez ensuite diffuser 5 minutes à l'air libre, puis penchez la tête au-dessus du bol, fermez les yeux et couvrez-vous d'une serviette de toilette pendant 10 minutes. À réaliser une fois par semaine maximum.

Les gommages ultra-doux

Ils éliminent les cellules mortes et les impuretés qui encombrent les pores, ternissent le teint et peuvent provoquer des inflammations. Ils sont encore plus efficaces s'ils sont réalisés avant l'application d'un masque ou d'une crème. À réaliser une fois par semaine maximum.

Le sérum aromatique

Inutile de pratiquer une détoxification en profondeur si c'est pour surcharger la peau en lui appliquant des crèmes trop riches ou mal adaptées. Le sérum est la solution la plus adaptée pour une cure de printemps. À réaliser deux à trois fois par semaine.

Les priorités beauté du printemps et leurs solutions

Faire peau neuve

Au printemps, tous les métabolismes cutanés se réveillent : la sensibilité et l'hyperséborrhée se font sentir avec plus ou moins d'acuité. Du coup, des rougeurs et des excès de sébum peuvent se manifester, il faut donc rééquilibrer la peau et assainir le terrain.

Pour limiter les bourgeonnements et évacuer les toxines accumulées pendant l'hiver, misez sur des masques à l'argile, pratiquez le sauna facial et privilégiez le sérum végétal.

Du rose aux joues

Pour avoir le teint frais et la mine éclatante, adoptez l'infusion d'hibiscus, riche en flavonoïdes, qui agit sur les radicaux libres et réduit les rides d'expression en relaxant la peau.

Sauna facial de printemps

Versez 5 gouttes d'HE de géranium + 5 c. à s. d'HA de carotte dans un bol d'eau bouillante. Laissez diffuser 5 minutes à l'air libre, puis penchez la tête au-dessus du bol, fermez les yeux et couvrez-vous d'une serviette de toilette pendant 10 minutes.

Masque détox de printemps

Mélangez 2 c. à s. d'argile verte avec 1 c. à s. d'HA de carotte et 2 gouttes d'HE de géranium, afin de former une pâte homogène. Appliquez immédiatement sur le visage en évitant le contour des yeux. Laissez poser 5 à 10 minutes puis rincez à l'eau claire.

Sérum du renouveau

Mélangez 100 ml d'huile végétale d'avocat + 20 gouttes d'HE de géranium + 10 gouttes d'HE de citron jaune + 10 gouttes de vitamine E naturelle. Transvasez dans un flacon sérum (flacon avec pipette).

Mine de rien, prendre soin de son teint

Une fois la peau détoxifiée, il est important de l'aider à retrouver tout son éclat et la revêtir d'un joli teint de pêche. Pour cela, réalisez un gommage pour éliminer les cellules mortes de la peau et lui rendre tout son éclat, tout en l'adoucissant et la nourrissant ; ou bien faites un masque bonne mine à la carotte.

Gommage muesli de printemps

Mélangez un ½ yaourt nature avec 3 c. à c. de son de blé + 2 gouttes d'HE de géranium.
Massez votre visage en douceur avec cette préparation, en insistant sur le nez, le front et le menton. Rincez à l'eau tiède.

Masque bonne mine du potager

Mélangez 3 c. à s. d'argile rouge + 2 c. à s. d'HA de carotte + 1 c. à c. de macérât de carotte + 2 gouttes d'HE de géranium. Appliquez immédiatement sur le visage en évitant le contour des yeux. Laissez poser 5 à 10 minutes, puis retirez à l'aide d'un ou plusieurs cotons imbibés d'HA de carotte.

À l'arrivée des beaux jours, exit les cols roulés et les pulls trop couvrants. Nous avons bien souvent des envies de décolleté et de féminité. Pour cela, rien de tel que l'HE de géranium et le macérât de bellis qui favorisent la tonicité de la circulation sanguine, raffermissent et galbent le buste pour afficher un décolleté de rêve, zéro complexe !

Sérum sublimateur pour le buste

Mélangez 50 ml de macérât de bellis + 15 gouttes d'HE de géranium + 4 gouttes de vitamine E.
Appliquez en massages lissants du bas vers le haut du cou jusqu'à pénétration complète du produit.

Faire la peau à la peau d'orange ?

L'envie de mincir et d'affiner sa silhouette (qui s'est arrondie durant l'hiver) se fait pressante. C'est le moment de gommer cette cellulite disgracieuse qui s'est installée pendant la saison froide. Faites un cataplasme drainant aromatique pour réveiller la circulation et déstocker ainsi qu'un sérum minceur à appliquer sur les zones rebelles. Les produits actifs seront l'HE de genévrier (pour stimuler la circulation et drainer les rétentions hydrolipidiques) + l'HE de géranium (pour lutter contre les vergetures) + l'HE de citron jaune (pour favoriser l'élimination de l'eau et augmenter la capacité des cellules adipeuses à déstocker la graisse).

Une poudre de perlimpinpin déodorante

Fabriquez vous-même cette poudre déodorante 100 % naturelle que vous pourrez appliquer à la houppette.

Mélangez 8 c. à s. de bicarbonate de soude + 7 c. à s. de fécule de maïs + 4 gouttes d'HE de citron vert + 4 gouttes d'HE de géranium.

Enveloppement sylphide

Mélangez 100 g d'argile verte + 150 ml d'infusion de sauge + 70 gouttes d'HE de citron jaune + 35 gouttes d'HE de genévrier.
Appliquez l'enveloppement minceur sur les zones concernées en couche épaisse en prenant soin, après l'application du produit, de le recouvrir d'un film plastique transparent étirable (type film alimentaire) puis enveloppez-vous dans un peignoir et laissez poser 30 minutes. Retirez ensuite le produit sous la douche. Cette préparation est à usage immédiat, le reste ne doit pas être conservé.

Huile plume

Mélangez 100 ml d'huile végétale de rose musquée (efficace contre les vergetures) + 20 gouttes d'HE de genévrier + 20 gouttes d'HE de citron jaune + 10 gouttes d'HE de géranium. Appliquez quotidiennement sur les cuisses, les fesses, l'intérieur des bras et le ventre.

Réveiller ses cheveux de la torpeur hivernale

Vos cheveux ont eux aussi besoin d'être réveillés par des soins vitaminés qui leur procureront vitalité et éclat. Misez sur un shampooing traitant adapté aux besoins de cette saison de transition et sur un vinaigre de rinçage révélateur d'éclat. L'HE de citron vert redonnera brillance et vitalité aux cheveux, l'HE de géranium les rééquilibrera et luttera contre les pellicules.

Vinaigre des fées

Mélangez 100 ml d'eau chaude + 100 ml de vinaigre de cidre + 5 gouttes d'HE de citron jaune + 5 gouttes d'HE de citron vert + 5 gouttes d'HE de géranium. Appliquez sur les cheveux lors du dernier rinçage.

Petit kawa zesté

Gommage sylphide café et zestes d'agrumes

Si vous n'avez aucune affection pour le petit noir, passez votre chemin... Si, au contraire, vous appréciez les arômes intenses, corsés, vanillés, beurrés et épicés de ce breuvage, alors ce gommage devrait vous séduire dès la première utilisation.

DIFFICULTÉ	COÛT	PRÉPARATION	CONSERVATION
Facile	6 €	15 min	1 mois

Mon matériel

- 1 pot de 100 ml • 1 mini-fouet
- 1 bol • 1 bécher gradué
- 1 balance de cuisine électronique

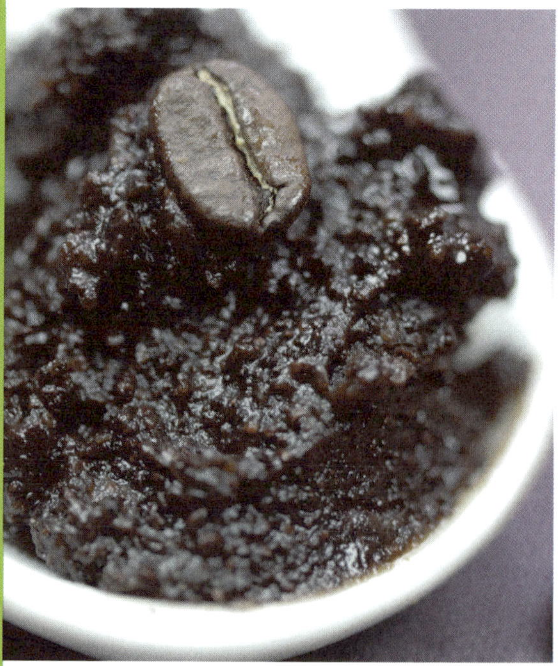

Dans mon panier

- 3 g de cire de carnauba
- 5 g de beurre de karité bio
- 50 ml d'huile de rose musquée
- 10 c. à c. rases de café fraîchement et finement moulu
- 10 c. à c. rases de sucre de canne bio
- 50 gouttes d'HE de citron jaune
- 7 gouttes de vitamine E

LA RECETTE

1 › Dans un bol, mettez l'huile de rose musquée, le beurre de karité et la cire de carnauba, puis faites fondre le tout au bain-marie. Retirez du feu une fois tous les ingrédients fondus.

2 › Ajoutez le sucre et le café, puis remuez au mini-fouet.

3 › Incorporez l'HE et la vitamine E et remuez à nouveau.

4 › Transvasez dans un pot et placez au réfrigérateur pour faciliter la prise en masse.

Mon rituel de beauté

Appliquez une fois par semaine ce gommage sous la douche, en effectuant de petits mouvements circulaires, dans le sens du retour veineux (des extrémités vers le cœur). À la sortie de la douche, votre peau sera lumineuse, satinée, délicatement parfumée et affinée.

Réveil printanier des fées

Lotion pimpante biphasée aux deux carottes

Pour une « mue » en beauté et un teint de fée, misez sur cette lotion biphasée aussi jolie à regarder qu'agréable à appliquer.

DIFFICULTÉ	COÛT	PRÉPARATION	CONSERVATION
Facile	5 €	5 min	2 mois

Mon matériel

• 1 flacon de 100 ml • 1 mini-fouet
• 1 bécher gradué

Dans mon panier

• 50 ml d'HA de carotte
• 50 ml de macérât de carotte
• 7 gouttes de vitamine E
• 20 gouttes d'extrait de pépins de pamplemousse

LA RECETTE

1 › Dans un bol, mélangez l'HA de carotte avec l'extrait de pépins de pamplemousse (phase A).

2 › Dans un second bol, mélangez le macérât de carotte avec la vitamine E (Phase B).

3 › Versez dans le flacon la phase A, puis ajoutez délicatement la phase B.

Mon rituel de beauté

Tous les matins, secouez énergiquement votre flacon, puis appliquez la lotion sur votre visage à l'aide d'un coton.

Mon conseil : cette lotion pourra servir également de démaquillant.

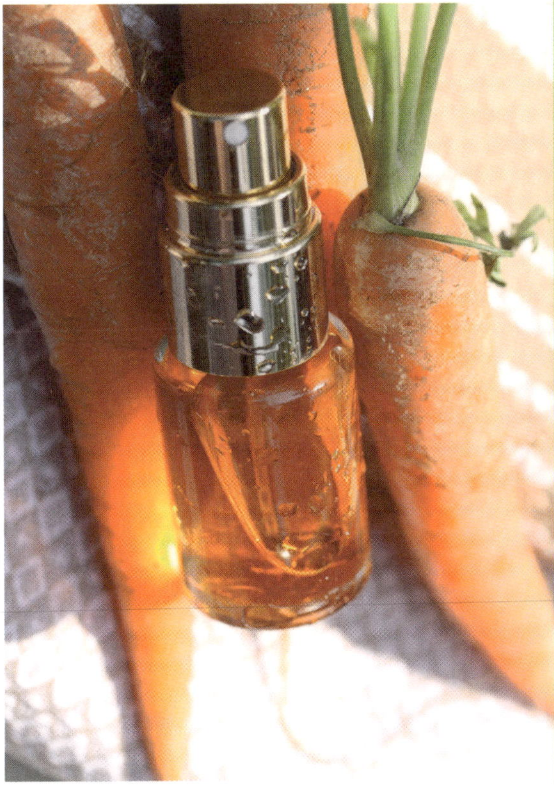

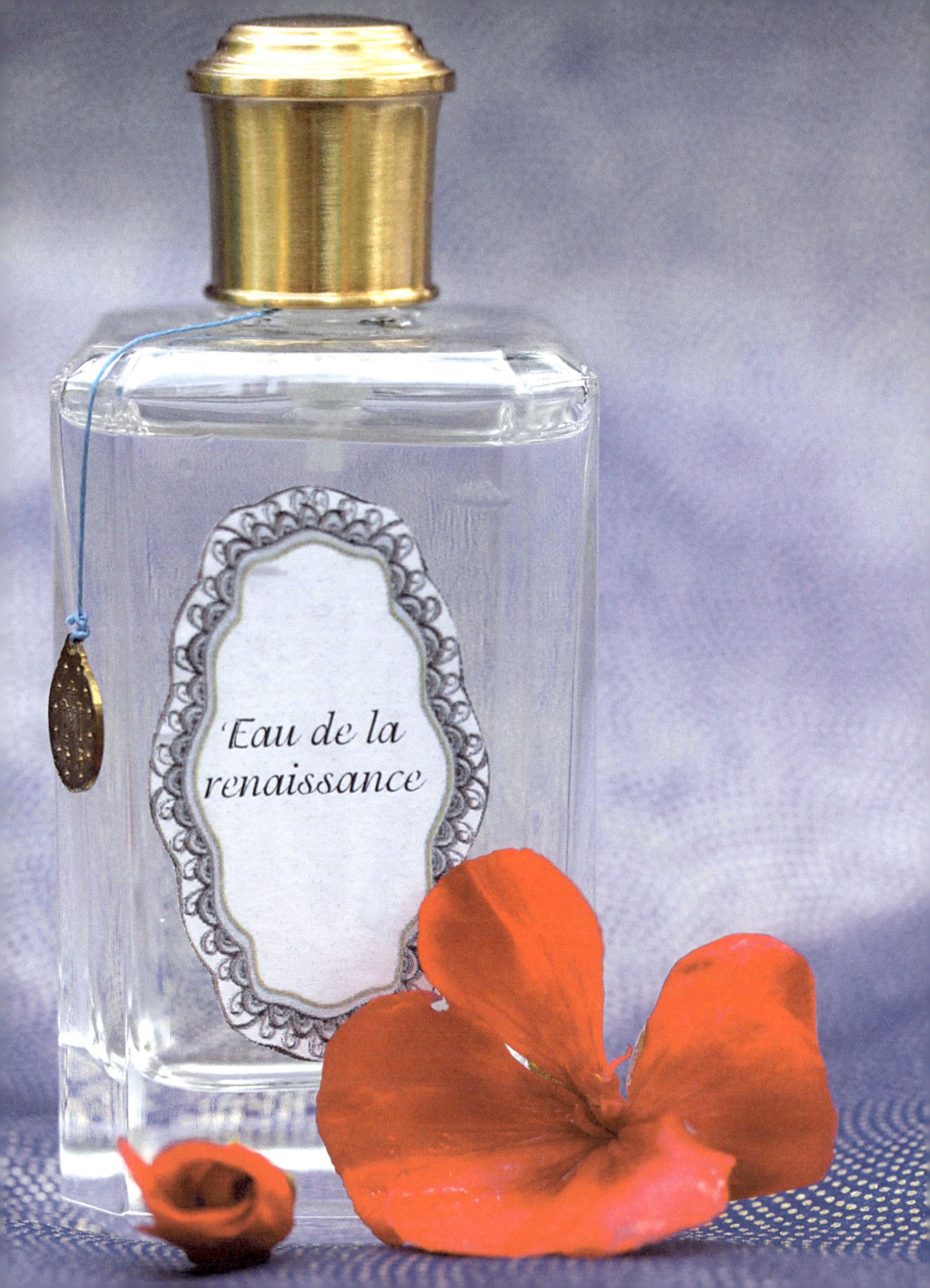
'Eau de la
renaissance

Eau de la renaissance

Eau de parfum printanière

L'arrivée du printemps nous donne des envies de changement... comme d'un nouveau parfum. Après les notes plus capiteuses de l'hiver, nous rêvons de notes plus légères, aériennes, agrestes, végétales et d'un bouquet floral, comme pour fêter cette saison de renaissance.

DIFFICULTÉ	COÛT	PRÉPARATION	CONSERVATION
Facile	5 €	10 min	9 mois

Mon matériel

• 1 flacon vaporisateur de 15 ml • 1 mini-fouet ou 1 petite cuillère • 1 éprouvette graduée

Dans mon panier

- 13 ml d'alcool à 90 ° ou de vodka
- Notes de tête : 30 gouttes d'HE de citron jaune + 30 gouttes d'HE de citron vert + 1 petit bout d'écorce d'orange bio
- Notes de cœur : 15 gouttes d'HE de géranium
- Notes de fond : 6 baies rouges

LA RECETTE

1 › Mettez dans un bol l'alcool à 90 ° ou la vodka.

2 › Ajoutez ensuite les gouttes des différentes huiles essentielles, remuez soigneusement entre chaque incorporation.

3 › Transvasez dans le flacon.

4 › Ajoutez l'écorce d'orange et les baies rouges.

Mon rituel de beauté

Tous les matins, secouez énergiquement votre flacon puis vaporisez le parfum dans votre cou et sur vos cheveux.

Mon conseil : n'hésitez pas à oublier quelques jours votre parfum, afin que le « jus » gagne en maturité.

Recette Beauté

Le carré plume

Savon exfoliant activateur de minceur

Et si votre rituel minceur commençait sous la douche ? Ce savon exfoliant 100 % nature prend soin de votre peau tout en activant les mécanismes de déstockage. Un bon moyen pour commencer la journée d'un pas léger !

DIFFICULTÉ	COÛT	PRÉPARATION	CONSERVATION
Facile	5 €	20 min	3 mois

Mon matériel

• 1 moule carré de 100 g • 1 bol
• 1 mini-fouet • 1 balance de cuisine électronique

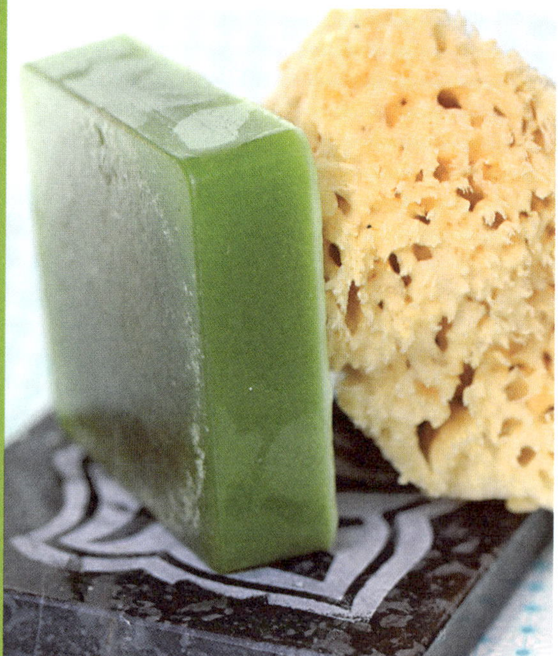

Dans mon panier

- 2 c. à c. de sucre de canne
- 85 g de base de savon type « Melt & Pour »
- 10 g de beurre de mangue
- 20 gouttes d'HE de genévrier
- 20 gouttes d'HE de géranium bourbon
- 10 gouttes d'HE de citron jaune
- 2 à 3 gouttes d'un colorant naturel de votre choix (facultatif)

LA RECETTE

1 › Dans votre bol, faites fondre au bain-marie à feu doux la base de savon « Melt & Pour » et le beurre de mangue, puis retirez du feu.

2 › Ajoutez le reste des ingrédients en mélangeant bien entre chaque ajout.

3 › Coulez votre préparation dans le moule.

4 › Laissez durcir votre savon avant de le démouler puis laissez-le sécher environ 24 heures avant utilisation.

Mon rituel de beauté

Effectuez sous la douche de petits mouvements circulaires sur les zones rebelles (ventre, cuisse, bras...).

Mon conseil : la texture de votre préparation ne doit pas être trop liquide au moment du coulage afin que le sucre reste en suspension.

Le secret d'Ariane

Shampooing poudre sublimateur et oxygénant

Ce shampooing poudre est idéal à l'approche des beaux jours pour prendre soin de ses cheveux de manière simple, écologique et naturelle. Sans eau, il ne contient aucun conservateur et les actifs de plantes, hydratés lors de l'utilisation du shampoing, délivrent alors tous leurs bienfaits.

DIFFICULTÉ	COÛT	PRÉPARATION	CONSERVATION
Facile	5 €	10 min	3 mois

Mon matériel

• 1 pot de 100 ml • 1 mini-fouet ou 1 petite cuillère • 1 bol • 1 balance de cuisine électronique

Dans mon panier

- 80 g de rhassoul
- 20 g d'ortie en poudre
- 2 c. à c. d'acérola en poudre
- 20 gouttes d'HE de géranium
- 10 gouttes d'HE de citron

LA RECETTE

1 › Dans un bol, mélangez les poudres (rhassoul, ortie et acérola).

2 › Ajoutez, les unes après les autres, les gouttes d'huile essentielle et remuez soigneusement entre chaque incorporation.

3 › Transvasez dans le pot.

Mon rituel de beauté

Saupoudrez environ 1 c. à c. sur les cheveux préalablement mouillés. Faites mousser, massez en douceur, puis rincez votre chevelure.

Très écologique, ce shampooing poudre sans eau permet de réaliser environ 50 shampoings.

Le saviez-vous ?
Véritable « terre qui lave », le rhassoul est une argile volcanique récoltée dans la région du Moyen Atlas au Maroc. Il s'emploie comme shampooing ou savon très doux grâce à sa capacité exceptionnelle à fixer les graisses et à transporter l'eau.

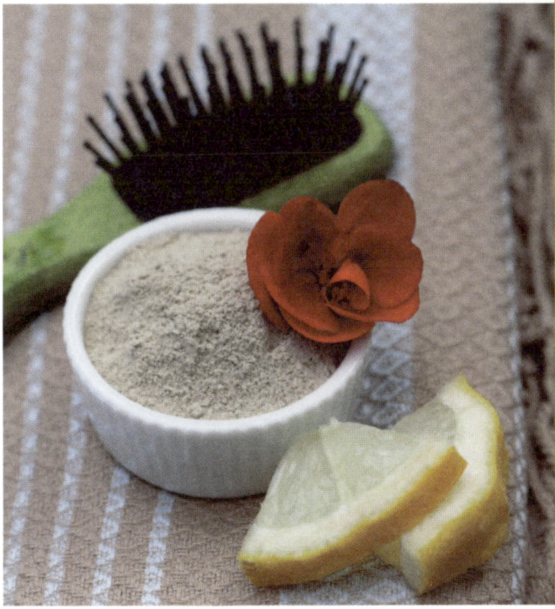

Côté cuisine

Le printemps, synonyme de convivialité et de gaieté, doit être une fête pour nos papilles : on opte pour des plats plus légers, on réintègre le cru, bien souvent délaissé en hiver et on mise sur de nouvelles saveurs en utilisant les herbes aromatiques et des huiles essentielles pétillantes et gourmandes pour réveiller notre palais. Vive le printemps !

L'aroma-chef idéal

L'HE de géranium rosat Bourbon apporte une touche inédite et très originale à votre cuisine. Ses notes subtiles de rose et de menthe légèrement épicées donnent immédiatement du caractère et de l'audace à vos entrées, plats et desserts. Elle s'associe parfaitement aux HE d'agrumes et à la menthe fraîche. Mais attention, 1 à 2 gouttes maximum pour vos préparations.

L'HE de citron vert donne du peps et de la bonne humeur à de nombreuses préparations culinaires. Elle se marie à merveille avec :

- les crustacés ;
- les poissons ;
- les viandes blanches ;
- les yaourts ;
- les glaces et les sorbets maison ;
- la crème pâtissière ;
- les gâteaux dont le célèbre cheesecake.

Vous pouvez l'associer avec d'autres huiles essentielles d'agrumes, florales ou épicées, de la menthe ou du basilic. On recommande de trois à une dizaine de gouttes en fonction de vos préparations.

Profiter du printemps pour oser de nouvelles saveurs

Synonyme de renouveau, le printemps est la saison idéale pour expérimenter de nouvelles associations et redécouvrir le goût des choses, comme si c'était la première fois que vous les dégustiez. Osez, tentez, essayez et savourez... en pleine conscience.

L'HE de citron jaune possède une saveur fine et fruitée très appréciée ; ce qui lui vaut une place de choix en cuisine.

Vous pouvez l'utiliser dans :

- les tartares de poissons crus ;
- les sauces accompagnant les champignons de Paris ;
- les crevettes ;
- les guacamoles et autres préparations à l'avocat ;
- les desserts, notamment ceux à l'ananas.

Associez-la avec d'autres huiles essentielles d'agrumes, des huiles essentielles florales ou épicées, de la menthe ou du basilic. En mettant de trois à une dizaine de gouttes en fonction de vos préparations.

L'HA de carotte est délicieux et étonnant pour aromatiser une soupe, une vinaigrette ou une sauce en y apportant une note acidulée légèrement musquée et terreuse.

Redécouvrir les aromates

Avec les beaux jours, voici le retour des aromates au jardin... Ciboulette, basilic ou persil nous invitent dans une folle farandole aromatique pour découvrir ou redécouvrir des saveurs oubliées. N'hésitez pas à les marier aux huiles essentielles d'agrumes pour un résultat très acidulé.

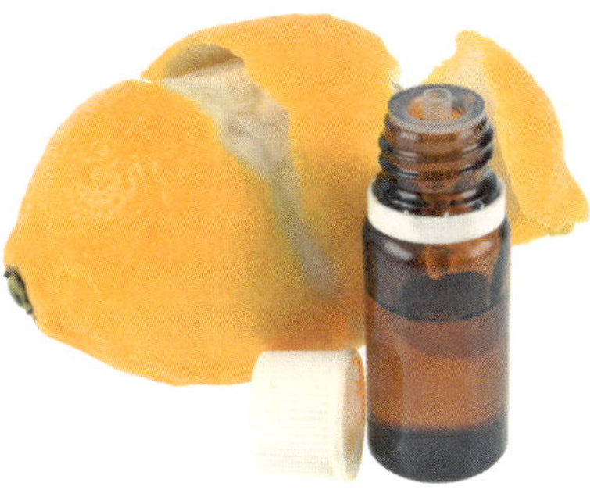

Recettes express cuisine

Vinaigrette amazonienne pimpante

Mélangez 6 c. à s. d'huile d'argan + 1 c. à c. rase d'urucum + 2 gouttes d'HE de citron vert.

Marinade Herba fresca aux accents du sud

Mélangez 6 c. à s. d'huile d'olive + 5 feuilles de basilic ciselées + 3 gouttes d'HE de citron vert. Cette marinade se marie à merveille avec les salades, les poissons, les viandes blanches mais aussi certaines salades de fruits, notamment la salade de fraises.

Chantilly au géranium

Mélangez 20 cl de crème liquide entière + 1 c. à s. de sucre de canne + 2 gouttes d'HE de géranium.
Cette chantilly s'accorde à merveille avec les fruits rouges du printemps et de l'été tels que les framboises, les fraises et les mûres.

Sucre de canne au citron vert

Mélangez 10 c. à s. de sucre de canne + 8 gouttes d'HE de citron vert. Réservez dans un pot en verre.

Glaçons au citron vert

Remplissez chacun des compartiments d'un bac à glaçons avec de l'eau de source et ajoutez un petit morceau de citron vert non traité + 1 goutte d'HE de citron vert. Placez au congélateur jusqu'à complète prise en masse.

Fleur de sel au citron jaune

Mélangez 10 c. à s. de fleur de sel + 5 gouttes d'HE de citron jaune.

Yaourt au citron vert

Dans un yaourt nature, ajoutez 3 gouttes d'HE de citron vert + 1 c. à c. de miel (facultatif).

Variation printanière

Salade de betterave zestée et sa chantilly florale

Aussi étonnant que cela puisse paraître, la betterave se marie à merveille avec le géranium et lui apporte une touche florale particulièrement délicate. Une très jolie manière de métamorphoser cette entrée des bancs d'école...

DIFFICULTÉ	COÛT	PRÉPARATION	CUISSON
Moyen	3 €	30 min	Sans

Mon matériel

• 1 chinois • 1 couteau fin • 1 cul-de-poule
• 1 siphon + 1 cartouche de gaz

Dans mon panier - pour 4 personnes

• 2 gouttes d'HE de citron jaune
• 1 goutte d'HE de géranium rosat Bourbon
• 500 g de betteraves cuites
• 15 cl de crème fleurette (crème fraîche liquide)
• 1 c. à s. de vinaigre balsamique
• 2 c. à s. d'huile de noisette
• sel et poivre

LA RECETTE

1 › Mettez la crème liquide dans le cul-de-poule et laissez refroidir au réfrigérateur pendant 30 minutes.

2 › Découpez les betteraves en petits cubes puis mettez-les dans un saladier.

3 › Pour la sauce, mélangez le vinaigre balsamique, l'huile de noisette et les 2 gouttes d'HE de citron. Versez sur les betteraves et réservez au frais.

4 › Sortez le cul-de-poule du réfrigérateur, ajoutez la goutte d'HE de géranium et une pincée de sel. Faites monter la chantilly au batteur électrique jusqu'à ce qu'elle soit bien ferme.

5 › Répartissez les betteraves dans les verres puis ajoutez la chantilly. Servez sans plus attendre.

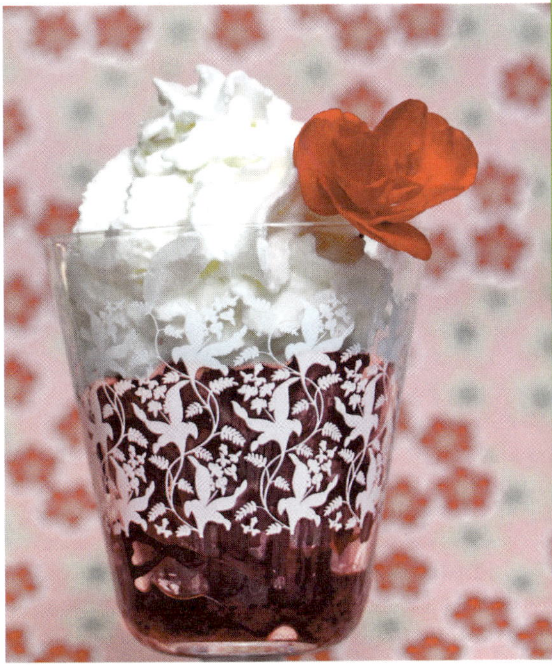

Qui l'eût cru !

Tartare de saumon, fruit de la passion et citron vert

Voici une entrée délicieuse et légère qui nous plonge au cœur du printemps : de la gaieté, de l'exotisme et un brin de folie. What else ?

DIFFICULTÉ	COÛT	PRÉPARATION	CUISSON
Facile	8 €	15 min	Sans

Mon matériel

- 1 bon couteau
- 1 planche à découper

Dans mon panier - pour 2 personnes

- 200 g de filet de saumon
- 1 fruit de la passion
- 1 échalote
- quelques brins de ciboulette
- 2 c. à s. d'huile d'olive
- 4 gouttes d'HE bio de citron vert
- fleur de sel et poivre

LA RECETTE

1- Préparation du saumon

Coupez le saumon en brunoise (en petits cubes) et réservez-le au frais.

2- Préparation de la marinade

1 › Émincez les brins de ciboulette.
2 › Ajoutez l'échalote finement émincée.
3 › Ajoutez les gouttes d'HE de citron vert.
4 › Ajoutez l'intérieur du fruit de la passion.
5 › Terminez par l'huile d'olive et assaisonnez.

Mélangez la marinade avec la brunoise de saumon et réservez 15 minutes au frais avant de servir

Mon conseil : servez dans de jolies verrines ou utilisez un cercle de présentation.

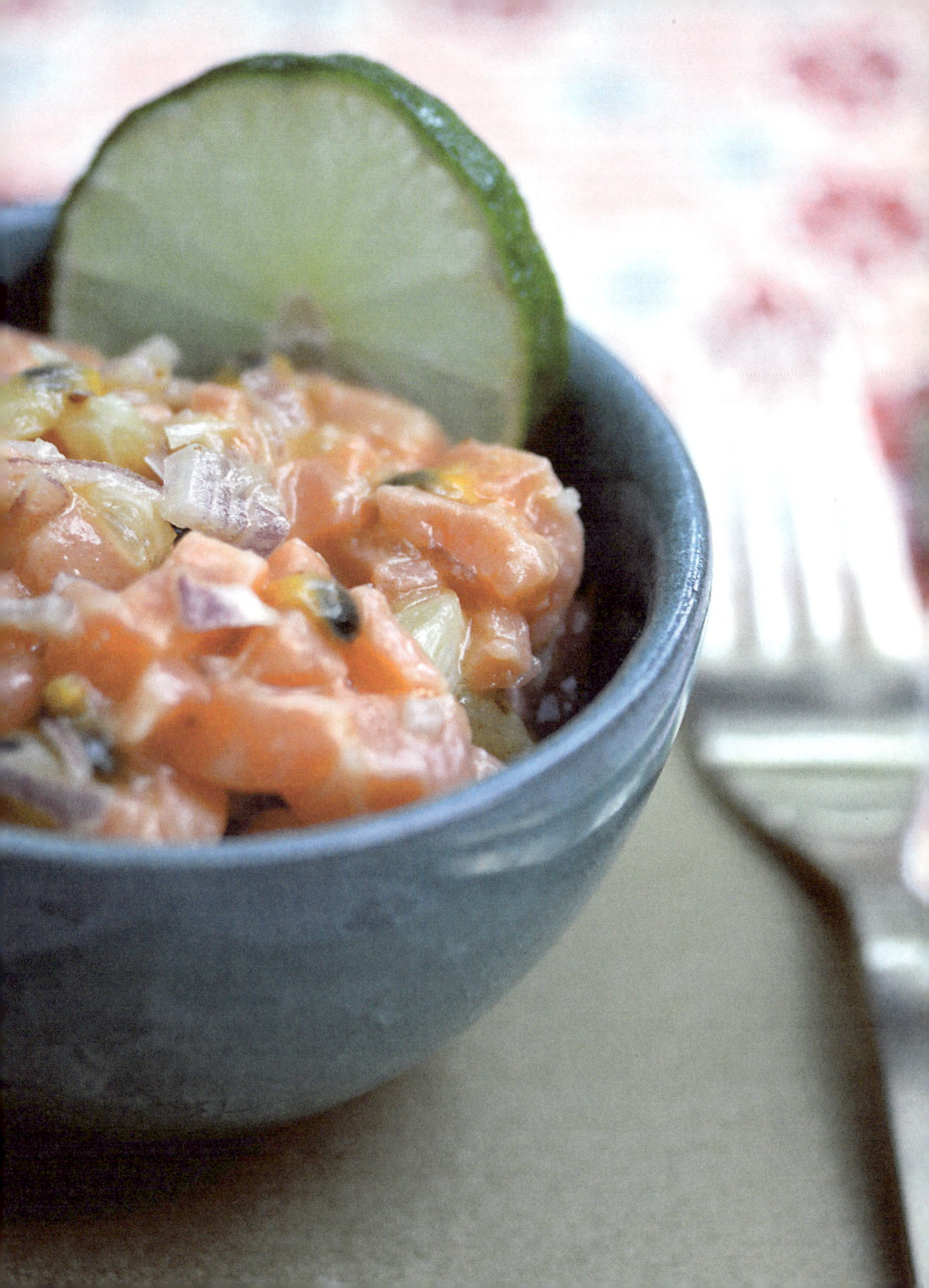

Roulade aromatique

Salade de poulet fermier au chèvre frais hespéridé

Se promener à la campagne, prendre son temps par une belle matinée printanière, aller à la ferme chercher un fromage de chèvre tout juste crémeux et préparer une délicieuse salade que l'on n'est pas prêt d'oublier... Vive la slow attitude !

DIFFICULTÉ	COÛT	PRÉPARATION	CUISSON
Facile	6 €	15 min	10-15 min

Mon matériel

• 1 grand bol • 1 couteau bien aiguisé • 1 rouleau à pâtisserie • 16 petits pics en bois (type cure-dents) • 1 poêle non adhésive

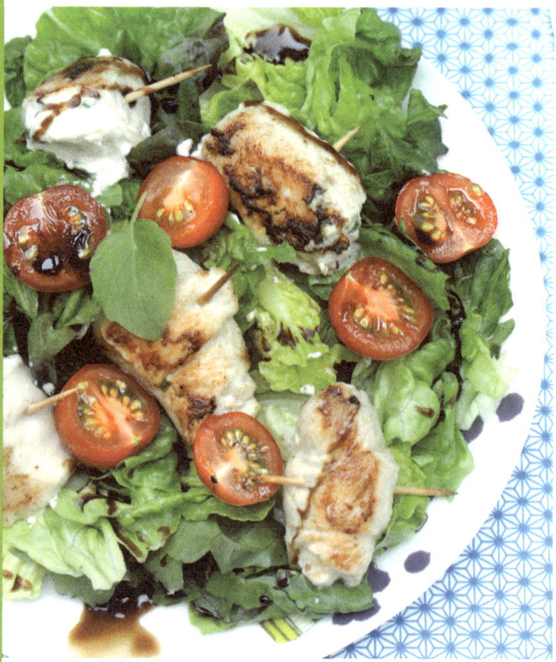

Dans mon panier - pour 4 personnes

- 4 blancs de poulet fermier
- 10 feuilles de basilic frais
- 150 g de chèvre ou fromage frais
- 6 gouttes d'HE de citron (jaune ou vert)
- 2 c. à s. d'huile d'olive
- sel et poivre

LA RECETTE

1 › Découpez chaque blanc de poulet en 4 fines tranches de 3 à 4 cm de largeur.

2 › Aplatissez les morceaux de viande au rouleau à pâtisserie pour l'attendrir et l'affiner un peu plus.

3 › Préparez la farce : mettez le chèvre frais dans votre bol, salez et poivrez, puis ajoutez 1 c. à s. d'huile d'olive et les gouttes d'HE de citron et le basilic ciselé. Mélangez soigneusement.

4 › Étalez 1 c. à c. de la farce sur chaque tranche de poulet.

5 › Roulez délicatement chaque tranche et terminez par l'ajout d'un pic en bois pour la maintenir roulée lors de la cuisson.

6 › Faites chauffer un peu d'huile d'olive dans une poêle.

7 › Faites cuire les roulades en les retournant régulièrement.

8 › Retirez délicatement les pics en bois.

9 › Servez tiède ou froid avec une belle salade de saison.

Frisson d'agrumes

Cheesecake divin aux deux agrumes

Le printemps nous donne des envies de légèreté et de douceur, de notes agrestes de toute beauté. Laissez-vous séduire par ce dessert des plus divins. Une gourmandise très aérienne !

DIFFICULTÉ	COÛT	PRÉPARATION	CUISSON
Facile	6 €	30 min	55 min - 180 °C

Mon matériel

• 1 moule (25 cm de diamètre environ) • 1 maryse • papier sulfurisé • 1 robot mixeur avec cuve ou 1 fouet électrique + 1 cul-de-poule • 1 bol • 1 mini-râpe

Dans mon panier - pour 8 personnes

- 150 g de biscuits type petit-beurre
- 130 g de beurre salé
- 400 g de mascarpone
- 260 g de fromage frais
- 100 g de sucre glace
- 2 citrons verts non traités
- 3 feuilles de gélatine
- 15 gouttes d'HE de citron jaune
- 15 gouttes d'HE de citron vert

LA RECETTE

1 › Faites ramollir les feuilles de gélatine dans un bol d'eau froide.

2 › Faites fondre le beurre à feu doux.

3 › Pendant ce temps, broyez les biscuits en chapelure et ajoutez-y le beurre fondu. Remuez soigneusement.

4 › Tapissez votre moule de papier sulfurisé puis étalez le mélange de biscuits en le tassant bien et réservez au frais.

5 › Faites chauffer 1 c. à s. de mascarpone dans une petite casserole. Égouttez bien la gélatine et transvasez-la dans la casserole. Laissez-fondre en remuant puis réservez quelques minutes.

6 › Dans le cul-de-poule, mettez le fromage frais, le mascarpone, le sucre glace et les huiles essentielles puis mélangez au fouet jusqu'à l'obtention d'une préparation lisse et homogène. Incorporez la gélatine à l'aide de la maryse.

7 › Versez la préparation dans le moule, puis parsemez de zestes de citron vert.

8 › Couvrez d'un film alimentaire et réservez au frais pendant au moins 2 heures.

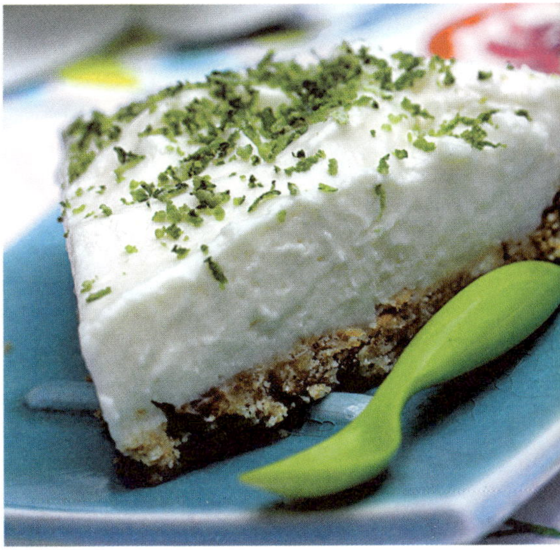

Boudoir enchan-thé

Mini-scones maison au citron et leur confiture de framboises au géranium rosat Bourbon

C'est incroyable le nombre de choses que l'on peut faire entre 5 et 7... Comme réinventer l'heure du thé dans la plus pure tradition anglaise, avec une pointe d'extravagance et une note rosée des plus romantiques... God save the green !

DIFFICULTÉ	COÛT	PRÉPARATION	CUISSON
Moyen	5 €	60 min	25 min - 190 °C

Mon matériel

• 1 saladier • 1 pinceau • 1 plaque de cuisson • 1 fouet • 1 balance

Dans mon panier - pour 6 à 8 personnes

- 500 g de farine T45 ou T80
- 3 belles poignées de raisins secs
- 2 c. à s. de levure chimique
- 5 gouttes d'HE de citron jaune
- 1 pincée de sel
- 80 g de sucre
- 80 g de beurre
- 20 cl de lait
- 2 œufs battus

LA RECETTE

1 › Dans votre saladier, versez la farine, le sucre, le sel, puis ajoutez le beurre coupé en dés et mélangez du bout des doigts jusqu'à obtenir une pâte sableuse. Ajoutez les raisins secs. Mélangez le lait et les gouttes d'huiles essentielles.

2 › Formez un puits et incorporez le lait et les œufs. Mélangez jusqu'à obtenir une boule homogène.

3 › Aplatissez la pâte sur votre plan de travail fariné pour obtenir une galette épaisse (2,5 cm d'épaisseur).

4 › Formez des scones à l'aide d'un emporte-pièce de 3 cm de diamètre (ou d'un petit verre).

5 › Badigeonnez-les avec un peu de lait ou de jaune d'œuf.

6 › Mettez au four et faites-les cuire jusqu'à ce qu'ils soient dorés (environ 25 minutes).

Mon conseil : servez ces scones maison accompagnés d'une confiture de framboises dans laquelle vous aurez ajouté 1 goutte d'HE de géranium.

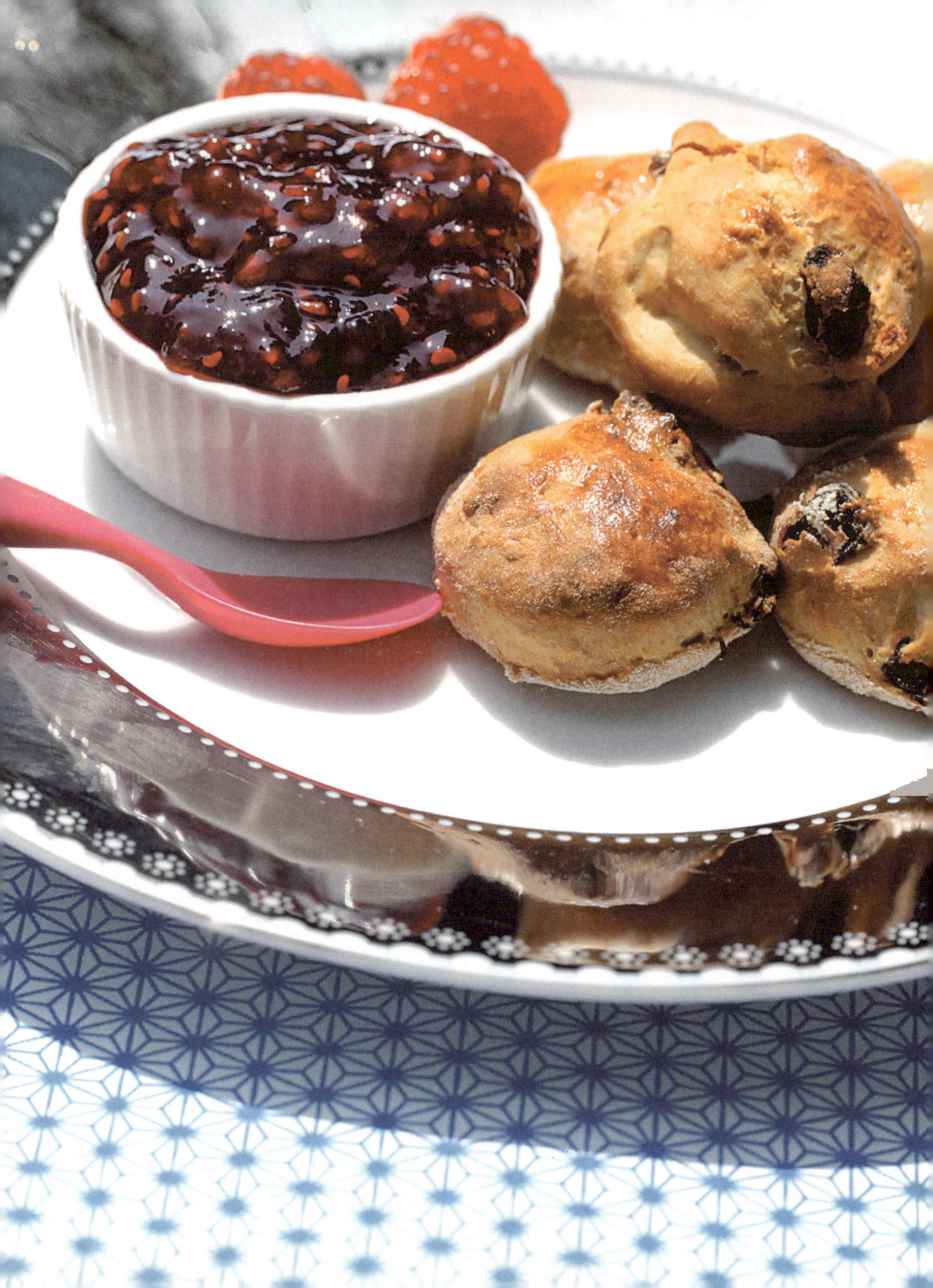

L'été

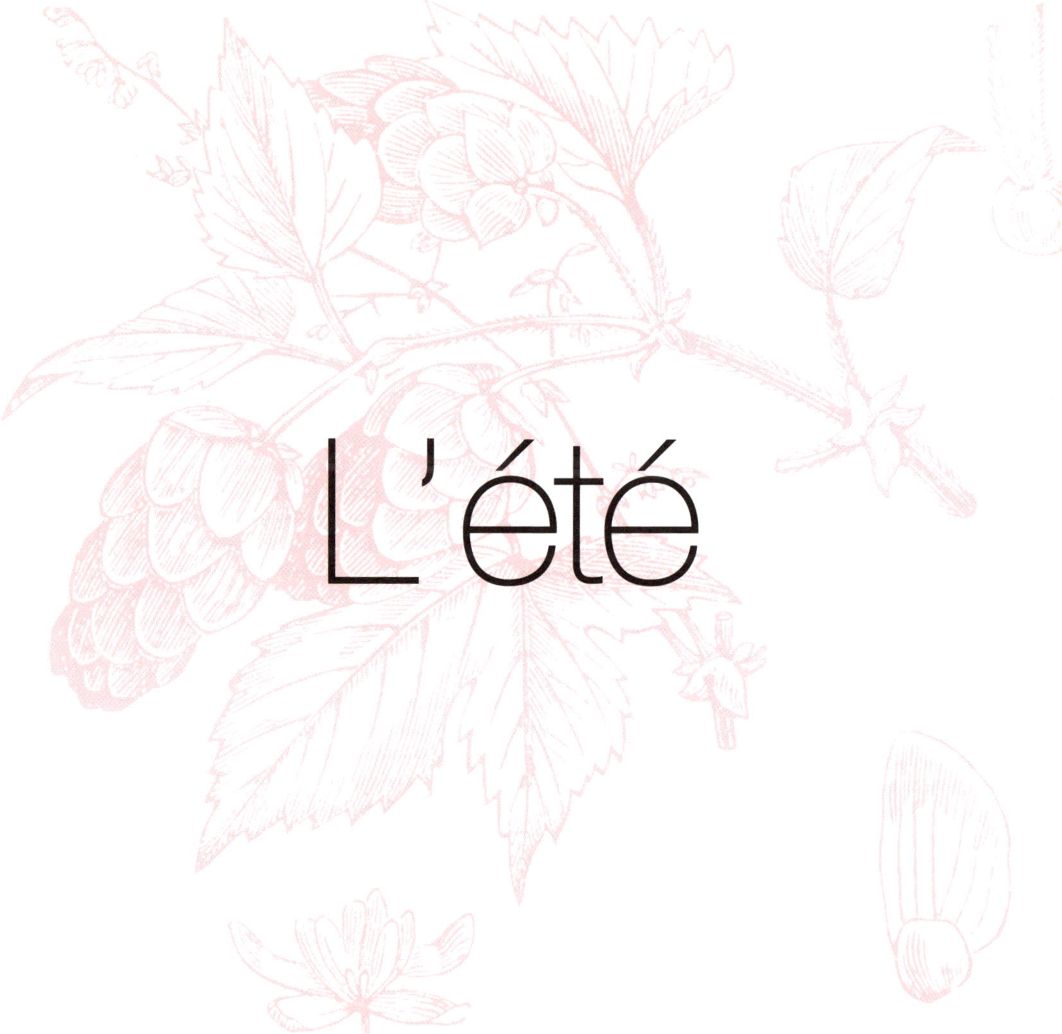

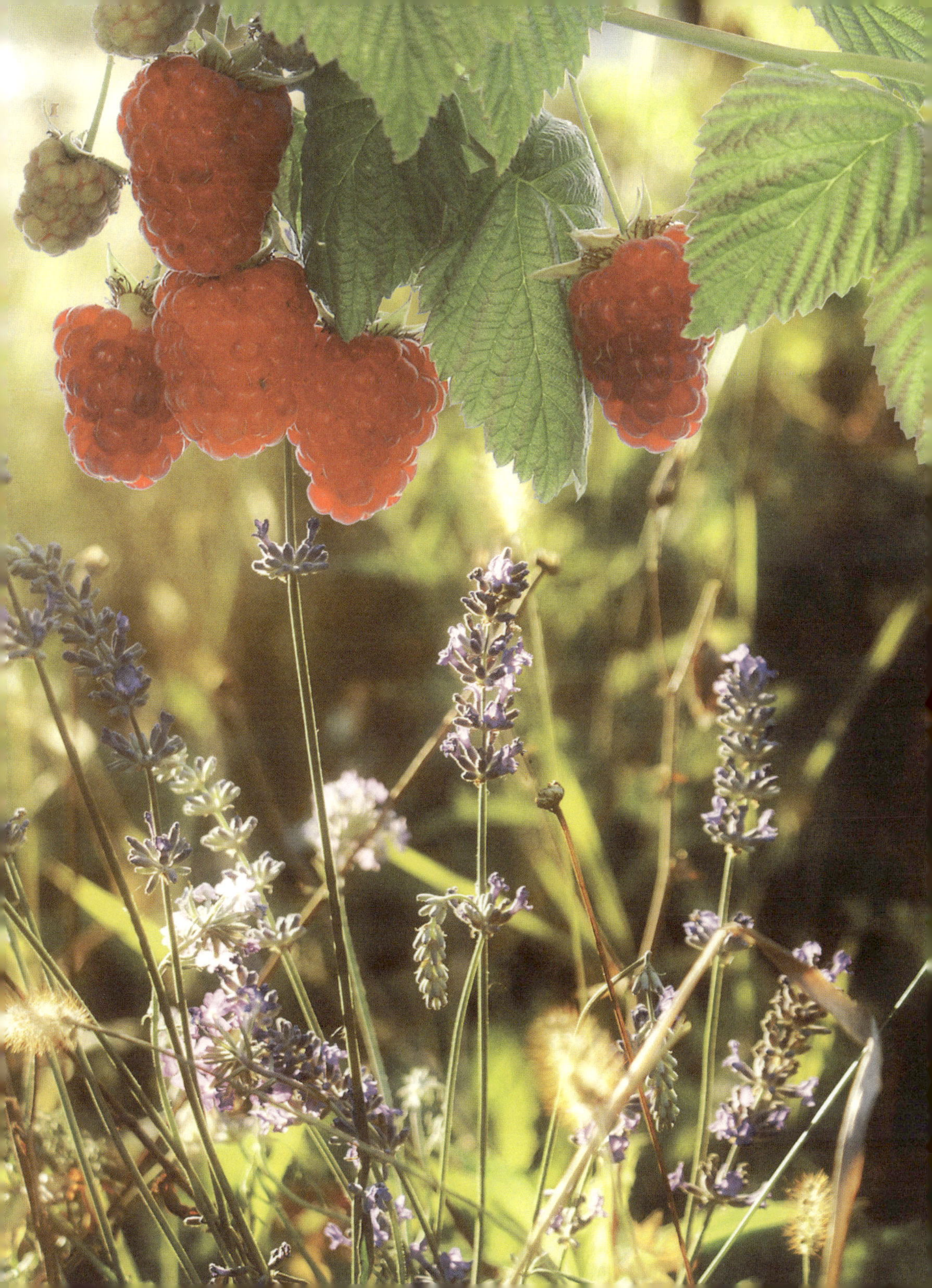

L'esprit de l'été

« Voici que vient l'été la saison violente - Et ma jeunesse est morte ainsi que le printemps - Ô soleil c'est le temps de la raison ardente. »

Guillaume Apollinaire

Vivre pleinement, recharger nos batteries en énergie pour les semaines à venir en profitant largement du soleil et de sa chaleur, en passant le plus de temps possible dehors... En été, l'énergie, tout comme le soleil, sont à leur zénith ! Une puissante vitalité nous parcourt et, sous l'impulsion du cœur, circule abondamment dans tout notre corps. L'enthousiasme, qui caractérise cette saison, nous permet de mettre en application les idées et les lignes définies au printemps. Il nous entraîne dans l'action et nous donne l'envie de tout faire, à condition de ne pas nous laisser déborder par cette énergie éphémère. En étant proches de la nature et connectés aux huiles essentielles, nous pourrons mieux ressentir le rythme de l'été et trouver le « bon dosage » pour ne pas trop en faire.

En médecine chinoise

C'est enfin l'été et le Yang est à son apogée. En médecine chinoise, l'été est associé à l'élément Feu et à la chaleur. Le feu est directement lié au cœur qu'il anime de sa puissante énergie ; d'autres organes de notre métabolisme (tels que l'intestin grêle) et l'appareil circulatoire sont également sous son influence énergétique. L'expansion, l'amour, l'épanouissement de l'être sont de mise en cette saison. C'est dans la chaleur de l'été que nos sens sont exacerbés et que notre libido ou pouvoir de séduction sont également au zénith. Nous sommes alors réchauffés par cette énergie qui nous embrase. Notre feu intérieur est attisé et nous nous sentons incroyablement vivants, dans la beauté pleine de l'instant présent. Mais attention, même si le soleil, ou le feu, est salutaire et participe à notre bon équilibre humoral et physique, la chaleur, élément climatique, de cette saison peut disperser le Qi (l'énergie) et nous fatiguer. C'est sous une chaleur écrasante que l'organisme peut s'affaiblir : le cœur peine, le système circulatoire nous rappelle à l'ordre, et nos intestins digèrent mal les nutriments de la saison. Laissons le feu nous éveiller mais pas nous consumer. « Celui qui sait s'adapter, ne craint pas les changements... une pensée trop rigide, conduira votre perte » (Lao Tseu).

En médecine ayurvédique

Grishma (mi-mai à mi-juillet) et *Varsha* (mi-juillet à mi-septembre) représentent la saison chaude et sont toutes deux influencées par la *dosha Pitta*, représentée par l'élément Feu. Le goût privilégié et dominant de ces saisons est le sucré.

Pendant la première partie de la saison (*Grishma*), on privilégie des aliments frais et consommés froids afin de réguler la température corporelle. Un massage régulier à l'huile végétale de coco est parfait pour apaiser la peau et protéger les cheveux ainsi que pour rafraîchir le corps et l'esprit. Pendant la deuxième partie de la saison (*Varsha*), au temps plus variable, on privilégie au contraire des aliments piquants et chauds. Un massage doux à l'huile d'olive est bienfaiteur pour réparer la peau et les cheveux après la surexposition au soleil.

Bon à savoir

Une *dosha* est un profil énergétique utilisé en ayurvéda. Il définit une personne ou une saison. Il existe trois *doshas* : *Vata*, *Pitta* et *Kapha*.

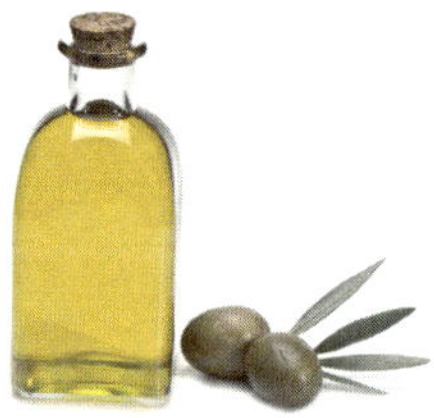

À la découverte des huiles essentielles de saison

Nous avons sélectionné des huiles essentielles incontournables à avoir toujours avec vous dans votre trousse de week-end ou de vacances. Avec ce quatuor de choc, vous pourrez mettre à bas les petits bobos de l'été (piqûres d'insectes, coups de soleil, petites plaies, stress et mal des transports, migraines et digestion difficile, etc.), créer des recettes beauté enchanteresses ou aphrodisiaques et aussi des mets qui surprendront vos invités les plus avertis. Alors… à vos flacons !

C'est le moment…

… de faire ce qu'il vous plaît ! Farniente, légèreté et convivialité sont au rendez-vous. La douce chaleur de l'été insuffle son énergie solaire et nous donne des ailes pour partir à la découverte de nous-même et des autres. Bien dans notre corps et d'humeur joyeuse, il est temps de profiter de la douceur de ces jours plus longs. Pensons toutefois à nous prémunir contre certains maux récurrents de cette saison…

L'huile essentielle de **lavande fine**

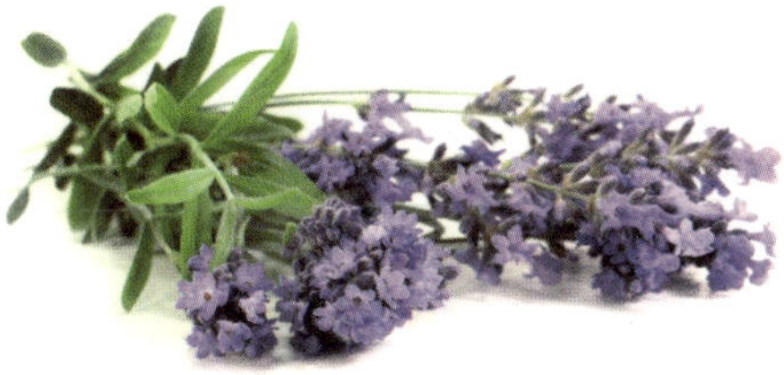

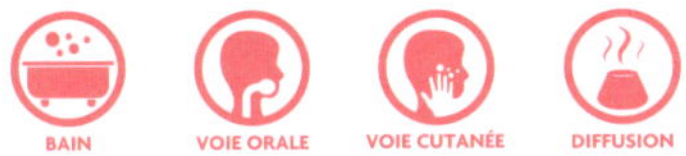

Nom botanique : *Lavandula angustifolia P. Miller*
Famille botanique : lamiacées
Origine : France (Provence)
Partie distillée : les sommités fleuries (rendement entre 5 et 8 %)
Chémotypes : linalyl acétate, linalol
Famille(s) biochimique(s) majeure(s) : monoterpènes, sesquiterpènes
Caractéristiques organoleptiques :
- olfactif : agreste, florale très caractéristique et herbacée
- couleur : jaune très pâle
- apparence : liquide limpide

Utilisée en parfumerie en note de cœur.

Pourquoi est-elle indispensable ?

C'est l'huile essentielle la plus connue, appréciée et utilisée en aromathérapie. Pour toute la famille, elle soulage, apaise, et traite les petits bobos et stress du quotidien. Elle est une véritable alliée à ne pas oublier dans sa trousse de week-end ou en vacances.

Ses vertus

› Santé
- régulatrice du système nerveux
- antispasmodique puissant, décontractante musculaire
- antiseptique générale

› Bien-être
- calmante, sédative, antidépressive
- apporte équilibre et harmonie
- favorise l'inspiration

› Beauté
- antiseptique
- cicatrisante et régénératrice cutanée puissante

La lavande est une note clé de la famille de parfums appelée « fougère » et construite autour d'une note de tête lavandée, d'un cœur floral géranium, d'un fond coumarine et mousse de chêne. En note olfactive principale dans les produits d'hygiène ou eau de Cologne, elle est souvent remplacée par le lavandin (lavande hybride) qui n'équivaut pas à la lavande vraie, dont la fragrance est d'une grande finesse et subtilité.

L'huile essentielle d'**ylang-ylang**

Nom botanique : *Cananga odorata*
Famille botanique : annonacées
Origine : Madagascar, Comores
Partie distillée : les sommités fleuries (rendement 1 % environ)
Chémotypes : germacrène D, ß-caryophyllène, acétate de benzyle
Famille(s) biochimique(s) majeure(s) : sesquiterpènes et esters
Caractéristiques organoleptiques :
• olfactif : floral jasminé, envoûtant et suave
• couleur : jaune pâle à jaune foncé
• apparence : liquide limpide
Utilisée en parfumerie en note de cœur et de fond.

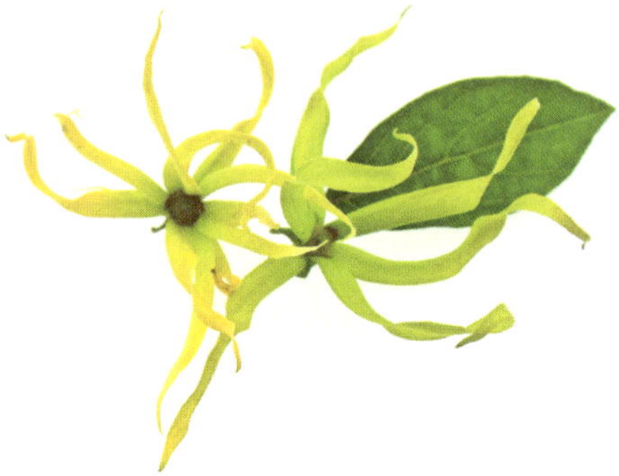

BAIN — VOIE CUTANÉE — DIFFUSION

Pourquoi est-elle indispensable ?
L'HE d'ylang-ylang est incontournable cette saison, que ce soit pour magnifier divinement la peau et les cheveux, nous stimuler sur tous les plans (physique, mental, sexuel et psychologique) ou envoûter l'élu de notre cœur avec sa fragrance aphrodisiaque et enivrante.

Ses vertus
› Santé
- antispasmodique, équilibrante
- calmant respiratoire
- antifatigue générale

› Bien-être
- calmante
- relaxante et antistress
- stimulant intellectuel et sexuel

› Beauté
- régénératrice et antiseptique
- séborégulatrice
- tonique de la peau et des cheveux

Le petit +
Pour les parfums naturels, préférez l'« ylang-ylang complète ». Son odeur narcotique, fleurie, suave et jasminée ensorcèle et apporte une richesse florale marquée aux compositions parfumées.

Légende aromatique
On raconte qu'en Inde, les sept sages Rishis ramenèrent aux hommes la semence de l'ylang-ylang de leur périple dans l'univers. Voilà pourquoi, dans les temples hindouistes, cette fleur est partout présente pour attirer vers les fidèles l'aide et la miséricorde des dieux cosmiques.

L'huile essentielle de **mandarine rouge**

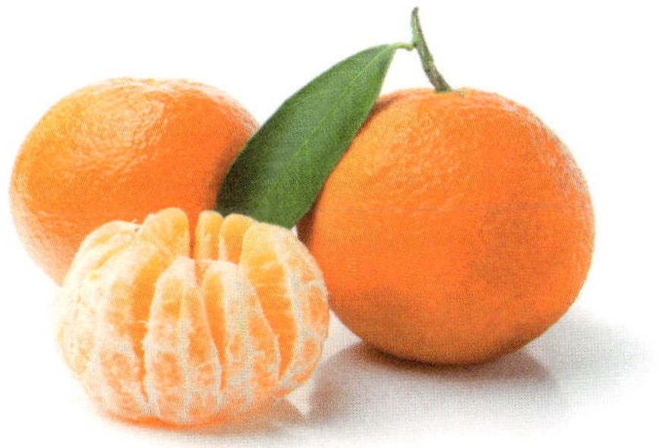

Nom botanique : *Citrus reticulata*
Famille botanique : rutacées
Origine : Italie
Partie distillée : le zeste
(rendement 1,5 % dans l'écorce fraîche)
Chémotypes : limonène, gamma terpinène
Famille(s) biochimique(s) majeure(s) : monoterpènes, monoterpénols
Caractéristiques organoleptiques :
- olfactif : pétillante, acidulée, gourmande et zestée
- couleur : orange foncé
- apparence : liquide limpide

Utilisée en parfumerie en note de tête.

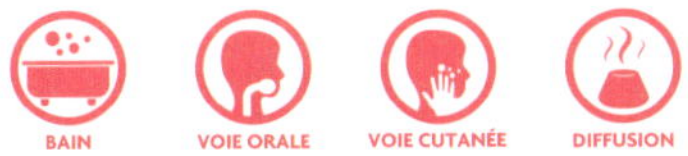

Pourquoi est-elle indispensable ?

Idéale pour passer un été paisible en famille, l'HE de mandarine rouge sait calmer et rendre la bonne humeur aux enfants grognons pendant un voyage. Elle nous prépare joyeusement aux vacances, et bien dosée dans des mets qui réveillent les papilles, elle surprend nos convives !

Ses vertus

› Santé
- calmant puissant
- sédative, favorise le sommeil

› Bien-être
- relaxante et calmante
- apaise les colères, caprices, nervosité et insomnies chez les enfants
- réveille l'optimisme et la joie de vivre
- apporte tendresse et douceur

› Beauté
- anticellulite
- séborégulatrice

Le petit +

L'essence de mandarine apporte une note gourmande et juteuse. Coquine et mutine, son odeur, au souvenir de l'enfance, est comme un grand éclat de rire. Acidulée et pétillante, elle s'accorde avec les autres agrumes, les notes herbacées et fleuries (ylang-ylang, néroli, jasmin et rose), les bois (cèdre et santal) pour y ajouter un peu de sa gaieté enfantine.

Précautions d'emploi

• Photosensibilisante : ne pas utiliser avant une exposition au soleil.
• Ne pas utiliser pure ou non diluée sur la peau.

L'huile essentielle de **menthe poivrée**

Nom botanique : *Mentha piperita*
Famille botanique : lamiacées
Origine : France
Partie distillée : les feuilles (rendement entre 1 % et 3 % dans la plante sèche)
Chémotypes : menthol, menthone
Famille(s) biochimique(s) majeure(s) : monoterpénols, monoterpénones
Caractéristiques organoleptiques :
- olfactif : herbacée, fraîche, mentholée
- couleur : incolore principalement ou vert très pâle
- apparence : liquide limpide

Utilisée en parfumerie en note de tête.

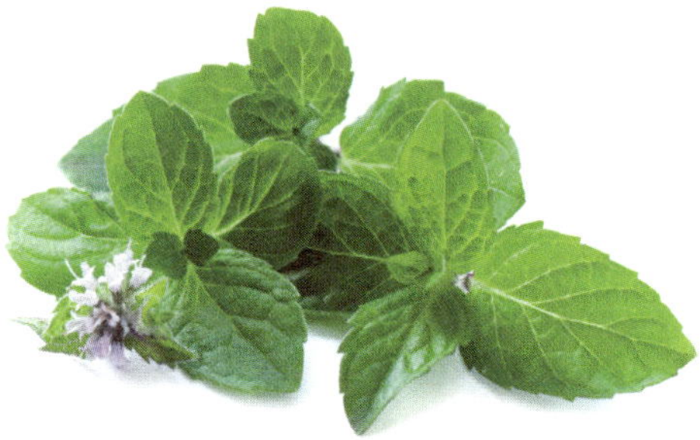

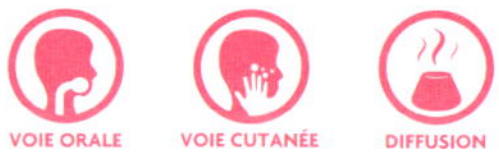

Pourquoi est-elle indispensable ?

L'HE de menthe poivrée est la complice parfaite de cette saison : rafraîchissante, elle soulage beaucoup de petits bobos qui pourraient rapidement gâcher ce bel été : migraines, jambes lourdes, digestion difficile, petites plaies ou nuisibles trop envahissants... Tout cela ne sera plus qu'un lointain souvenir.

Ses vertus

› Santé
- régulatrice hépatique : antinausées et anti-mal des transports
- antimigraines et maux de tête
- antispasmodique et digestive

› Bien-être
- dynamisant et tonique
- aide à surmonter la fatigue générale
- réveille les sens et apporte la clarté d'esprit

› Beauté
- soulage les jambes lourdes
- rafraîchissante (haleine fraîche)

Le petit +

L'HE de menthe poivrée apporte une note olfactive très marquée. Glacée et piquante à la fois, elle se conjugue très bien avec les notes herbacées (basilic, estragon), épicées (cardamome, coriandre) et les hespéridés un peu amers tels que les essences de pamplemousse, cédrat et mandarine.

Précautions d'emploi

• Effet glacé et irritant selon la concentration.
• Dermocaustique : ne jamais utiliser pure dans le bain ou non diluée sur la peau.

L'hydrolat de **rose**

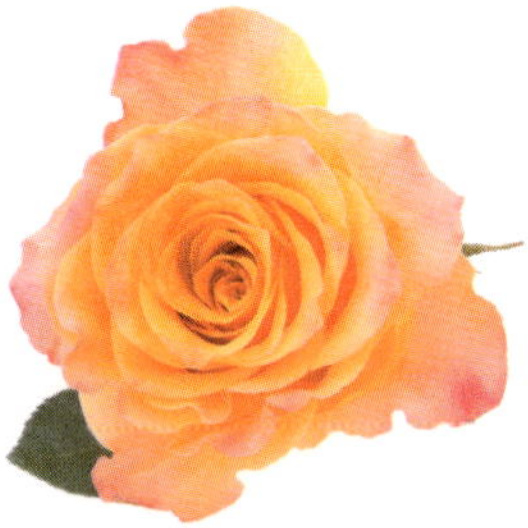

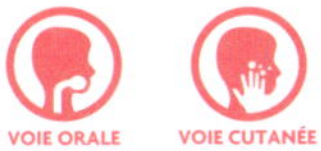

Nom : *Rosa damascena*
Origine : Bulgarie, Turquie
Partie distillée : les pétales
Famille botanique : rosacées
Couleur : jaune très pâle
Saveur : fleurie et fruitée
Conservation : de 3 à 6 mois après ouverture du flacon. Conserver au réfrigérateur.

Pourquoi est-il indispensable ?

Bien connue de nos grands-mères, l'eau florale (faite uniquement à partir de la fleur) de rose de Damas est une merveille aromatique à avoir toujours dans sa trousse de toilette. Bienfaitrice pour la peau qu'elle embellit et illumine, elle est aussi apaisante pour l'esprit et réconforte les tempéraments anxieux ou agités.

Ses vertus

› Santé

- rafraîchissante
- neurotonique
- régule l'appétit
- calme les insomnies et la nervosité

› Bien-être

- équilibre les émotions et l'hypersensibilité
- euphorisante
- apaise les angoisses
- aphrodisiaque

› Beauté

- calme les allergies cutanées
- illumine le teint
- astringente
- apaise les rougeurs diffuses et la couperose
- apaise les douleurs ou irritations oculaires, parfaite pour les soins de bébé

Le petit +

L'eau florale de rose est très agréable en tonique pour le corps après la douche ou le bain. Elle laisse la peau délicatement parfumée et se partage aussi entre mère et fille !

Côté santé

Quand vient l'été, l'énergie est à son zénith, comme le soleil ! Une puissante vitalité nous parcourt et nous voulons faire le plein de nature, de farniente, d'aventures en même temps que découvrir de nouveaux paysages. Alors, pour éviter certains maux typiques de la saison et passer un été idyllique, prémunissez-vous contre le mal des transports, les piqûres d'insectes, les coups de soleil... Préparez-vous et soyez en pleine forme pour profiter pleinement de cette belle saison.

L'aroma-trousse idéale

L'HE de lavande fine est indispensable pour ses vertus multiples : antispasmodique et calmante, elle soulage efficacement les bobos tels que les piqûres d'insectes ou brûlures superficielles, cicatrise les petites plaies et les égratignures. Elle est l'unique huile essentielle qui peut s'utiliser pure sur la peau en cas d'urgence. Par exemple, 1 goutte pure vous soulagera d'une piqûre d'insecte (guêpe, moustique, araignée, etc.). Associée à l'HE de mandarine dans une base d'huile végétale d'amande douce, vous pouvez apaiser les ballonnements ou l'aérophagie en vous massant le ventre. Mélangez-la avec l'HE de menthe poivrée dans une base d'huile végétale d'amande douce pour cicatriser les petites plaies ou les égratignures.

Dans une gelée rafraîchissante, elle peut être associée avec l'HE de menthe poivrée pour soulager rapidement les coups de soleil trop cuisants.

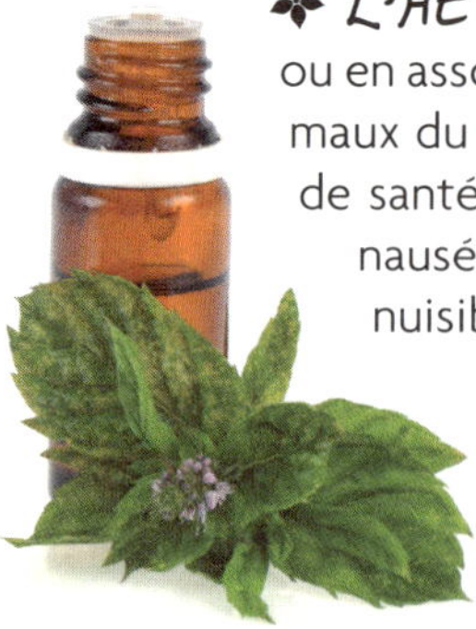

L'HE de menthe poivrée soulage efficacement, seule ou en association avec d'autres huiles essentielles, de nombreux maux du quotidien. Elle est incontournable dans votre trousse de santé à la maison ou en vacances pour le mal de tête, les nausées, la turista, la digestion difficile, et pour éloigner les nuisibles intempestifs (fourmis, araignées, moustiques).

En cas d'urgence versez 1 goutte sur un demi-sucre pour stopper le mal au cœur en voiture. Après un repas indigeste ou épicé, versez 1 goutte d'HE de menthe poivrée sur un sucre pour une haleine fraîche et combattre les ballonnements désagréables. Enfin, associez l'HE de menthe poivrée à l'HE de lavande dans une base de gel neutre ou une huile végétale et massez-vous les tempes et la nuque pour soulager rapidement un mal de tête.

Légende aromatique

On raconte chez les dieux de l'Olympe que Mentha, jeune nymphe aimée d'Hadès, le dieu des Enfers, rendit très jalouse Perséphone, l'épouse de celui-ci. Folle de jalousie, Perséphone assassina Mentha et Hadès transforma cette dernière en une plante gracieuse au parfum intense et balsamique, en souvenir de son grand amour perdu.

L'HE de mandarine est avant tout calmante et antispasmodique. Elle apaise parents et enfants rapidement dans de nombreuses circonstances ! Sa fragrance en fait d'ailleurs une complice privilégiée des enfants.

Elle s'associe parfaitement à l'HE de lavande fine pour calmer l'excitation avant un départ en vacances et ainsi favoriser le sommeil des petits et des grands. Mélangez les huiles essentielles dans une base d'amande douce et massez doucement le plexus solaire (1 goutte de chaque huile essentielle suffit – ne pas utiliser sur un enfant de moins de 5 ans).

Un changement de lieu et de nourriture peut perturber nos chères têtes blondes (et nous aussi !). Associez-la avec l'HE de menthe poivrée dans une base d'huile végétale d'amande douce. Massez le ventre en un mouvement circulaire doux et léger pour faciliter la digestion et détendre le plexus solaire. Et si votre enfant est grognon en voiture, faites-lui respirer 1 goutte versée sur un mouchoir en papier. Ne pas utiliser pour un enfant de moins de 5 ans.

Les meilleurs complices santé de la saison

Le macérât huileux de fleurs d'arnica est indispensable cet été pour vous soulager efficacement des douleurs musculaires ou articulaires après une randonnée un peu longue ou une nuit passée sous la tente. Utilisé lors d'un massage doux mais ferme, avec quelques gouttes d'huiles essentielles appropriées, il dénouera les muscles contractés et douloureux (voir p. 45).

Le macérât huileux de fleurs de millepertuis s'obtient par infusion des fleurs jaunes de millepertuis dans l'huile de tournesol ou d'olive. Cette huile, à la couleur rouge sanguine et aux vertus cicatrisantes sur les brûlures superficielles, sera une alliée sûre et salvatrice. Appliquez généreusement sur la brûlure ou le coup de soleil et répétez l'opération plusieurs fois si nécessaire.

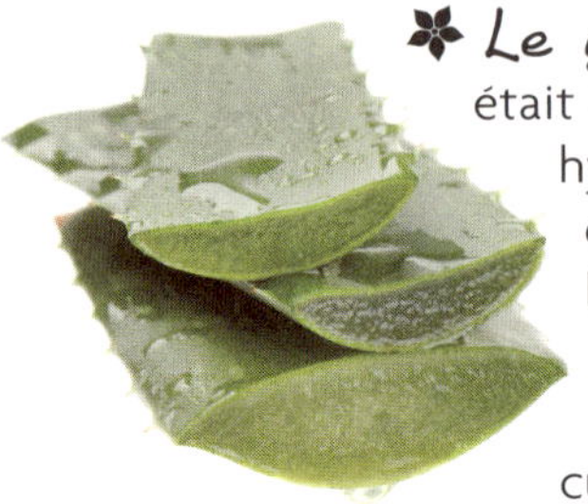

Le gel d'aloe vera est le jus natif de la plante, lequel était utilisé par les Indiens pour ses vertus cicatrisantes, hydratantes, nourrissantes, purifiantes et régénérantes cutanées. Utilisé directement en cassant la feuille de la plante, le gel rafraîchit et soulage immédiatement les brûlures et les inflammations. Gorgé de vitamines et de minéraux, il s'utilise également par voie orale en cure de purification du corps.

Le charbon végétal activé est obtenu à partir de divers bois tels que le buis, le pin, le peuplier, le saule, et même la coque de noix de coco. Il se présente sous forme de poudre, de granulés ou de gélules. En voyage et pendant les vacances, il est très efficace pour soulager les diarrhées, les intoxications alimentaires, les gaz intestinaux ou les ballonnements.

Pensez toutefois à demander conseil à votre pharmacien en cas de prise de médicaments et à ne pas dépasser trois jours de prise.

Le sel de mer (de préférence le sel gros et gris de Guérande) est riche en minéraux et oligoéléments. Il était déjà utilisé par nos grands-mères pour des bains de pieds bienfaiteurs, relaxants et salvateurs, en cas d'œdèmes et de rétention d'eau. Il favorise la circulation sanguine, délasse les pieds meurtris par des randonnées ou des escapades estivales. Que vous battiez le pavé de New York ou gambadiez dans la garrigue, c'est un soin facile à adopter que vous trouverez très facilement, même au supermarché du coin !

Les priorités santé de l'été et leurs solutions

Cette saison, ne vous laissez pas gâcher de merveilleux moments bucoliques par toutes sortes de désagréments...Chouchoutez vos pieds meurtris ou douloureux après de belles promenades ; remettez-vous rapido du décalage horaire afin de pas perdre une miette de votre aventure ; soyez paré à remédier aux aléas digestifs dus au changement de nourriture ou à une hygiène douteuse. En bref, prenez soin de vous !

Jet setteuse recovery

Si on ne veut pas trop souffrir du décalage horaire et profiter pleinement du voyage, voici quelques conseils. Dans un premier temps, il est important d'ajuster votre horloge biologique en amont du voyage et de vous préparer. Une semaine avant le départ, mangez plus léger et plus sain, avancez un peu votre heure de coucher selon le décalage horaire. Détendez-vous et adoptez les recettes express.

Jetlag

Mélangez 8 ml d'huile végétale d'amande douce + 10 gouttes d'HE de menthe poivrée + 10 gouttes d'HE de mandarine. Transvasez dans un flacon roll-on de 10 ml et fermez-le bien. Appliquez discrètement cette synergie aromatique, pendant et après le voyage, sur le poignet gauche (points de digitopression), le plexus solaire, la paume de la main puis respirez profondément.

Pied plume… bain de pieds aromatique

Les vacances, c'est aussi profiter de la nature qui nous entoure et faire de longues randonnées en plein air ou alors arpenter une grande ville sans relâche… Les pieds souffrent et respirent mal. Ils sont douloureux, abîmés et parfois odorants car la forte chaleur favorise la transpiration et le développement des bactéries. Il est temps de les choyer ! Un bain de pieds aromatique s'impose pour apporter réconfort et soulagement !

Quel pied !

Dans 1 c. à s. de lait (non écrémé ou lait végétal), mélangez 5 gouttes d'HE de lavande fine + 3 gouttes d'HE de menthe poivrée. Versez dans une bassine d'eau salée préalablement remplie d'eau tiède et de 3 c. à s. de gros sel. Brassez l'eau pour bien disperser le sel aromatique, et plongez-y vos pieds pendant 15 minutes.

La turista, c'est pas pour moi ?

L'été, notre alimentation diffère avec la chaleur, fruits et légumes frais font partie de notre régime quotidien. Même bien nettoyés, notre organisme peut parfois réagir par des ballonnements, diarrhées, gaz, etc. Veillez à toujours bien vous laver les mains et nettoyez soigneusement les denrées fraîches.

No way !

Mélangez ½ c. à c. de charbon végétal activé en granules + 1 goutte d'HE de menthe poivrée. Après avoir avalé cette préparation, rincez-vous ensuite bien la bouche avec un grand verre d'eau de source. Ne pas dépasser 3 jours ou demandez conseil à votre pharmacien.

Rester frais en toute occasion

Pratique dans le sac à main ou le sac à dos, les lingettes rafraîchissantes sont indispensables pendant le voyage, en promenade ou à la plage. La sensation « igloo » aide à réguler votre température corporelle et à faire face à une chaleur torride. Pour toute la famille !

Lady glagla

Placez des lingettes neutres au congélateur 30 minutes puis sortez-les de leur emballage. Humidifiez-les en les vaporisant d'eau florale de rose. Repliez-les et rangez-les dans une boîte hermétique nomade. À appliquer sur le visage, la nuque ou le décolleté.

Faire la chasse aux microbes et bactéries

L'été, il est important de bien nettoyer sa maison et en particulier la salle de bains, les toilettes et l'évier avec un produit assainissant qui sera vaporisé après chaque usage des commodités ou chaque vaisselle. Rincez bien après l'utilisation.

Arôm'maison

Mélangez 10 gouttes d'HE de mandarine + 10 gouttes d'HE de menthe dans 250 ml de produit vaisselle ou détergent bio neutre. Secouez délicatement pour bien mélanger.

Garder les pieds au sec et parfumés

Rien de tel qu'une poudre aux huiles essentielles pour éviter les odeurs et irritations incommodantes. Versez un peu d'arrow-root ou d'amidon de maïs sur la semelle intérieure de la chaussure afin d'absorber la transpiration et de désodoriser naturellement vos pieds. Portez toutefois une socquette en coton fin pour mieux isoler le pied.

Bien au sec

Dans un bol, mettez 100 g d'arrow-root puis ajoutez, l'une après l'autre, 20 gouttes d'HE de menthe poivrée + 10 gouttes d'HE de lavande fine. Transvasez dans un pot de 100 g. Secouez un peu avant chaque utilisation.

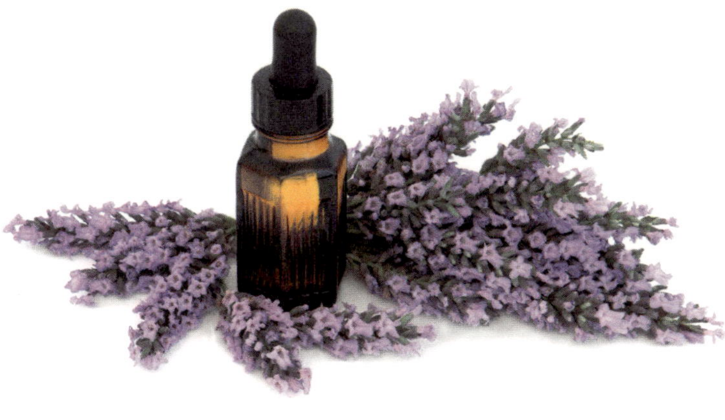

Les astuces santé de l'été

Votre mantra de l'été : buvez, buvez et buvez

En cette saison, ne lésinez pas sur l'hydratation. Votre complice de l'été est un Thermos® dans lequel vous préparerez votre boisson nomade. À la ville comme à la campagne, au bureau ou en vacances, ne vous en séparez jamais et gardez-le au frais à la maison. Ajoutez une goutte d'huile essentielle (préalablement mélangée à 4 gouttes de solubol) ou d'hydrolat pour donner une saveur originale à votre eau de source. Mandarine, menthe poivrée ou rose, vous épaterez vos copines !

Le saviez-vous ?

L'arrow-root, « racine à flèche », doit son nom à l'utilisation traditionnelle de cette plante par les Arawaks. Ces Indiens l'employaient en effet pour extraire le poison des blessures causées par des flèches empoisonnées. Encore appelée marante, c'est une fécule très fine, idéale pour absorber la transpiration ou matifier les peaux mixtes à grasses.

Le baume du Randonneur

Baume pour pieds meurtris et fatigués

Voici un soin câlin pour réconforter et apaiser les pieds endoloris après de longues randonnées ou escapades pédestres. Chouchoutés et massés généreusement, ils retrouvent légèreté et soulagement. Laissez poser une nuit entière pour un soin plus intensif.

DIFFICULTÉ	COÛT	PRÉPARATION	CONSERVATION
Moyen	9 €	15 min	3 mois

Mon matériel

• 1 pot de 100 ml • 1 bol • 1 mini-fouet ou 1 petite cuillère

Dans mon panier

- 10 g de cire d'abeille
- 30 g de beurre de karité
- 60 ml de macérât huileux de fleurs d'arnica
- 15 gouttes d'HE de lavande fine
- 15 gouttes d'HE de menthe poivrée
- 7 gouttes de vitamine E

LA RECETTE

1 › Dans un bol, mettez le macérât huileux de fleurs d'arnica, la cire d'abeille et le beurre de karité, puis faites fondre au bain-marie.

2 › Une fois les ingrédients fondus, retirez du feu et réservez 5 minutes.

3 › Ajoutez ensuite les gouttes d'huiles essentielles et la vitamine E puis remuez soigneusement.

4 › Transvasez dans votre pot et réservez jusqu'à totale prise en masse.

Mon rituel de santé

- Massez voluptueusement et tendrement vos pieds avec une noix de baume en mouvements doux mais fermes.
- Enveloppez-les dans des socquettes en coton pour la nuit. Le baume sera ainsi mieux absorbé et agira plus efficacement jusqu'au lendemain.

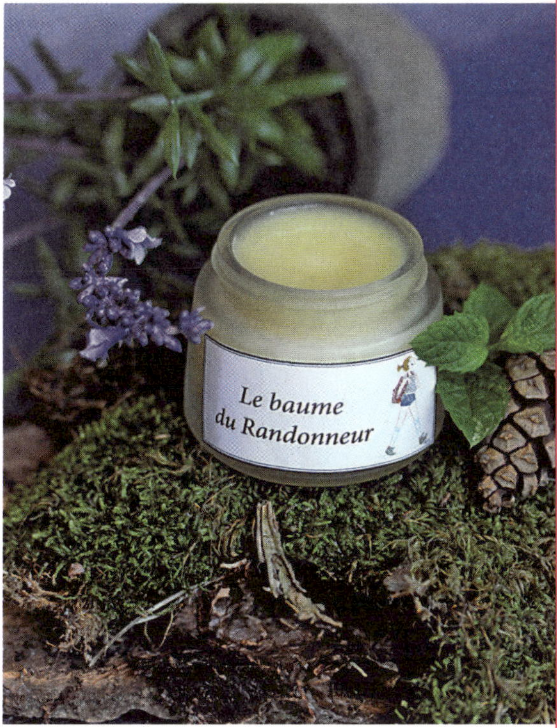

Bas les pattes

Spray nomade anti-insectes

En camping ou à la maison, ne laissez pas les insectes gâcher vos nuits de repos bien mérité ! En quelques pschitts, dites « bye bye » aux nuisibles trop envahissants.

DIFFICULTÉ	COÛT	PRÉPARATION	CONSERVATION
Facile	5 €	5 min	1 an

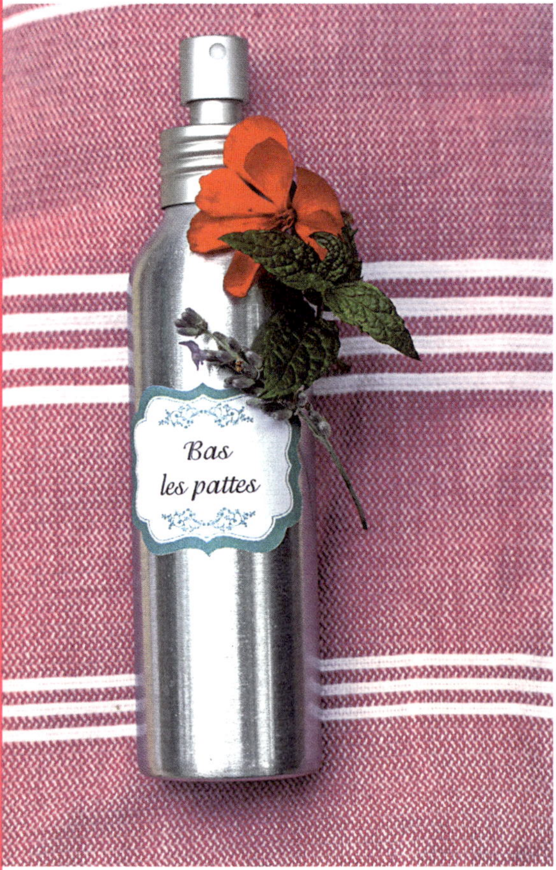

Mon matériel

• 1 flacon spray de 100 ml • 1 éprouvette graduée de 10 ml (facultatif) • 1 bol

Dans mon panier

- 80 ml d'alcool à 90 °
- 8 ml d'HE de lavande fine (soit environ 1,5 c. à c.)
- 6 ml d'HE de menthe poivrée (soit environ 1 c. à c.)
- 6 ml d'HE de géranium (soit environ 1 c. à c.)

LA RECETTE

1 › Dans votre bol, mélangez l'alcool et les huiles essentielles.

2 › Transvasez dans votre flacon spray de 100 ml.

Mon rituel de santé

Pour les fourmis ou les araignées, vaporisez directement sur les lieux de leur passage. Pour les moustiques et autres nuisibles volants, effectuez 4 pulvérisations dans chaque coin de la pièce et répétez si nécessaire.

Mon conseil : emportez votre spray partout avec vous en vacances. Nomade, il se fera discret dans votre sac de voyage ou sac à dos. Allié efficace, il deviendra la coqueluche de vos vacances.

After midnight

Boisson dépurative et digestive pour lendemain de fêtes

L'été est synonyme de convivialité et de sorties endiablées entre amis, parfois bien arrosées. Remettez-vous rapidement afin de ne pas perdre une miette d'une belle journée ensoleillée !

DIFFICULTÉ	COÛT	PRÉPARATION	CONSERVATION
Facile	5 €	7 min	Non

Bon à savoir
Le radis frais est un détoxifiant et drainant hépatique puissant, riche en sels minéraux et vitamine C. Consommé avec des tomates aux vertus également dépuratives, on obtient un cocktail particulièrement efficace.

Mon matériel

- 1 verre de 50 cl • 1 centrifugeuse

Dans mon panier

- 5 gros radis frais
- 1 citron non traité
- 2 tomates bio bien mûres
- 1 goutte d'HE de menthe poivrée
- sel et poivre
- Tabasco (facultatif selon votre goût)

LA RECETTE

1 › Passez les radis et les tomates à la centrifugeuse.

2 › Versez le jus obtenu dans un grand verre de 50 cl puis ajoutez le jus de citron pressé.

3 › Assaisonnez avec le sel, le poivre, le Tabasco (facultatif) et ajoutez l'HE de menthe poivrée.

4 › Réservez 3 minutes au réfrigérateur puis dégustez...

Mon rituel de santé

Dès le matin à jeun, préparez votre cocktail dépuratif, puis consommez-le rapidement. Répétez l'opération au cours de la journée si nécessaire.

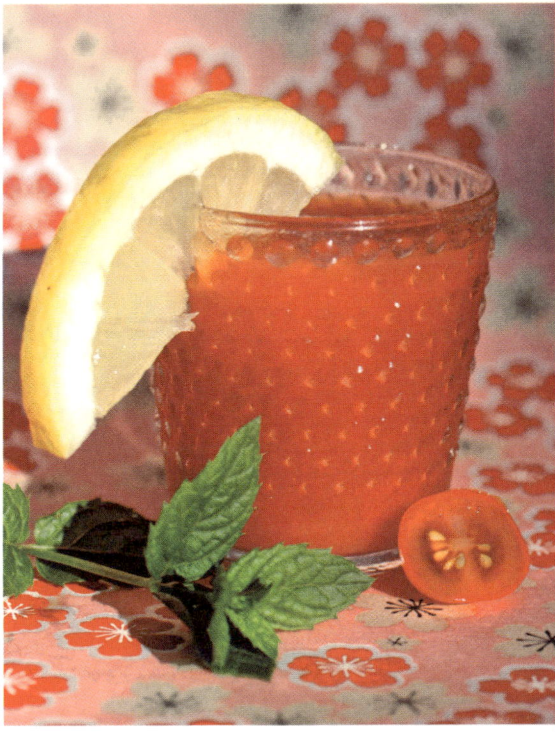

Madame Sourire

Pâte dentifrice nomade à l'argile verte

En été, privilégiez une hygiène dentaire avec un produit tout simple qui répond à plusieurs critères de choix pour la saison : une hygiène zéro faute, des gencives chouchoutées, des dents blanches immaculées et une haleine fraîche. Alors, souriez et croquez la vie à pleines dents !

DIFFICULTÉ	COÛT	PRÉPARATION	CONSERVATION
Facile	3 €	10 min	1 mois

Mon matériel
- 1 flacon doseur de 50 ml • 1 mini-fouet
- 1 balance de cuisine électronique
- 1 éprouvette graduée de 10 ml

Dans mon panier
- 17 g d'argile verte montmorillonite
- 30 g de carbonate de calcium
- 1 g de bicarbonate de soude
- 15 g de glycérine végétale
- 15 ml d'eau de source
- 50 gouttes d'HE de menthe poivrée
- 10 gouttes d'extrait de pépins de pamplemousse

LA RECETTE

1 › Dans un bol, transvasez l'argile verte montmorillonite, le carbonate de calcium et le bicarbonate de soude, puis mélangez l'ensemble des poudres.

2 › Transférez l'eau de source et la glycérine dans le bol contenant ces poudres. Mélangez le tout soigneusement afin d'obtenir une préparation lisse et homogène.

3 › Ajoutez enfin le reste des ingrédients en mélangeant bien entre chaque ajout.

4 › Transvasez la préparation dans votre flacon.

Mon rituel de santé

Le matin, brossez délicatement vos dents avec le dentifrice à l'argile. Rincez abondamment. Votre haleine est ainsi fraîche et agréablement parfumée. Les dents sont blanches et éclatantes.

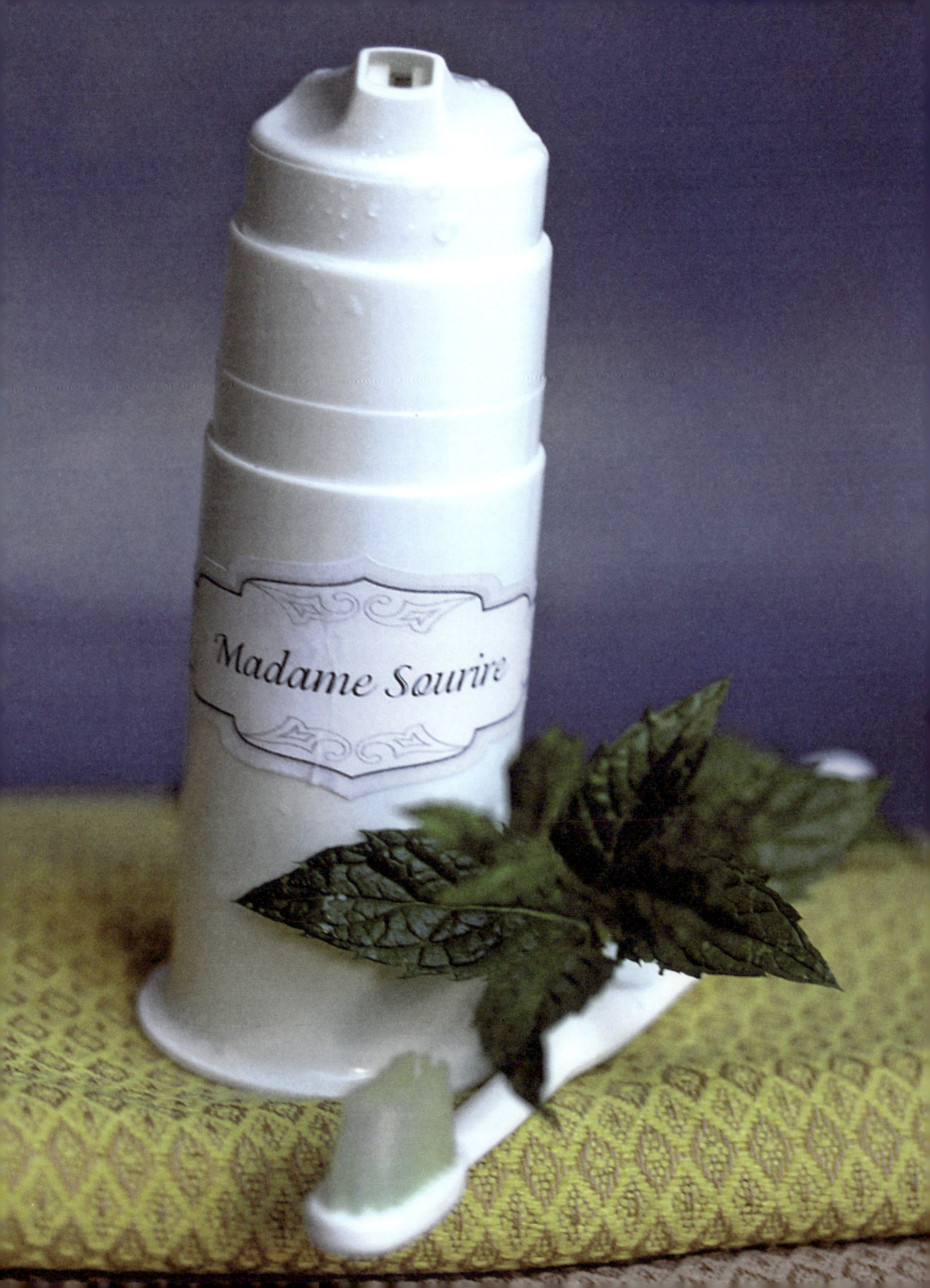
Madame Sourire

Keep cool

Gelée fraîcheur apaisante pour coups de soleil

Bronzage caramel ou rouge écrevisse, il ne faut jamais sous-estimer les méfaits du soleil. Afin d'éviter toute mauvaise surprise, préparez votre peau et enduisez-la d'un onguent protecteur efficace. Si le soleil vous a quand même fait souffrir, apaisez votre peau rougie avec ce gel salvateur.

DIFFICULTÉ	COÛT	PRÉPARATION	CONSERVATION
Moyen	5 €	10 min	1 mois

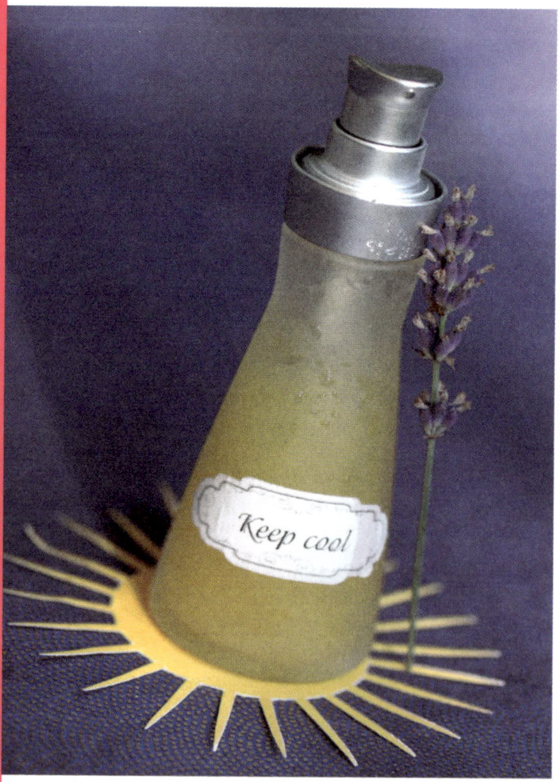

Mon matériel
• 1 flacon pompe de 100 ml • 1 bol

Dans mon panier
- 6,5 c. à s. de gel d'aloe vera
- 1 c. à c. de macérât huileux de fleurs de calendula
- 1 c. à c. de glycérine végétale
- 25 gouttes d'HE de lavande fine
- 5 gouttes d'HE de menthe poivrée
- 20 gouttes d'extrait de pépins de pamplemousse

LA RECETTE

1 › Mettez dans votre bol le gel d'aloe vera, le macérât huileux de fleurs de calendula et la glycérine végétale puis mélangez.
2 › Ajoutez les gouttes d'huiles essentielles et d'extrait de pépins de pamplemousse et mélangez à nouveau.
3 › Transvasez dans votre flacon.

Mon rituel de santé
Sur la peau bien propre, appliquez délicatement le gel frais sur l'endroit concerné. Laissez poser et répétez l'opération plusieurs fois.

Mon conseil : pour un effet rafraîchissant et apaisant, n'hésitez pas à conserver cette gelée au réfrigérateur.

Côté bien-être

L'été est le moment idéal pour penser à soi, se retrouver, vivre pleinement le moment présent, déstresser et prendre son temps ! On profite de la chaleur tout en veillant à ralentir son rythme. Ce n'est pas l'apologie de la paresse mais une façon d'être sans trop s'agiter. L'été nous permet de sentir plus facilement le bonheur d'être en vie et d'avoir un corps. Profitons-en pour contempler les choses et accepter de s'abandonner à une vie plus simple. Le programme gagnant ? Revenir aux essentiels comme respirer, regarder et vivre en pleine conscience chacune de nos actions.

Mon aroma-kit idéal

L'HE de lavande fine est idéale pour rééquilibrer notre psychisme après une année bien chargée : elle est à la fois calmante, réconfortante, antidépressive et stimulante – vivifiante en cas d'intense fatigue. Elle amène équilibre, harmonie et favorise l'inspiration estivale. Vous pouvez l'associer avec les HE d'ylang-ylang et de mandarine. Elle s'utilise pure en diffusion atmosphérique, diluée dans une huile de massage à hauteur de 2 à 5 % maximum, ou mélangée avec un peu de lait pour être incorporée dans l'eau d'un bain rééquilibrant.

L'HE d'ylang-ylang complète est idéale pour optimiser et pimenter ce moment unique de l'année. Elle calme les angoisses, stimule l'intuition et la créativité, procure un sentiment de chaleur et de sécurité pour se sentir bien dans sa peau. Elle permet par ailleurs de réveiller une libido quelque peu ensommeillée par la routine de l'année. Elle peut être utilisée pure en friction (2 à 3 gouttes suffisent), dans une bougie de massage, des sels de bain, en diffusion atmosphérique mais aussi diluée dans du lait ou une huile végétale à hauteur de 2 %. Déposez 2 gouttes sur un mouchoir en papier pour un besoin immédiat, puis inhalez dès que vous ressentez un moment de stress.

L'HE de mandarine rouge est l'huile essentielle par excellence du lâcher-prise grâce à la présence d'un ester aromatique puissamment relaxant (l'anthranilate de méthyle). Son parfum doux et sucré apporte un sentiment de sécurité et de bien-être absolu. L'HE de mandarine rouge favorise le sommeil et permet des nuits estivales réparatrices. Elle est idéale en diffusion atmosphérique ou dans un bain, diluée à hauteur de 2 %.

Attention : son parfum est tellement agréable que l'on a facilement tendance à la surdoser, ce qui produit l'effet inverse de celui recherché.

✤ **L'HE de menthe poivrée** est un incontournable de cette saison. Réputée pour son effet « igloo » grâce à la présence de menthol, elle est particulièrement rafraîchissante. Elle réveille, aiguise l'esprit et augmente la capacité de concentration. Elle est idéale dans un roll-on « concentration » ou « esprit clair », un spray d'ambiance estival ou une bougie rafraîchissante. Mieux vaut limiter sa dilution à hauteur de 2 %.

Attention, en raison de son action hypothermisante, évitez d'utiliser cette huile essentielle sur une surface trop étendue du corps, notamment dans l'eau du bain.

✤ **L'HA aromatique de rose de Damas** possède une affinité toute particulière pour le cœur et la sphère émotionnelle du corps et de l'esprit, favorise l'équilibre, le traitement des émotions, la prise de décision et l'accomplissement de vos projets. Euphorisant et harmonisant, il apaise et apporte un sentiment d'équilibre et aide à dissiper le stress et les tensions nerveuses. Fleur de la féminité par excellence, la rose accompagne les femmes vers une sexualité épanouie. Symbole d'amour, l'HA de rose amène vers la paix intérieure. Il s'utilise en olfactothérapie (action grâce à son odeur) ou en bain aromatique. Pour cela, ajoutez l'équivalent de 5 c. à c. directement dans l'eau de votre bain en brume d'ambiance, ou en remplacement de l'eau dans un brumisateur.

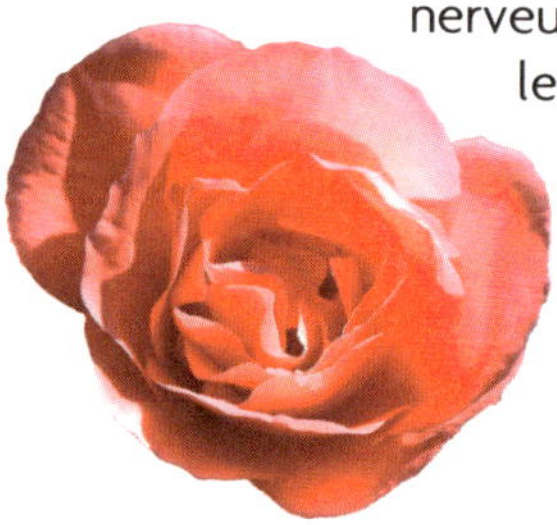

Le saviez-vous ?

L'eau de rose existe depuis plusieurs centaines d'années : elle a été le fruit des premières distillations effectuées par les Arabes au xᵉ siècle et faisait l'objet d'un commerce actif autour du bassin méditerranéen. On l'employait alors comme eau de toilette pour les soins de la peau, ainsi qu'en cuisine pour la préparation de gâteaux et boissons, souvent associée à l'eau de fleur d'oranger.

Les meilleurs complices bien-être de la saison

Les algues

Aussi surprenant que cela puisse paraître, les algues se marient à merveille avec les huiles essentielles, pour le plus grand plaisir de notre bien-être. Véritables concentrés d'eau de mer, les algues marines sont d'une richesse incomparable en minéraux, vitamines, acides aminés et chlorophylle... L'exceptionnel pouvoir de diffusion des huiles essentielles amplifie leurs propriétés.

La **Laminaria digitata**, riche en oligoéléments et principalement en iode, a des vertus amincissantes, stimulantes de la circulation sanguine, émollientes et protectrices ; elle assure une protection accrue de la peau contre les irritations et les agressions.

L'**algue iziki** est particulièrement riche en protéines, en calcium et en fer. Elle contient également du magnésium, du phosphore, de l'acide folique et de la vitamine B12 et B3 en quantités notables.

Il existe en magasin bio un mélange d'algues marines déshydratées très connu appelé « Salade du pêcheur » qui est composé de nori, laitue de mer et dulse. N'hésitez pas à l'utiliser !

Le sel de la mer Morte

Située aux frontières de la Jordanie, d'Israël et de la Palestine, la mer Morte est la mer la plus salée de notre planète. Non raffiné, son sel possède une concentration très élevée en plus de 20 minéraux (potassium, magnésium, calcium, brome...). Cette richesse exceptionnelle en minéraux variés lui offre des propriétés dermatologiques très souvent utilisées par les centres de cure et de thalassothérapie. Côté bien-être, il apaise l'esprit, facilite le recueillement et la méditation, facilite le sommeil et diminue le stress. Par exemple, allumez quelques bougies, puis ajoutez 1 à 2 poignées de sel de la mer Morte dans l'eau chaude du bain. Prenez le temps de vous détendre. Profitez-en pour fermer les yeux. Allez ensuite vous coucher sans plus tarder.

Les galets de diffusion aromatique

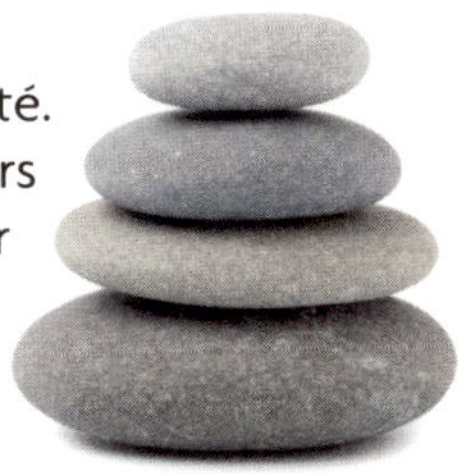

Ils sont des alliés très pratiques pour la vie nomade de l'été. Vous pourrez les emporter partout avec vous (un ou plusieurs en fonction des utilisations) et ils vous seront très utiles pour créer une ambiance festive, vous relaxer avant une sieste bien méritée, réveiller votre libido et bien d'autres utilisations qu'il vous appartient d'imaginer... On les trouve facilement dans le commerce, mais attention toutefois à les choisir de fabrication artisanale à partir d'un mélange de matériaux 100 % naturels. Leur porosité leur permet d'absorber puis de diffuser les huiles essentielles sans générer aucune poussière. Pour parfumer un galet, mettez 6 gouttes d'huile essentielle de votre choix ou d'une synergie aromatique, et renouvelez aussi souvent que nécessaire.

Les priorités bien-être de l'été et leurs solutions

S'abandonner au lâcher-prise

S'il y a bien une saison pour expérimenter le lâcher-prise, c'est l'été. Il nous permet de faire le deuil de certains événements extérieurs, en acceptant les erreurs passées et en essayant de tirer les leçons de nos actes, sans pour autant nous appesantir en regrets ou remords. Il nous permet par ailleurs de gérer plus facilement nos émotions et d'être mieux dans notre tête. Pratiquer la méditation est un bon moyen de lâcher prise et de retrouver calme et sérénité. À l'extérieur, si le temps le permet, installez-vous confortablement en posture de méditation. Adoptez une respiration profonde et laissez peu à peu vos soucis se « déposer ». Quand vous vous sentez plus calme, imaginez une belle lumière dorée et rayonnante partir du cœur et se répandre autour de vous. Cette méditation peut être optimisée par l'utilisation d'huiles essentielles, notamment la lavande, qui amène équilibre et harmonie, et favorise l'inspiration.

Profiter des bienfaits des embruns marins

L'aérosolthérapie naturelle du bord de mer permet l'absorption, à travers le tissu pulmonaire, des ions négatifs en suspension dans l'air. Ces derniers exercent une action apaisante sur le système nerveux et procurent un réel nettoyage des voies respiratoires.

Roll-on express Sérénité

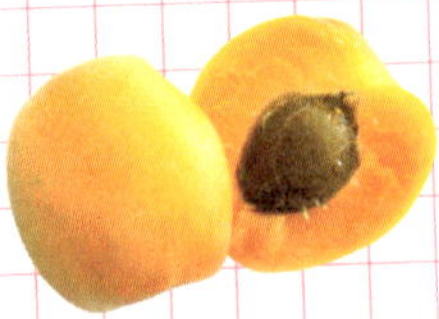

Mélangez 1 c. à s. d'huile végétale de noyaux d'abricots avec 5 gouttes d'HE de lavande fine + 5 gouttes d'HE de mandarine rouge.
Transvasez dans votre roll-on. Secouez avant chaque application et appliquez dans le sens des aiguilles d'une montre le roll-on sur le poignet gauche ou sur les tempes.

Se créer une bulle de fraîcheur

C'est en été que la fonction cardiaque est la plus sollicitée et que la circulation sanguine est stimulée par la chaleur extérieure. Par conséquent, ménagez vos efforts, ne fatiguez pas votre organisme inutilement et misez sur la fraîcheur.

Extrêmement rafraîchissante, l'HE de menthe poivrée vous permettra de créer cette bulle de fraîcheur nécessaire à votre bien-être, à condition, bien évidemment, de la doser avec la plus grande parcimonie. N'hésitez pas à l'incorporer dans vos boissons, vos parfums d'ambiance, vos bougies et vos produits d'hygiène et de soin.

La menthe poivrée doit être diluée dans une huile végétale de support et appliquée uniquement sur les épaules, le cou, les tempes ou les jambes, en évitant le visage en raison des risques de brûlures.

Douche Effet glaçon

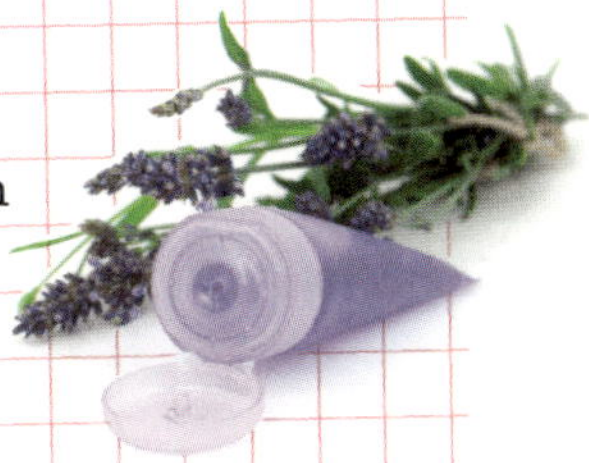

Versez 5 gouttes d'HE de menthe poivrée
+ 5 gouttes d'HE de lavande fine dans un flacon de 250 ml de base lavante neutre bio.
Secouez pour bien homogénéiser le mélange avant chaque utilisation. Vous apprécierez ce vent de fraîcheur sur le torse et les jambes le matin sous la douche.

Brume express corps rafraîchissante

Remplissez un flacon spray de 100 ml avec de l'eau florale de rose (arrêtez-vous un peu avant le niveau maximum).
Complétez avec 10 gouttes d'HE de menthe poivrée, que vous aurez au préalable mélangées avec 40 gouttes de solubol.
Secouez bien le flacon avant toute utilisation.
Appliquez sur les jambes et les épaules.

Eau de menthe express

Dans une bouteille d'1 litre d'eau de source, ajoutez 2 gouttes d'HE de menthe poivrée. Puis réservez au frais.
Secouez bien avant toute utilisation.

Bonbon express Fresh attitude

Versez 1 goutte d'HE de menthe poivrée au centre d'une pastille neutre (voir p. 38 et 162) et laissez imprégner pendant au moins 5 minutes. Faites fondre dans la bouche sans croquer pour une meilleure diffusion.
Sentez cette vague de fraîcheur s'emparer de vous !

Faire l'éloge de la sieste

Le rituel de la sieste réduit le stress, améliore la mémoire et la concentration, libère la créativité et rééquilibre le fonctionnement nerveux. En plus de reposer le cerveau, il semblerait qu'elle dope les capacités mentales et cognitives. De 10 à 20 minutes maximum, cette pause permet donc de rester dynamique tout en rechargeant efficacement les batteries.

Pour mettre toutes les chances de votre côté, utilisez les vertus relaxantes des HE de lavande et de mandarine. Appliquez-en quelques gouttes sur un galet, que vous poserez à proximité de votre lit, dans une brume d'oreiller, un cocktail ou une infusion relaxante.

Miser sur la luminothérapie grandeur nature !

Pensez aux balades matinales pour faire le plein de vitalité. Notre organisme étant conditionné par le rythme jour/nuit, la lumière du jour déclenche la sécrétion de cortisol, l'hormone du stress positif qui mobilise nos énergies, favorables au tonus général.

Brume d'oreiller express La dolce vita

Mélangez 95 ml d'alcool à 60 ° avec 60 gouttes d'HE de lavande fine + 60 gouttes d'HE de mandarine rouge. Transvasez dans un flacon spray de 100 ml. Secouez bien, puis vaporisez sur votre oreiller au moins 15 minutes avant l'heure de la sieste.

Réveiller sa libido

La vie trépidante et stressante que nous menons tout au long de l'année met quelque peu en sommeil notre libido. L'été est le moment idéal pour réveiller le désir grâce aux huiles essentielles. Leur parfum constitue à lui seul une invitation à la sensualité. La lavande secrète une essence parfumée fraîche et stimulante, qui favorise les satisfactions d'ordre sentimental ; la fragrance tiède, profonde et troublante de la rose éveille le désir et augmente la sensibilité ; le parfum envoûtant de l'HE d'ylang-ylang est une invitation à l'amour et la sensualité.

Alors, n'hésitez pas à appliquer 2 à 3 gouttes en friction dans le bas du dos avant tout préliminaire amoureux. Et pour faire rimer chaque moment d'une journée avec sensualité et désir, vaporisez des fragrances envoûtantes sur vos oreillers, osez des filtres d'amour pendant la journée et renouez avec le massage sensuel.

Bain moussant de Cupidon

Ajoutez 20 gouttes d'HE d'ylang-ylang à 5 gouttes d'HE de lavande fine dans un flacon de 250 ml de base lavante neutre bio. Secouez pour bien homogénéiser le mélange avant chaque utilisation. Versez environ 20 ml dans l'eau du bain.
Le reste vous appartient...

Filtre d'amour express

Mélangez 20 cl d'eau florale de rose avec 40 cl de jus de fruits exotiques (papaye, litchi, mangue...). Servez dans de jolis verres et dégustez à la sortie du bain.

Les astuces bien-être de l'été

Nager comme un poisson dans l'eau

L'été, c'est le moment ou jamais pour nager au grand air, dans une piscine ou dans la mer. La natation améliore le retour veineux, a un fort pouvoir drainant et nous fait la jambe légère, légère... Quant au moral, il n'est pas en reste : l'eau nous porte et nous enveloppe, détendant ainsi les muscles et relâchant les tensions.

✤ L'automassage aromatique de l'été

L'automassage anticellulite est tout particulièrement recommandé en cette saison. Rappelons tout d'abord que la cellulite, qui donne à la peau un aspect disgracieux, appelé « peau d'orange », résulte de l'inflammation des fibres de collagène qui entourent les cellules graisseuses par des toxines et de l'eau.

En activant la circulation sanguine et lymphatique, les massages constituent un bon moyen de lutte contre la cellulite, en même temps qu'ils tonifient le tissu musculaire.

1 › Commencez par appliquer votre produit anticellulite aromatique.

2 › Massez ensuite la zone cible par des mouvements allant de bas en haut, pour renflouer le sang vers le cœur.

3 › Vos mains à plat sur la zone à traiter, effectuez des frictions par des mouvements circulaires.

4 › Pétrissez la surface de la peau afin de délocaliser les graisses dans les tissus. Pour un effet optimisé, chaque séance de massage anticellulite doit durer au minimum 15 à 20 minutes.

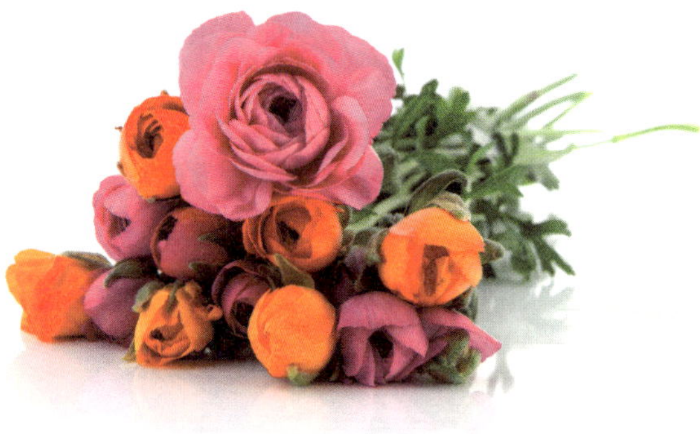

Mélodie en plein air

Infusion des beaux jours

Le soleil, à son zénith, vous impose de trouver un petit coin de fraîcheur. Après avoir préparé cette infusion, asseyez-vous à l'ombre d'un tilleul, et dégustez-la en pleine conscience.

DIFFICULTÉ	COÛT	PRÉPARATION	CONSERVATION
Facile	4 €	20 min	Non

Mon matériel
• 1 tisanière de 30 cl • 1 petit bol

Dans mon panier
- 30 cl d'eau de source
- 4 fleurs de mauve
- 2 boutons de rose
- 2 pincées de fleurs de lavande
- 1 goutte d'HE de menthe poivrée

LA RECETTE

1 › Faites bouillir l'eau.

2 › Pendant ce temps, préparez votre mélange de plantes dans votre petit bol, puis ajoutez la goutte d'HE de menthe poivrée et remuez soigneusement.

3 › Transférez le mélange dans la tisanière puis versez l'eau.

4 › Laissez infuser 3 à 4 minutes puis dégustez.

Mon rituel de bien-être
Versez délicatement ce breuvage aromatique et délicat dans une tasse en porcelaine blanche, et profitez de cette étonnante infusion à la robe vert lagon.

Vous apprécierez par petites goulées ses notes rafraîchissantes. Fermez les yeux et savourez.

Attention : du fait de la présence de lavande, cette infusion est déconseillée aux personnes diabétiques sous insuline.

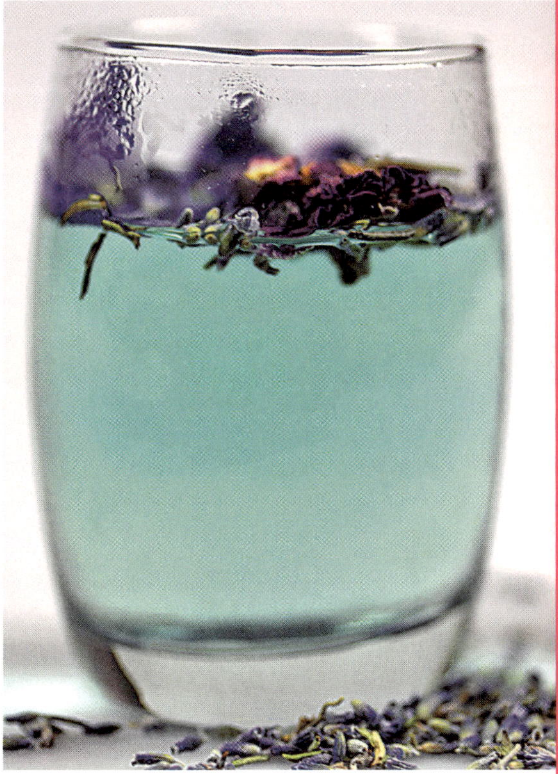

Cupidon in love

Bougie de massage aphrodisiaque

Très tendance, les bougies de massage vous offrent des moments uniques de sensualité et de complicité. Appliquée sur le corps, l'huile chaude glisse de manière fluide et diffuse une fragrance propice à l'évasion. Découvrez-les ici dans une version des plus aphrodisiaques, interdite aux moins de 18 ans...

DIFFICULTÉ	COÛT	PRÉPARATION	CONSERVATION
Moyen	11 €	25 min	3 mois

Mon matériel

- 1 verre de 50 ml
- 1 bol
- 1 mini-fouet ou 1 petite cuillère
- 1 balance de cuisine électronique
- 1 mèche pour bougie cirée avec socle

Dans mon panier

- 40 g de cire de soja
- 5 g de beurre de karité
- 2 ml d'huile végétale de coco
- 50 gouttes d'HE d'ylang-ylang
- 10 gouttes d'HE de lavande
- 4 gouttes de vitamine E

LA RECETTE

1 › Versez dans votre bol la cire de soja, l'huile végétale de coco et le beurre de karité, puis faites fondre au bain-marie.

2 › Une fois tous les ingrédients fondus, retirez du feu et réservez 2 minutes.

3 › Ajoutez ensuite les huiles essentielles ainsi que la vitamine E et remuez soigneusement.

4 › Transvasez votre préparation dans le verre, puis positionnez la mèche au centre de celui-ci en vous assurant que le socle en métal touche le fond.

5 › Réservez à température ambiante jusqu'à complète prise en masse.

Mon rituel de bien-être

Cette bougie de massage s'allume à tout moment pour libérer ses senteurs envoûtantes. Lorsqu'une bonne partie de la bougie a fondu, éteignez la mèche, attendez 5 minutes et votre bougie se transformera en beurre de massage très sensuel... Le reste vous appartient !

Mon conseil : n'hésitez pas à utiliser une paire de baguettes chinoises pour bien caler votre mèche au centre du verre.

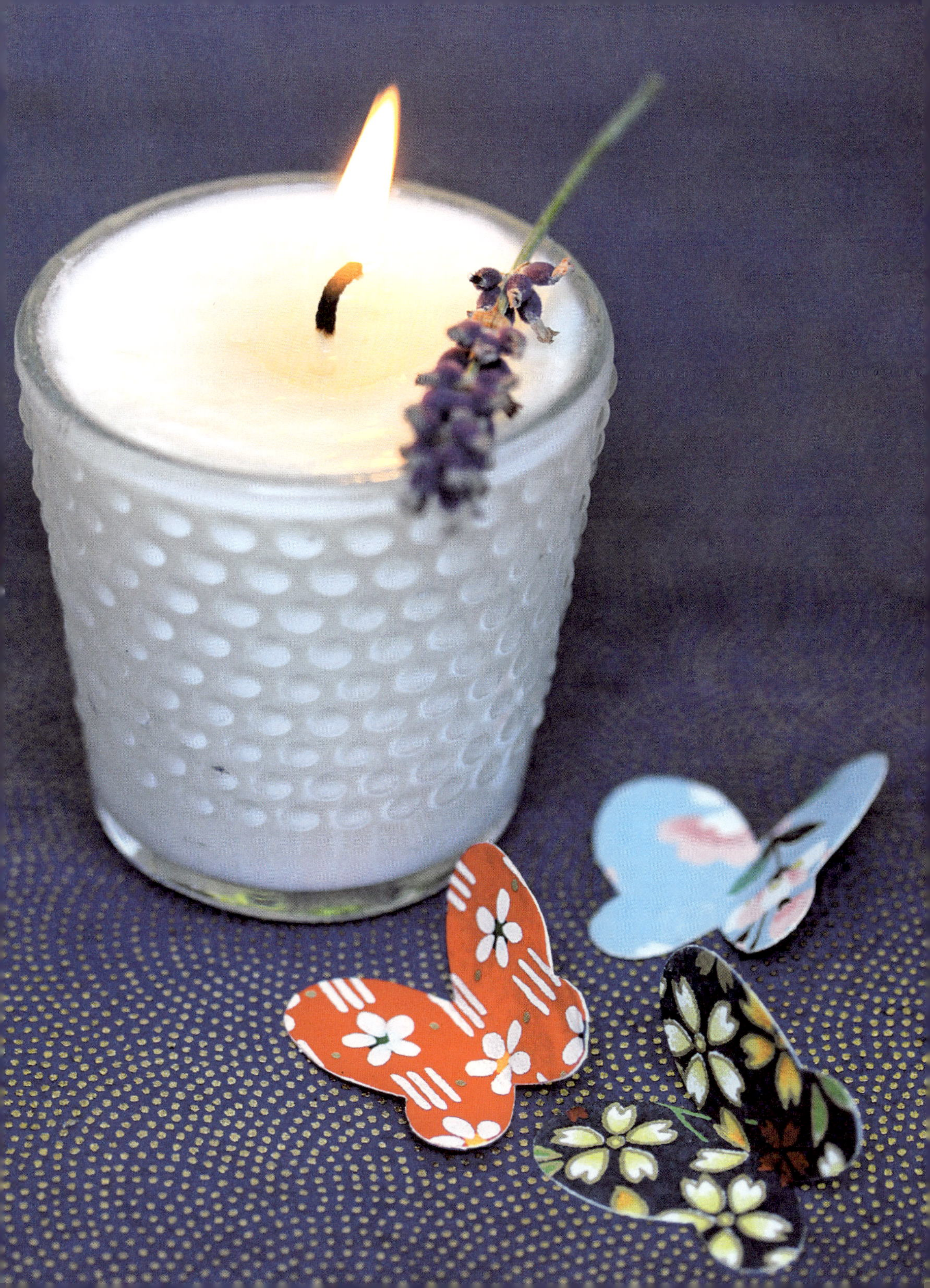

Bain de minuit

Sels de bain aux algues aromatiques

Si vous n'avez pas la chance de partir en vacances, ou si ces dernières sont déjà un lointain souvenir, profitez d'un instant de quiétude pour prendre un bain de minuit. Effet garanti...

DIFFICULTÉ	COÛT	PRÉPARATION	CONSERVATION
Facile	4 €	10 min	3 mois

Mon matériel
• 1 pot de 250 g • 1 grand bol

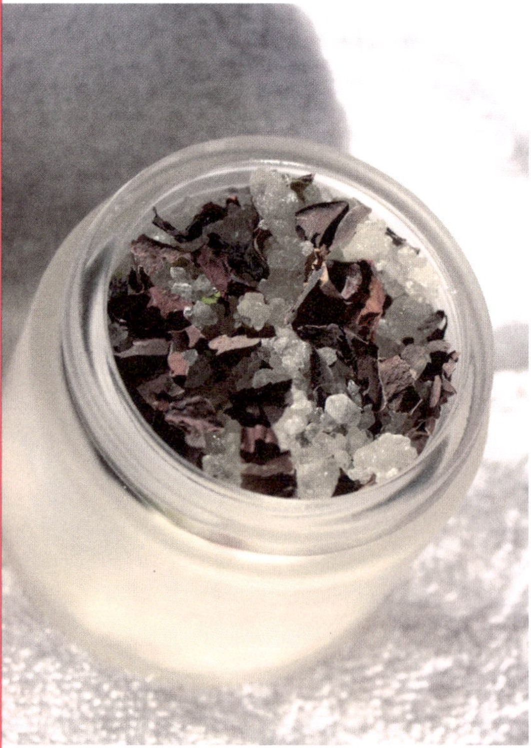

Dans mon panier
- 200 g de sel de la mer Morte
- 3 belles poignées d'algues en paillettes (« Salade du pêcheur », voir p. 103)
- 30 gouttes d'HE de lavande

LA RECETTE

1 › Versez le sel dans votre bol, puis ajoutez les paillettes d'algues et mélangez bien.

2 › Ajoutez la petite cuillère de farine de riz et mélangez à nouveau.

3 › Terminez par l'ajout des gouttes d'HE de lavande et remuez une dernière fois.

4 › Transvasez dans votre pot.

Mon rituel de bien-être
Créez une ambiance propice à la détente, faites couler l'eau du bain, puis, une fois l'eau à la température souhaitée, jetez-y une petite poignée du mélange créé. Détendez-vous et profitez...

Bon à savoir
La « Salade du pêcheur » se trouve en magasin bio.

Le bonheur, sinon rien

Cocktail « lâcher-prise » au melon, fraise et lavande

Que diriez-vous d'un cocktail bien-être qui, non content de vous permettre d'accéder au lâcher-prise, régalera par la même occasion vos papilles ?

DIFFICULTÉ	COÛT	PRÉPARATION	CONSERVATION
Facile	5 €	10 min	Non

Mon matériel

• 1 verre de 33 cl • 1 blender ou 1 mixeur

Dans mon panier - pour 2 verres

- 1 melon frais
- 100 g de fraises
- 20 cl d'eau pétillante
- 1 goutte d'HE de lavande fine

LA RECETTE

1 › Coupez le melon en 2 puis enlevez la peau et les graines.

2 › Découpez sa chair en petits morceaux puis réservez.

3 › Rincez les fraises à l'eau fraîche et équeutez-les.

4 › Mettez les morceaux de melon, les fraises, les gouttes d'HE et l'eau pétillante dans le mixeur puis mixez quelques secondes.

5 › Transvasez dans les 2 verres.

Mon rituel de bien-être

Pour magnifier l'instant, vous pouvez bien évidemment décorer vos verres avec des fleurs comestibles, des fruits frais ou des zestes d'agrumes.

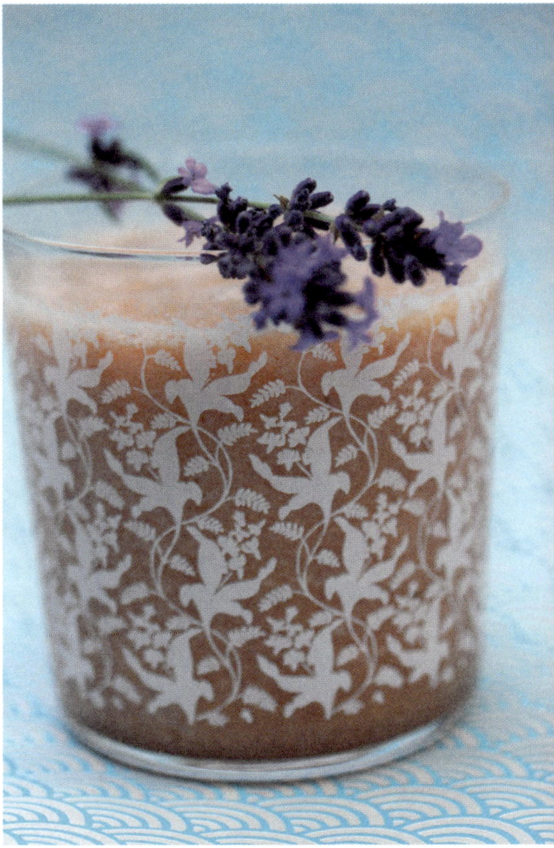

Veillée étoilée

Bougie estivale aromatique

Assis à la belle étoile autour d'une tablée conviviale, écoutez chanter les grillons en regardant la flamme de votre bougie aromatique danser au rythme de la légère brise nocturne. Vous êtes tout simplement bien.

DIFFICULTÉ	COÛT	PRÉPARATION	CONSERVATION
Moyen	11 €	20 min	6 mois

Mon matériel

• 1 verre de 260 ml • 1 mèche pour bougie cirée avec socle • 1 mini-fouet ou 1 petite cuillère • 1 bol • 1 balance de cuisine électronique

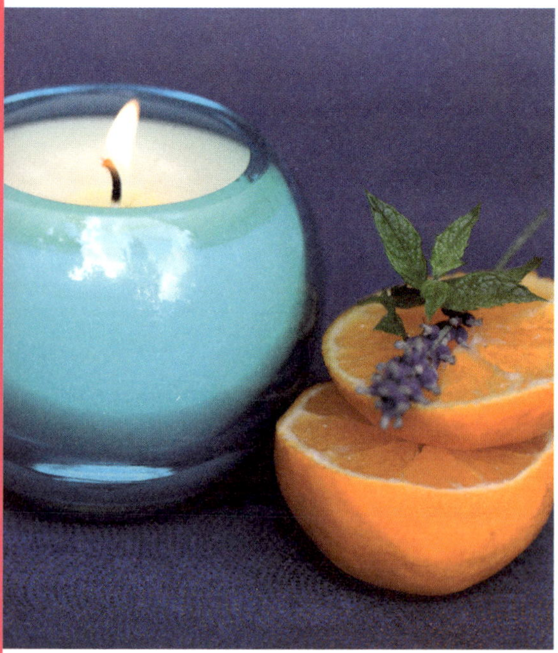

Dans mon panier - pour une bougie de 200 g

- 100 g de cire d'abeille blanche
- 90 g d'huile végétale d'amande douce
- 5 g d'HE de lavande fine (soit 1 c. à c.)
- 3 g d'HE de menthe poivrée (soit ½ c. à c.)
- 2 g d'HE de mandarine (soit ½ c. à c.)

LA RECETTE

1 › Transférez la cire d'abeille et l'huile d'amande douce (Phase A) dans un bol, puis faites fondre l'ensemble au bain-marie à feu doux.

2 › Une fois les ingrédients fondus, retirez votre bol du feu puis ajoutez les huiles essentielles. Mélangez soigneusement pour homogénéiser.

3 › Coulez la préparation dans le verre à bougie.

4 › Placez sans attendre la mèche au centre du verre en vous assurant que le socle en métal touche le fond.

5 › Laissez durcir la bougie à température ambiante.

Mon rituel de bien-être

Allumez votre bougie quelques minutes avant l'arrivée de vos invités et profitez pleinement de ses notes aromatiques.

Côté beauté

S'il y a bien une saison où la beauté doit pleinement s'exprimer, c'est l'été. Le soleil sublime notre peau dénudée et nos cheveux sont de mèche avec ses rayons. Mais la beauté, pour atteindre son apogée, doit être sous protection rapprochée...

L'aroma-box idéale

L'HE de lavande fine est idéale pour calmer l'échauffement de la peau dû à l'exposition au soleil. Apaisante et cicatrisante, elle régénère durablement la peau et donne un « petit accent de Provence » aux soins cosmétiques sensoriels. Elle s'associe à merveille à l'HE d'ylang-ylang pour une synergie hédoniste et tonifiante. Pour apaiser les peaux irritées, elle s'utilise diluée dans un gel fraîcheur, un baume, une huile salvatrice ou une crème après-soleil. En soin quotidien, elle agrémente un baume à lèvres, un masque ou un gommage, un lait pour le corps, un gel douche, un déodorant, un sérum ou une crème visage. On recommande de doser au maximum à 2 % (soit 70 gouttes environ pour un flacon de 100 ml) en soin visage et à 5 % maximum (soit 175 gouttes environ pour un flacon de 100 ml) en soin du corps ou des cheveux.

Légende aromatique

La lavande entre dans la composition du célèbre « Vinaigre des quatre voleurs » : l'histoire raconte que quatre voleurs réussirent à détrousser les cadavres morts de la grande peste de Toulouse en 1628, tout en se protégeant de l'infection. Ils reconnurent, lors de leurs procès, s'être prémunis de la maladie en se frictionnant d'un mélange de vinaigre de cidre et de différentes plantes, dont la lavande. Ce vinaigre fut reconnu en pharmacologie pour son efficacité et inscrit au *Codex Medicamentarius* en 1748.

L'HE d'ylang-ylang est un excellent soin anti-âge qui permet à la peau d'être revitalisée en profondeur l'été. Les peaux asphyxiées et fatiguées par l'année scolaire écoulée trouveront en cette huile essentielle leur eldorado. Séborégulatrice, elle convient à toutes les peaux, et apporte force et brillance aux cheveux. Utilisez-la diluée dans un masque, un sérum visage ou corps, une crème visage nuit revitalisante, un gel douche floral ou sensuel, un shampooing ou soin capillaire anti-chute des cheveux...

Vous pouvez diluer à 1 % maximum (soit 35 gouttes environ pour un flacon de 100 ml) pour un soin du visage et à 2 % maximum (soit 70 gouttes environ pour un flacon de 100 ml) pour un soin corps ou cheveux.

L'HE de mandarine apporte à la peau une sensation de fraîcheur en cette saison chaude. Cicatrisante et calmante, elle est idéale pour les peaux grasses et mixtes, et s'utilise diluée dans un masque ou un gommage aux notes fruitées, dans un sérum ou une crème nuit apaisante, dans un soin hespéridé pour le corps, dans un shampooing rééquilibrant ou encore un déodorant naturel.

Diluez à 0,5 % maximum (soit 17 gouttes environ pour un flacon de 100 ml) pour un soin visage, et à 1 % maximum (soit 35 gouttes environ pour un flacon de 100 ml) pour un soin du corps ou des cheveux.

L'HE de mandarine étant photosensibilisante, elle ne doit pas être utilisée avant toute exposition aux UV.

L'HE de menthe poivrée est purifiante et extrêmement rafraîchissante. Pour des soins du visage, utilisez-la en quantité très faible, en évitant impérativement le contour des yeux. Pour des soins du corps, elle permet de créer un effet « igloo » tonifiant, à condition d'avoir la main légère. Vous pouvez la diluer dans un gel purifiant visage ou jambes légères, ou dans un soin du corps tonifiant en respectant le dosage suivant : maximum 0,2 % (soit 7 gouttes environ pour un flacon de 100 ml) en soin visage, et maximum 0,8 % (soit 28 gouttes environ pour un flacon de 100 ml) en soin du corps ou des cheveux.

L'HE de menthe poivrée est à utiliser avec précaution, notamment sur le visage, car elle peut provoquer des irritations cutanées.

L'HA aromatique de rose est le fleuron de cette saison. Très polyvalent, il tonifie la peau, contribue à la régénérer et à prévenir les effets du vieillissement.

> **Le saviez-vous ?**
>
> Le premier cérat de Galien, élaboré il y a près de 2 000 ans, est l'une des plus anciennes préparations cosmétiques. La formule originale contient de la cire d'abeille, de l'huile d'amande douce, du borate de sodium ainsi que de l'eau de rose.

Il apaise aussi les rougeurs et calme les réactions allergiques. Son parfum puissant, frais et subtil apportera une note très florale à vos cosmétiques maison. Il s'utilise pur en vaporisation sur la peau du visage et du cou après les avoir nettoyés ; en phase aqueuse d'une crème maison ; dans une eau micellaire ; pour la confection d'une lotion biphasée, ou d'un cérat de Galien...

Les meilleurs complices beauté de la saison

Les fruits de saison

Ils sont une source importante d'antioxydants essentiels, indispensables pour préserver la peau du vieillissement cutané. Ils regorgent également de minéraux et de vitamines, offrant ainsi à la peau un véritable cocktail santé. N'hésitez pas à les détourner jusque dans votre salle de bains. Mixés en purée et appliqués en masque ou en enveloppement, ils nous font une peau de pêche et un moral au beau fixe.

L'**abricot**, riche en provitamine A et en minéraux, est adoucissant et revitalisant pour la peau. Appliqué en masque, il pourra convenir à tous les types de peau.

La **pêche**, riche en provitamine A, vitamine C et minéraux (potassium, phosphore, magnésium), resserre les pores et a un effet éclaircissant et astringent sur le teint.

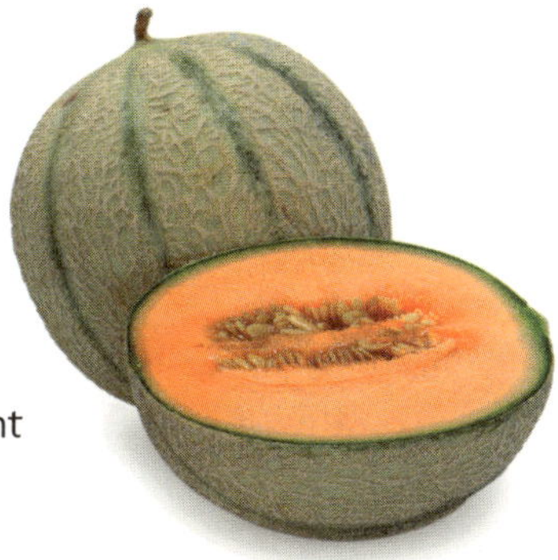

La **tomate**, véritable fruit d'été (eh oui, la tomate est un fruit !), est riche en lycopène, vitamines A et E, minéraux, oligoéléments et fibres. Un masque à la tomate sera idéal pour purifier et assainir les peaux grasses.

Le **melon**, riche en eau, en provitamine A, vitamine C, potassium et fibres, est rafraîchissant et adoucissant pour la peau.

L'huile végétale d'olive

Obtenue par pression à froid de sa pulpe et non de ses noyaux, l'huile d'olive est une des huiles les plus riches en acide oléique. Nourrissante, adoucissante et émolliente, on la retrouve dans la composition des traditionnels savons d'Alep et de Marseille. Excellent agent cicatrisant, elle est dotée d'une concentration non négligeable en insaponifiables (environ 1 à 2 %) qui lui confèrent des vertus antioxydantes, apaisantes et protectrices face aux méfaits du temps et du soleil.

Le saviez-vous ?
La richesse symbolique de l'olivier est impressionnante, à la fois emblème de victoire, de récompense (il était offert aux vainqueurs des jeux Olympiques), de force (par la dureté de son bois) et de fidélité (le lit du couple mythique, Pénélope et Ulysse, était en bois d'olivier).

Le lait d'amande

Riche en oméga 6, oméga 9, vitamines E et A et phytostérols, le lait d'amande est une merveille pour nourrir la peau et les cheveux pendant l'été. Elle permet de réaliser très simplement des lotions ou gels enrichis, des sprays capillaires réparateurs... Il laisse la peau et les cheveux très doux et en améliore l'hydratation. Incorporé au bain, cet actif adoucit la peau et réduit le dessèchement lié à l'eau calcaire et aux produits moussants, notamment sur les peaux sensibles.

Le blanc d'oeuf

Aussi surprenant que cela puisse paraître, le blanc d'œuf, aérien et immaculé, est un complice particulièrement intéressant pour porter notre beauté à son zénith. Il contient du lysozyme (découvert au début des années 1920 par Alexander Fleming), une enzyme naturelle antibactérienne, des molécules tensio-actives purifiantes et nettoyantes, et de l'albumine, une protéine qui raffermit la peau. Ainsi, il purifie la peau qui paraît plus jeune.

La pierre d'alun

Ce minerai d'origine naturelle, connu pour ses propriétés astringentes, et antibactériennes est un ingrédient de choix pour les déodorants, que ce soit sous forme de bloc ou broyée en fine poudre.

Les soins à privilégier

Côté beauté, l'été est une saison stratégique pendant laquelle il faut se protéger, régénérer, vitaminer et sublimer. Cette saison est le moment privilégié pour rompre avec vos habitudes. Profitez-en pour révolutionner votre beauté et tester de nouveaux rituels de toute beauté. Quant au choix des formules, misez sur des textures légères et fraîches, mais aussi sur des beurres fondants particulièrement sensoriels.

Le pschitt aromatique beauté

Les eaux florales, à la fois aromatiques, bienfaisantes et rafraîchissantes, permettent en un pschitt de réveiller votre peau, de la tonifier ou de l'apaiser. Appliquez-les pures en vaporisation sur la peau de votre visage et de votre cou après l'avoir bien nettoyée. Appliquez ensuite votre crème ou votre huile de soin immédiatement sur la peau humide 1 à 2 fois par jour.

Les masques 2 en 1

L'été, il faut à la fois éliminer les cellules mortes, affiner le grain de la peau, désincruster les impuretés en profondeur, mais aussi apporter à la peau les nutriments dont elle a besoin. La meilleure façon d'y parvenir est de réaliser une fois par semaine maximum un masque 2 en 1 (à la fois masque et gommage) : c'est simple et très efficace !

Les soins rafraîchissants

Votre peau est sensible à la chaleur estivale. Mieux vaut par conséquent faire preuve de ruse et d'ingéniosité en misant sur des soins rafraîchissants. Un excellent moyen de faire baisser la température… Pourquoi ne pas adopter plusieurs fois par jour gelées, compotées, mousses et autres granités ?

Les émulsions légères

Il est préférable en cette saison de laisser le plus possible votre peau respirer. Misez sur des textures légères qui pénétreront en quelques secondes et vous permettront de ne pas luire dès les premiers rayons du soleil, à appliquer 1 à 2 fois par jour.

Les priorités beauté de l'été et leurs solutions

Rester fraîche jusqu'au bout de la nuit

La transpiration, qui s'effectue par les glandes sudoripares, est un phénomène naturel dont le rôle principal est de réguler la température interne du corps. La sueur, lors de son émission, est inodore mais en humidifiant le corps elle va favoriser la prolifération des bactéries qui vont dégrader la sueur en molécules malodorantes. À cause de ces bactéries qui transforment les molécules, ces sécrétions occasionnent la typique « odeur de transpiration ». C'est bien entendu tout ce que l'on cherche à éviter pour notre tranquillité. Pour réguler la sueur sans la bloquer et la purifier pour limiter les mauvaises odeurs, tout en apaisant et en rafraîchissant, utilisez l'HE de lavande, antiseptique et apaisante ; l'HE de menthe poivrée qui, sous l'effet du menthol, procure une fraîcheur intense, agréable et durable, et l'HA de rose, astringent et rafraîchissant.

Fresh attitude

Dans un flacon spray d'HA de rose de 200 ml, ajoutez 2 c. à s. de pierre d'alun réduite en poudre + 5 gouttes d'HE de menthe poivrée (que vous aurez au préalable mélangée avec 20 gouttes de solubol). Vaporisez aussi souvent que nécessaire.

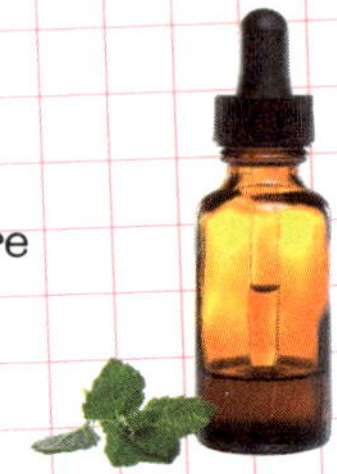

Jouer à 1, 2, 3, soleil

Chacun d'entre nous possède à la naissance un « capital soleil » déterminé, une sorte de réserve d'énergie dans laquelle l'organisme puise, à chaque nouvelle exposition, afin d'offrir à la peau le moyen de résister aux agressions des UV. Plus la peau est claire, plus ce capital est faible et, au fil des années, il diminue de manière irréversible, consommé rapidement par les coups de soleil. En l'épuisant trop rapidement, on peut voir apparaître des taches sur la peau, mais aussi des ridules ou des rides. Et là, impossible de faire marche arrière. Il est donc essentiel de l'économiser !

Il est important de...

... préparer sa peau en gommant, hydratant, faisant le plein de caroténoïdes ;

... se protéger avec bon sens (adopter une crème adaptée, limiter la durée d'exposition et profiter de l'ombre) ;

... apaiser tout naturellement sa peau avec l'HE de lavande fine et l'aloe vera.

Huile activatrice de bronzage

Mélanger 100 ml de macérât de carotte avec 30 gouttes d'HE d'ylang-ylang. Appliquez pendant 1 mois le matin avant l'exposition au soleil ou le soir après la douche.

Pansement cosmétique après-soleil

Mixez ¼ de concombre bio, ajoutez 6 c. à s. de fromage blanc bio, rajoutez 1 c. à s. d'aloe vera + 5 gouttes d'HE de lavande + 1 goutte d'HE de menthe. Mélangez soigneusement puis appliquez cet après-soleil en couche épaisse le soir sur la peau propre.

Faire des pieds et des mains

Profitez de vos vacances pour chouchouter vos pieds et vos mains. Marcher pieds nus est un pur bonheur à condition de pouvoir les montrer sans complexe. Quand à nos mains, elles aussi ont besoin d'être dorlotées. Pour cela, pensez à les gommer, pour une peau douce et un grain unifié, et à les nourrir tout naturellement. Utilisez le sel fin pour une exfoliation en douceur, les beurres végétaux pour leurs acides gras essentiels, l'huile d'avocat et les HE de lavande fine et d'ylang-ylang pour leurs vertus régénérantes.

Pied de nez !

Mélangez 1 c. à s. d'huile de ricin ou d'olive avec 1 c. à c. de sel fin et 1 c. à c. de jus de citron pour obtenir une pâte homogène. Appliquez sur les mains ou les pieds en les massant soigneusement. Rincez à l'eau tiède, puis séchez sans frotter pour ne pas ôter le film lipidique protecteur. Vous aurez ainsi des mains et des pieds d'une grande douceur.
Le produit ainsi obtenu se conserve 2 semaines.

Douce empreinte

2 à 3 fois par semaine avant de vous coucher, enduisez vos mains et vos pieds d'un mélange de 4 c. à s. d'huile d'olive ou de noyaux d'abricots et de 4 gouttes d'HE de lavande.
Si possible, enfilez des gants fins ou des chaussettes en coton.

Cajoler ses cheveux ?

Pollution, UV, chlore, détergents trop agressifs, nos cheveux sont mis quotidiennement à rude épreuve pendant l'été. Ils perdent de leur éclat, se dessèchent et se fragilisent.

Le saviez-vous ?

La bière, le vinaigre et le rhum font briller les cheveux et stimulent leur pousse.

Pour ne pas se les arracher, mieux vaut leur accorder un minimum d'attention. Misez sur des masques nourrissants, des shampooings protecteurs et réparateurs et des sprays 100 % naturels embellisseurs à base d'huile d'olive, de miel, de bière ou de rhum et d'HE de lavande, d'ylang-ylang et de mandarine !

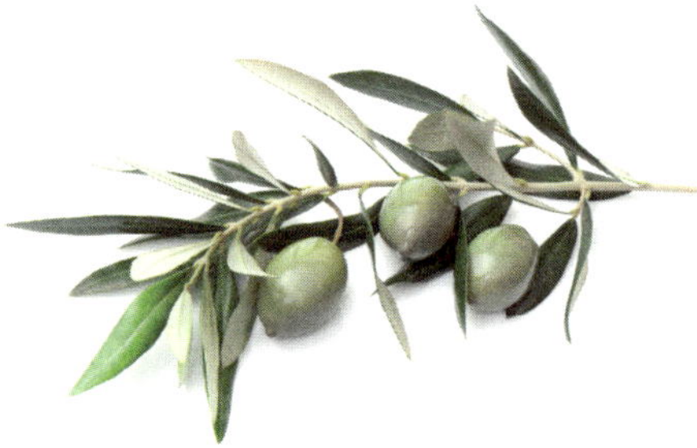

À la racine

Mélangez 3 c. à c. de miel liquide avec 3 c. à s. d'huile d'olive + 2 c. à s.de rhum (ou de bière), puis émulsionnez au fouet. Ajoutez 2 gouttes d'HE de lavande.
Répartissez cette pâte sur la chevelure en massant, puis recouvrez d'une serviette chaude et laissez agir 20 minutes en vous relaxant. Rincez à l'eau tiède, puis procédez à votre shampooing habituel.

Les astuces beauté de l'été

Faire frissonner ses cosmétiques

L'été, pensez à mettre vos cosmétiques au réfrigérateur. Ils ne s'en porteront que mieux. Non content de vous apporter de la fraîcheur, ils auront un effet tenseur et raffermissant des plus salvateurs.

Ensoleiller sa peau avec le secret des « peaux rouges »

Pour illuminer votre bronzage, osez la touche d'urucum, que vous appliquerez au pinceau. Pour les plus coquettes, vous pourrez apporter une petite touche pailletée en rajoutant une pincée de mica or (voir p. 124).

Appelé roucou, l'urucum, est un arbre endémique d'Amazonie appartenant à la famille des bixacées. C'est un antioxydant naturel grâce à son exceptionnelle richesse en sélénium et en bixine, qui s'apparente au bêta-carotène. Saviez-vous que l'urucum contient 100 fois plus de bixine que la carotte ne contient de bêta-carotène ?

Autobronzant maison à base de décoction de thé noir

Dans ¼ de litre d'eau bouillante, versez 2 grandes c. à s. de thé de Chine ou de thé noir et laissez infuser 15 minutes. Après avoir passé la préparation, laissez reposer 2 jours minimum. Pour bénéficier d'un autobronzant 100 % naturel et à un prix défiant toute concurrence, versez la préparation sur un coton et badigeonnez les parties de votre corps que vous souhaitez teinter. Le hâle ainsi déposé sur la peau partira à l'eau. Ne conservez pas la préparation au-delà de 72 heures, au réfrigérateur.

Nectar des fées

Huile sublimatrice scintillante ylang-ylang et mandarine

Cette huile sèche pailletée en habit de lumière est un clin d'œil à la célèbre « Huile prodigieuse® » (Nuxe). En un seul geste, elle nourrit, répare, adoucit et fait scintiller notre peau. Un must have *en cette saison...*

DIFFICULTÉ	COÛT	PRÉPARATION	CONSERVATION
Facile	5 €	15 min	6 mois

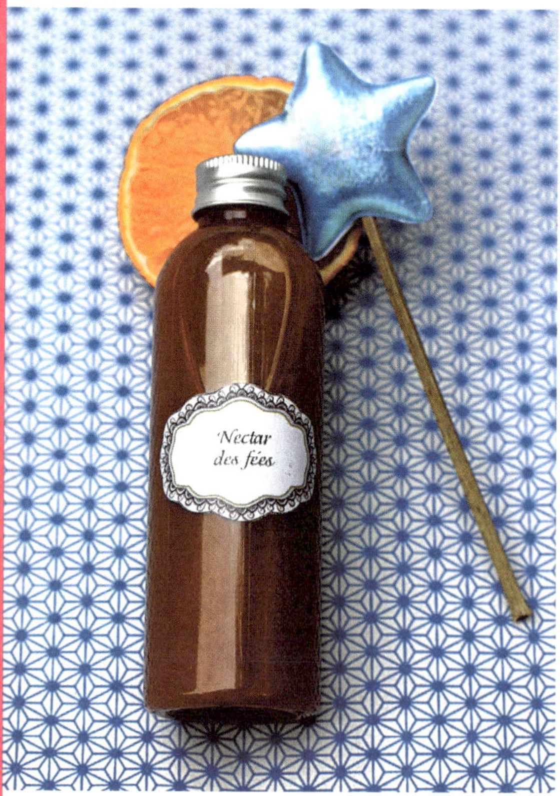

Mon matériel
- 1 flacon de 100 ml • 1 bol • 1 mini-fouet
- 1 éprouvette graduée • 1 pot hermétique

Dans mon panier
- 100 ml d'huile de sésame bio
- 1 c. à c. de poudre d'urucum
- 1 à 2 belles pointes de couteau de mica or
- 13 gouttes d'HE de lavande
- 13 gouttes d'HE d'ylang-ylang
- 4 gouttes de vitamine E

LA RECETTE

1 › Dans un bol, versez l'huile végétale et l'urucum, puis mélangez au mini-fouet.

2 › Laissez macérer 24 heures dans un pot hermétique en remuant de temps en temps.

3 › Filtrez, puis incorporez le reste des ingrédients.

4 › Versez dans le flacon.

5 › Pour filtrer, vous n'avez pas besoin de filtre papier car les tanins de l'urucum formant un sédiment au fond du pot, il vous suffira de récupérer la partie supérieure du pot.

Mon rituel de beauté

Agitez bien le flacon avant toute utilisation

Requiem for auréoles

Déodorant gel fraîcheur d'été

Cet été, c'est décidé, vous ne vous laisserez plus trahir par ces disgracieuses auréoles qui viennent entacher vos si jolies tenues d'été. À vos marques, prêts, purifiez !

DIFFICULTÉ	COÛT	PRÉPARATION	CONSERVATION
Moyen	5 €	20 min	2 mois

Mon matériel

• 1 flacon roll-on de 50 ml • 1 balance de cuisine électronique ou 1 grande cuillère • 1 mini-fouet • 1 bol

Dans mon panier

- 32 g de glycérine végétale
- 15 g de gel d'aloe vera bio (soit 3 c. à s.)
- 1 c. à c. de pierre d'alun en poudre
- 2 c. à c. d'HA de rose
- 1 c. à c. de poudre d'arrow-root ou d'amidon de maïs
- 25 gouttes d'HE de lavande fine
- 5 gouttes d'HE d'ylang-ylang
- 1 goutte d'HE de menthe poivrée
- 10 gouttes d'extrait de pépins de pamplemousse

LA RECETTE

1 › Dans votre bol, mélangez le gel d'aloe vera, la glycérine végétale et l'HA de rose à l'aide du mini-fouet.

2 › Ajoutez les deux poudres en plusieurs fois et remuez entre chaque incorporation pour éviter la présence de grumeaux.

3 › Ajoutez le reste des ingrédients puis remuez soigneusement.

4 › Transvasez votre préparation dans le roll-on.

Mon rituel de beauté

Ce déodorant crème à la pierre d'alun et aux huiles essentielles purifiantes sans alcool s'applique le matin sous les aisselles sur une peau propre et sèche.

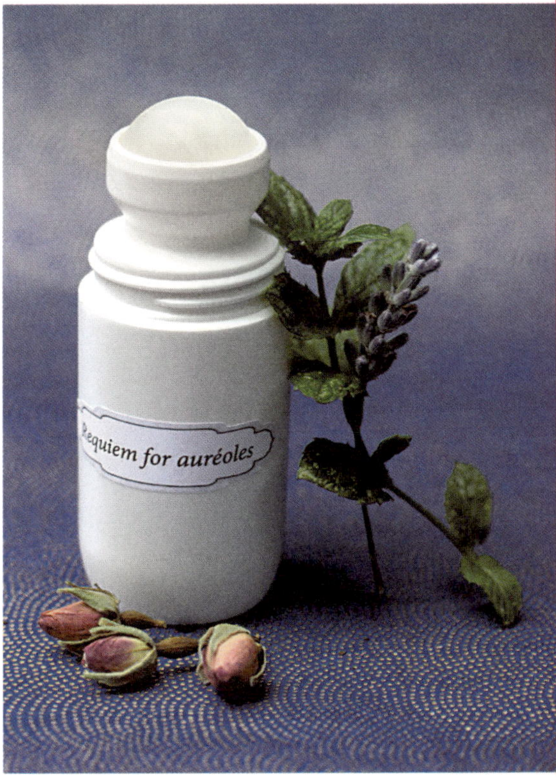

La crème des délices

Émulsion qui rend heureuse

Pour l'été, vous rêvez probablement d'une crème magique qui vous mettrait de bonne humeur au lever, vous lisserait les traits dès l'application et vous protégerait tout au long de la journée. Et si c'était elle ? Malheureusement, elle ne fait pas encore le café !

DIFFICULTÉ	COÛT	PRÉPARATION	CONSERVATION
Moyen	6 €	40 min	2 mois

Mon matériel

• 1 pot de 50 ml • 2 bols • 1 mini-fouet
• 1 balance de cuisine électronique

Dans mon panier

• 25 g d'HA de rose
• 1,5 g de gel d'aloe vera
• 14 g d'huile végétale d'abricot
• 3,5 g de cire émulsifiante
• 8 gouttes d'HE d'ylang-ylang
• 15 gouttes d'HE de lavande
• 10 gouttes d'extrait de pépins de pamplemousse

LA RECETTE

1 › Versez dans votre bol n° 1 l'HA de rose, puis faites chauffer au bain-marie. Retirez du feu lorsque l'HA commence à frémir (environ 70 °C) = phase A.

2 › Transférez dans votre bol n° 2 l'huile d'abricot et la cire émulsifiante, puis faites chauffer au bain-marie. Retirez du feu lorsque la cire est entièrement fondue (environ 70 °C) = phase B.

3 › Versez lentement la phase B dans la phase A sans cesser de mélanger vigoureusement.

4 › Ajoutez enfin le reste des ingrédients, matière première par matière première, en mélangeant bien entre chaque ajout (aloe vera + les 2 HE + extrait de pépins de pamplemousse).

5 › Laissez reposer 24 heures votre crème au réfrigérateur afin qu'elle prenne sa texture idéale.

Mon rituel de beauté

Cette crème coup d'éclat s'applique le matin sur l'ensemble du visage en massage jusqu'à pénétration complète du produit pour un teint frais et rayonnant. Que du bonheur !

Mon conseil : dans cette recette, nous avons utilisé pour la cire émulsifiante la « *Cetearyl wheat straw glycosides (and) cetearyl alcohol* » (association d'alcools gras d'origine végétale et de dérivés de sucre issus de la paille de blé).

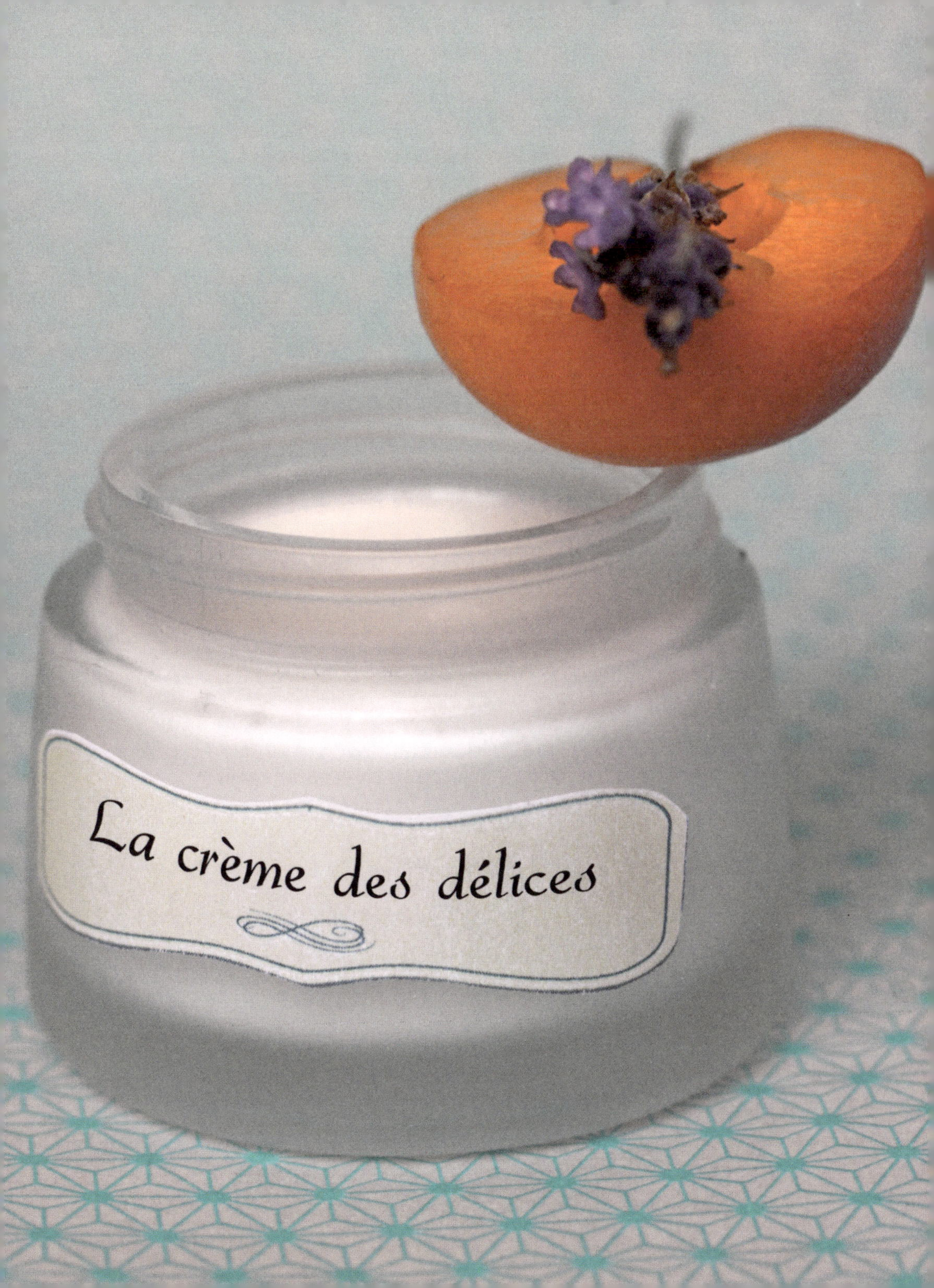
La crème des délices

Le baume des sirènes

Soin capillaire protecteur UV et nourrissant

Il y a des secrets de beauté qui se transmettent de génération en génération et de sirène en sirène. Voici, en exclusivité, la recette du baume capillaire le plus convoité dans les profondeurs des mers du sud. Appréciez...

DIFFICULTÉ	COÛT	PRÉPARATION	CONSERVATION
Moyen	7 €	10 min	3 mois

Mon matériel

• 1 pot de 100 ml • 1 mini-fouet ou 1 petite cuillère • 1 bol • 1 balance de cuisine électronique

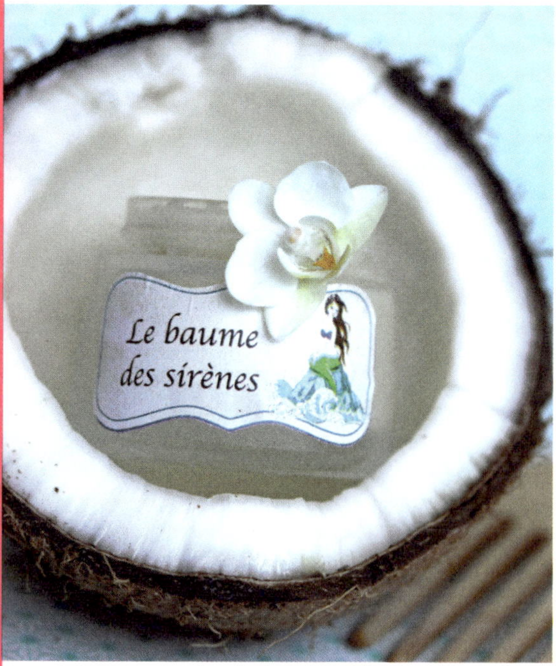

Dans mon panier

- 36 g de beurre de mangue
- 56 g de monoï
- 20 gouttes d'HE d'ylang-ylang
- 10 gouttes d'HE de mandarine
- 7 gouttes de vitamine E

LA RECETTE

1 › Transférez dans votre bol le beurre de mangue et le monoï puis faites fondre au bain-marie.

2 › Une fois les ingrédients fondus, retirez du feu et réservez 5 minutes.

3 › Ajoutez le reste des ingrédients et mélangez soigneusement.

4 › Transvasez dans votre pot et réservez jusqu'à complet refroidissement.

Mon rituel de beauté

Pendant l'été, la veille du shampooing ou avant un bain de soleil, massez vos cheveux et tout particulièrement les pointes avec une noisette de ce baume. Si vous avez le temps, enveloppez-les d'une serviette chaude. Ils vous diront merci.

Le saviez-vous ?
Le monoï est une huile parfumée traditionnelle des îles de la Polynésie française. L'huile est obtenue après la macération de fleurs de tiaré de Tahiti dans une huile issue de la noix de coco.

Un jardin sur la colline

Accord aromatique et floral

Petit paradis provençal perché sur une colline, Borme-les-Mimosas est réputé pour ses fleurs et son patrimoine du XIIe siècle. On vient y apprécier le pittoresque de ses vieilles pierres, la richesse de sa flore, son calme et la douceur de vivre qui y règne. Retrouvez dans cette eau de parfum toute la nostalgie de ce havre de paix.

DIFFICULTÉ	COÛT	PRÉPARATION	CONSERVATION
Facile	5 €	10 min	9 mois

Mon matériel
- 1 flacon vaporisateur de 15 ml
- 1 mini-fouet ou 1 petite cuillère • 1 bol

Dans mon panier
- 10 ml d'alcool à 90 ° ou de vodka (soit 2 c. à c.)
- 20 gouttes d'HE de lavande + 10 gouttes d'HE de mandarine + 2 gouttes d'HE de menthe poivrée (notes de tête)
- 1 c. à c. d'HA de rose (notes de cœur)
- 20 gouttes d'HE d'ylang-ylang (notes de fond)

LA RECETTE

1 › Mettez dans votre bol l'alcool à 90 ° ou la vodka.

2 › Ajoutez ensuite l'HA et les gouttes des différentes huiles essentielles, puis mélangez soigneusement entre chaque incorporation.

3 › Transvasez dans le flacon.

Mon rituel de beauté

Tous les matins, secouez énergiquement votre flacon puis vaporisez-le dans votre cou et sur vos cheveux.

Mon conseil : n'hésitez pas à oublier quelques jours votre parfum, afin que « le jus » gagne en maturité.

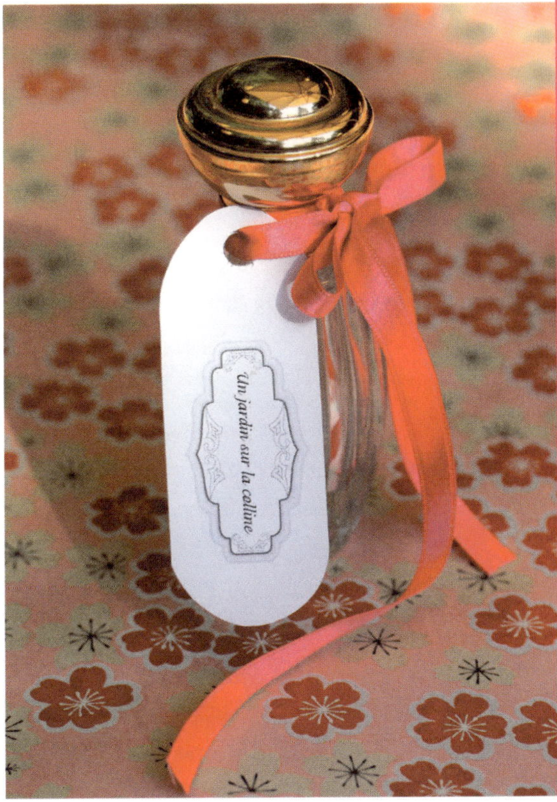

Côté cuisine

L'été est synonyme de vacances et de convivialité. C'est également le moment idéal pour recevoir, goûter des mets aux saveurs exquises et surprendre vos convives en réveillant leurs papilles avec des notes originales. Cet été, organisez des after hours *thématiques et savoureux à la maison ou en pique-nique. Gorgez-vous de fruits frais et croquez à pleines dents des légumes craquants ou juteux.*

L'aroma-chef idéal

L'HE de lavande fine donne une note tout à fait originale à différents accompagnements. N'hésitez pas à la tester dans :

- les vinaigrettes ;
- la confiture de figue, avec un fromage de chèvre ou de brebis frais ;
- l'huile d'olive, pour le fromage de chèvre et de brebis frais ;
- les entremets et pâtisseries : flans, macarons, cakes, cupcakes ;
- les glaces et sorbets (vanille, framboise, abricot, figue) ;
- les coulis d'abricot et sauces au chocolat blanc ;
- la chantilly (en accompagnement de glaces au chocolat, à la vanille, au yaourt et de sorbets à l'abricot ou à la figue) ;
- le sucre vanillé (parfait pour les crèmes brûlées).

L'HE de menthe poivrée réveille les papilles avec sa saveur marquée, piquante et incroyablement rafraîchissante. Elle fera merveille avec :

- les sauces froides, en accompagnement de poisson ;
- les pâtisseries (brownies, macarons chocolat) ;
- les boissons ou cocktails (mojito sans alcool, jus de légumes et de fruits de saison tels que pastèque, melon, pêche ;
- en thé glacé (associée au thé vert).

L'HE de mandarine ravira les palais blasés et illuminera des mets classiques avec sa saveur acidulée, pétillante et gourmande. Elle se marie avec des plats ou des accompagnements tels que :

- le chocolat (en mousse, en sauce chaude, froide ou fondue, en gâteau et entremets) ;
- l'huile d'olive (en dessert ou en entrée !) ;
- un coulis de framboises ou d'abricots pour yaourt, fromage en faisselle (vache, chèvre ou brebis) ;
- les sucres (vanillé) ;
- la fleur de sel de Guérande (pour poissons au barbecue, vinaigrettes, légumes grillés) ;
- les entremets et pâtisseries (flans, crèmes brûlées, gâteaux, macarons, crêpes) ;
- la moutarde aux herbes ;
- une panacotta à la framboise, mûre, ananas ou pêche.

Légende aromatique

La mandarine est originaire de l'Extrême-Orient (Japon, sud de la Chine et Vietnam) où elle est cultivée depuis 3 000 ans. Elle devrait son nom à la couleur de la robe portée par les mandarins, hauts fonctionnaires de l'empire chinois.

Depuis toujours au Moyen-Orient, **l'eau florale de rose** est utilisée en cuisine. Qui n'a pas goûté aux délicieux loukoums ou sirops si délicats à la rose ? Elle convient tout particulièrement aux mets sucrés et s'accommode comme par enchantement avec :

- le thé glacé à l'hibiscus et aux fruits rouges ;
- les cocktails de fruits d'été ;
- les milk-shakes glacés ou granités à la fraise, à la framboise ou à la mûre ;
- les pâtisseries (macarons).

Recettes express cuisine

Brebis frais à l'huile d'olive à la lavande

Versez 1 à 2 gouttes d'HE de lavande fine dans une bouteille d'huile d'olive extra-vierge. Mélangez bien, puis versez un filet de cette huile aromatique sur votre fromage de brebis frais accompagné de toasts légèrement grillés.

Vinaigrette légère à l'HE de mandarine pour salade en solo

Dans un bol, mettez 1 c. à c. de moutarde aux herbes ou à l'ortie. Ajoutez 1 pincée de sel et de baies roses moulues. Ajoutez 1 c. à s. de vinaigre balsamique puis 2 c. à s. d'huile d'olive extra-vierge. Ajoutez pour terminer 1 goutte d'HE de mandarine. Mélangez à nouveau et versez en filet sur la salade composée de votre choix. Pour gagner du temps, préparez-la à l'avance en augmentant les ratios et en respectant les proportions.

Sauce mandarine pour poisson vapeur

Préparez votre poisson à la vapeur. Fouettez dans un bol 4 c. à c. de crème soja avec de la fleur de sel, des baies roses moulues, du basilic frais coupé très finement et 1 goutte d'HE de mandarine. Laissez tiédir le poisson puis dressez la sauce à côté.

Coulis d'abricot et lavande

Lavez, dénoyautez, puis pochez 10 abricots dans de l'eau bouillante pendant 10 minutes. Retirez-les et laissez-les refroidir quelques instants. Passez-les au mixeur avec 1 c. à s. de cassonade. Lorsque la mixture est d'une consistance de compote/coulis, versez-la dans un bol, puis ajoutez 1 goutte d'HE de lavande fine et mélangez. Ajoutez ce coulis aromatique à un fromage blanc à la faisselle, un yaourt ou un fromage blanc grec.

Pêches sauce choco-mandarine

Lavez, dénoyautez, puis pochez 4 belles pêches dans une casserole d'eau bouillante. Retirez du feu, laissez-les tiédir puis pelez-les. Faites fondre au bain-marie $\frac{1}{3}$ de tablette de chocolat noir. Remuez et ajoutez $\frac{1}{2}$ c. à c. d'eau. Dès que le chocolat est fondu, retirez-le du feu et ajoutez 1 goutte d'HE de mandarine. Dressez les pêches dans une assiette, puis versez la sauce choco-mandarine en minces filets sur les fruits. Dégustez, c'est à tomber !

Mojito sans alcool

Dans un verre à whisky, versez 1 c. à c. de sucre cassonade. Ajoutez le jus d'½ citron vert frais. Pilez de la glace puis ajoutez-la. Incorporez l'eau gazeuse et 1 goutte d'HE de menthe poivrée. Remuez, ajoutez une paille et sur le côté une feuille de menthe coupée pour la décoration.

Infusion glacée à l'hibiscus

Préparez une infusion à base de fleurs d'hibiscus (1 l d'eau pour 20 fleurs). Laissez infuser pendant 10 minutes puis laissez refroidir et filtrez dans une carafe. Ajoutez 3 c. à s. de cassonade et remuez. Après quelques minutes, ajoutez des glaçons et placez au réfrigérateur.
Après 2 heures au frais, sortez-la, ajoutez 1 goutte d'HE de mandarine et remuez.
Gardez quelques fleurs d'hibiscus pour la décoration !
Cette infusion glacée est d'une très belle couleur rose foncé.

Les astuces cuisine de l'été

Sucré ou salé ? Créez des sucres ou sels aromatiques originaux. Quelques gouttes d'huile(s) essentielle(s) infusée(s) dans du sucre ou de la fleur de sel font merveille... Elles réveillent vos plats et surprennent vos convives. Privilégiez les HE de menthe, lavande ou mandarine.

Vinaigrette fun pour salades topissimes

En panne d'aromates ? 1 goutte d'HE de lavande, menthe ou mandarine transformera une vinaigrette en un délice absolu.

Huile parfumée inédite

Rassasiée des huiles extra-vierges ? 2 gouttes dans 1 l d'huile d'olive suffisent à vous transformer un plat en un mets original. Testez avec l'HE de mandarine ou de lavande.

Beurre El Diablo

Beurre d'agrumes pour poissons et légumes grillés

En accompagnement de poissons ou légumes grillés, il embrase vos plats estivaux et fera rougir de plaisir vos invités...

DIFFICULTÉ	COÛT	PRÉPARATION	CUISSON
Moyen	3 €	5 min	Sans

Mon matériel
- 1 boîte hermétique de conservation
- 1 râpe • 1 bol

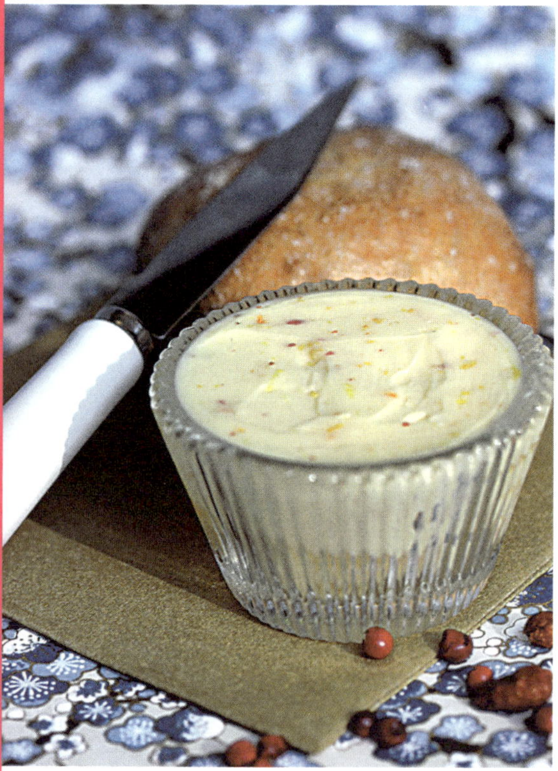

Dans mon panier
- 100 g de beurre
- ½ citron bio non traité
- ½ orange bio non traitée
- 1 goutte d'HE de mandarine
- fleur de sel
- baies roses
- 1 pincée de piment d'Espelette

LA RECETTE

1 › Laissez ramollir le beurre et travaillez-le dans le bol avec une cuillère en bois.

2 › Ajoutez la fleur de sel, les baies roses moulues et le piment d'Espelette. Assaisonnez et épicez à votre goût.

3 › Versez un filet de citron et d'orange dans le bol avec le beurre.

4 › Râpez le zeste du citron et de l'orange (3 à 4 coups de râpe suffisent).

5 › Ajoutez la goutte d'HE de mandarine.

6 › Malaxez le tout vigoureusement. Goûtez et assaisonnez à nouveau si nécessaire.

7 › Dégustez ce beurre d'agrumes avec un poisson grillé, au barbecue ou en papillote (dos de cabillaud, filets de rougets, pavés de saumon, filets de truite).

Mon conseil : servez le poisson avec du riz sauvage, des légumes d'été grillés (poivrons rouge, jaune, orange). Agrémentez de feuilles de basilic frais finement ciselées.

Smoothie d'Éros

Boisson irrésistible à déguster à deux

Pour épater l'élu de votre cœur, organisez un drink *estival gourmand et ne résistez pas à la chaleur ambiante.*

DIFFICULTÉ	COÛT	PRÉPARATION	CUISSON
Moyen	5 €	10 min	Sans

Mon matériel

• 2 verres à cocktail de 50 cl • 1 blender ou mixeur • 2 pailles colorées (pour la décoration)

Dans mon panier - pour 2 personnes

- 1 mangue fraîche
- 1 banane
- 2 pêches
- 1 barquette de fraises
- 6 framboises (pour la décoration)
- 3 gouttes d'HE de mandarine
- ½ c. à c. d'HA de rose
- des glaçons
- 2 feuilles de menthe

LA RECETTE

1 › Épluchez et découpez les fruits en morceaux.

2 › Dans votre blender, mixez-les tous à l'exception des framboises.

3 › Versez le smoothie dans les verres à cocktail et décorez avec les framboises et les feuilles de menthe préalablement lavées.

4 › Servez sans plus tarder.

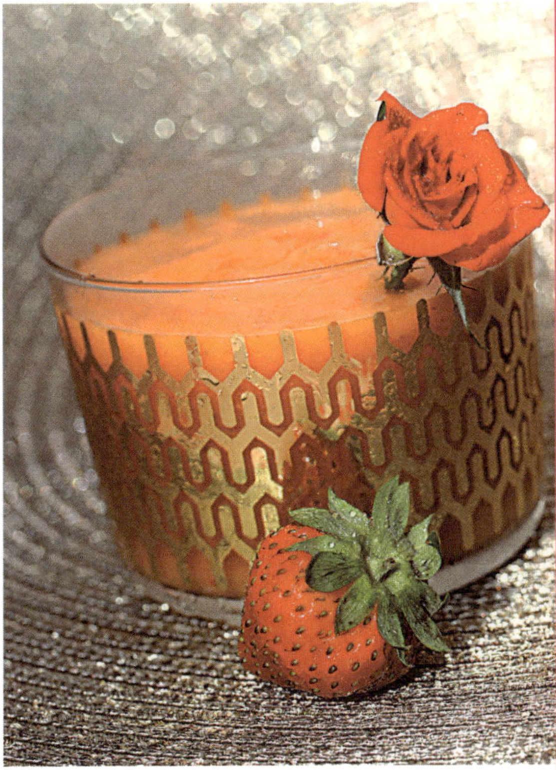

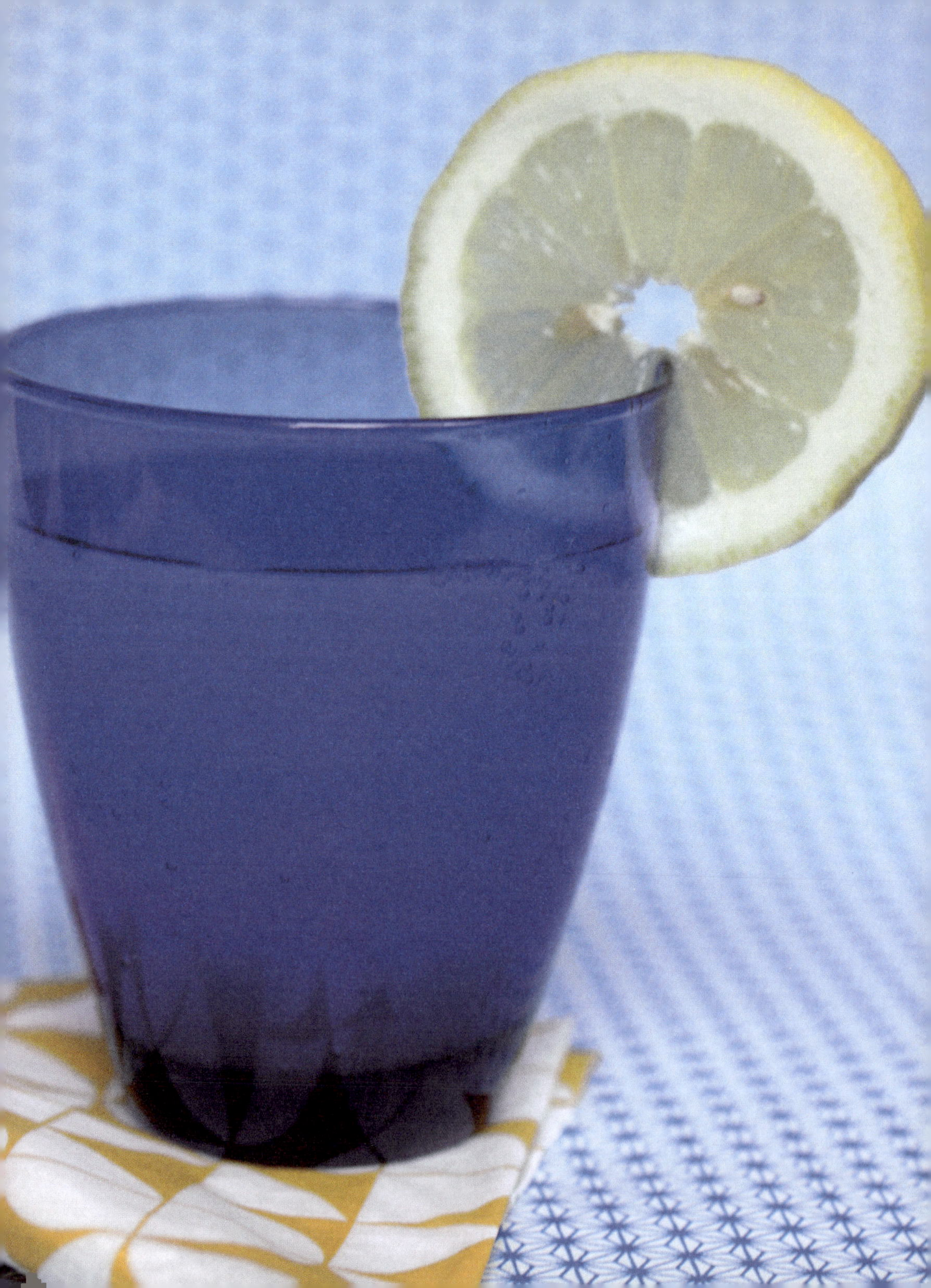

Limonade fresco

Boisson désaltérante

Simple et nomade, la limonade de notre enfance est une alliée incontournable pour nous aider à surmonter la chaleur de l'été !

DIFFICULTÉ	COÛT	PRÉPARATION	CUISSON
Facile	5 €	10 min	Sans

Mon matériel

• 1 blender • 1 saladier • 1 casserole
• 1 broc

Dans mon panier

Pour le sirop :

- 200 g de sucre blanc
- 200 ml d'eau de source
- le zeste d'1 citron bio non traité

Pour la limonade :

- 150 ml de jus de citron (soit 4 citrons bio non traités)
- 1 l d'eau minérale gazeuse
- 1 goutte d'HE de menthe poivrée

LA RECETTE

Le sirop :

1 › Versez le sucre dans une petite casserole. Ajoutez l'eau et le zeste d'un citron râpé.

2 › Portez à ébullition et laissez bouillir 3 minutes. Ôtez la casserole du feu et laissez infuser 10 minutes en couvrant. Laissez refroidir le sirop.

La limonade :

1 › Pressez les citrons puis filtrez-les pour éliminer les pépins. Récupérez la pulpe et ajoutez-la au jus.

2 › Ajoutez le zeste de citron râpé et la goutte d'HE de menthe poivrée. Mélangez le tout.

3 › Lorsque le sirop est refroidi, versez-le dans la limonade et mélangez.

4 › Ajoutez l'eau pétillante et remuez délicatement.

5 › Versez dans un broc. Gardez 1 heure au frigo afin de servir bien frais.

Mon conseil : avant de servir la limonade, ajoutez des glaçons et décorez-la de rondelles de citron et de feuilles de menthe fraîche finement ciselées. Versez-la dans de jolis verres décorés et utilisez des pailles colorées.

Cuisine

Recette

Sorbet surprise

Sorbet complice sucré-salé

Apportez un peu d'originalité en accompagnement d'une salade ou d'une terrine de poisson frais. Rafraîchissant, gourmand et original, il sera le chouchou du repas.

DIFFICULTÉ	COÛT	PRÉPARATION	CUISSON
Moyen	6 €	30 min	Sans

Mon matériel

- 1 blender ou mixeur • 1 bol
- 1 sorbetière • 1 cuillère à boule de glace

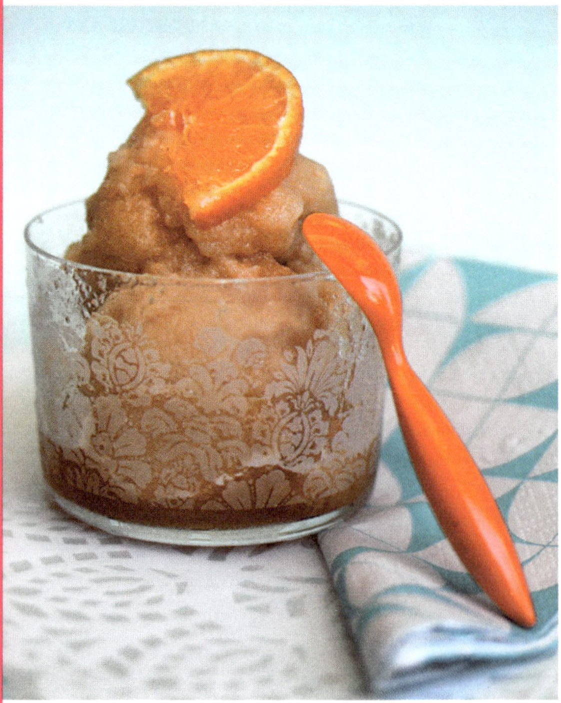

Dans mon panier - pour 4 personnes

- ½ melon bien mûr
- 15 cl d'eau de source
- 150 g de sucre
- 1 citron
- 1 goutte d'HE de mandarine

LA RECETTE

1 › Découpez le melon en 2, épépinez-le, puis prélevez la chair et passez-la au mixeur.

2 › Préparez ensuite un sirop en portant à ébullition l'eau et le sucre dans une casserole.

3 › Laissez cuire 2 minutes après ébullition, puis retirez du feu une fois la consistance souhaitée obtenue.

4 › Laissez-le refroidir, puis incorporez-le à la purée de melon avec le jus du citron pressé.

5 › Versez la préparation dans une sorbetière et laissez prendre.

6 › Prélevez le sorbet avec votre cuillère à boule de glace.

7 › Dressez 1 à 3 boules de ce sorbet sur l'assiette.

Mon conseil : présentez votre boule de sorbet melon bien séparée de votre salade ou terrine de poisson. Parsemez votre assiette de fleurs fraîches comestibles.

Cuisine Recette

Délice Provençau

Glace à la lavande de Provence

Les cigales amoureuses chantent dans la garrigue qui succombe à la chaleur torride. C'est la fin du repas par un soir d'été et on savoure une douceur entre amis.

DIFFICULTÉ	COÛT	PRÉPARATION	CUISSON
Moyen	4 €	15 min	Sans

Mon matériel

• 1 saladier • 1 sorbetière • 1 cuillère à boule • 4 jolies coupes pour glace

Dans mon panier

- 500 ml de lait entier
- 250 ml de crème liquide
- 150 g de sucre
- 1 goutte d'HE de lavande
- 1 pincée de fleurs de lavande fraîche (facultatif)
- colorant alimentaire violet (facultatif)

LA RECETTE

1 › La veille, faites bouillir le lait avec le sucre dans une casserole.

2 › Retirez du feu et ajoutez les fleurs de lavande avec la goutte d'HE de lavande fine.

3 › Versez dans un saladier et couvrez. Laissez refroidir pendant 24 heures.

4 › Le lendemain, battez la crème liquide en chantilly et filtrez le lait à la lavande.

5 › Mélangez les deux ingrédients, puis ajoutez le colorant alimentaire. Quelques gouttes suffisent pour donner à votre glace une couleur parme de lavande.

6 › Mettez le tout dans votre sorbetière et déposez au congélateur pendant 4 heures.

Mon conseil : placez un petit fromage de brebis en faisselle dans une assiette à dessert avec deux boules de glace à la lavande. Versez délicatement sur le rebord de l'assiette des filets de miel de Provence. Ajoutez des fleurs fraîches comestibles violettes et jaunes pour donner encore un peu plus de couleurs provençales à votre dessert…

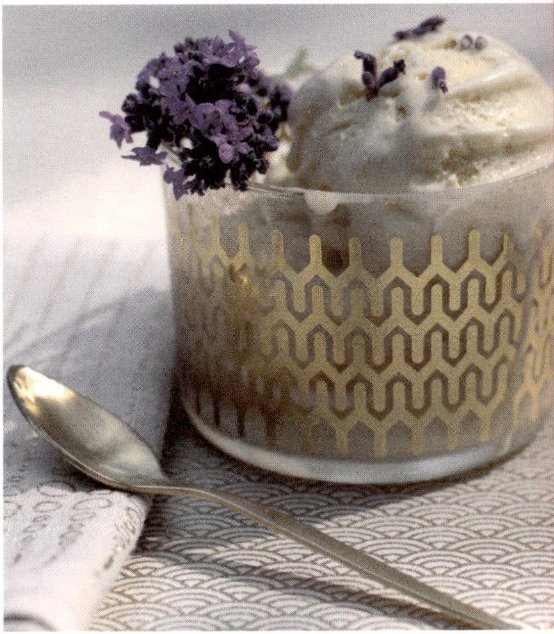

L'automne

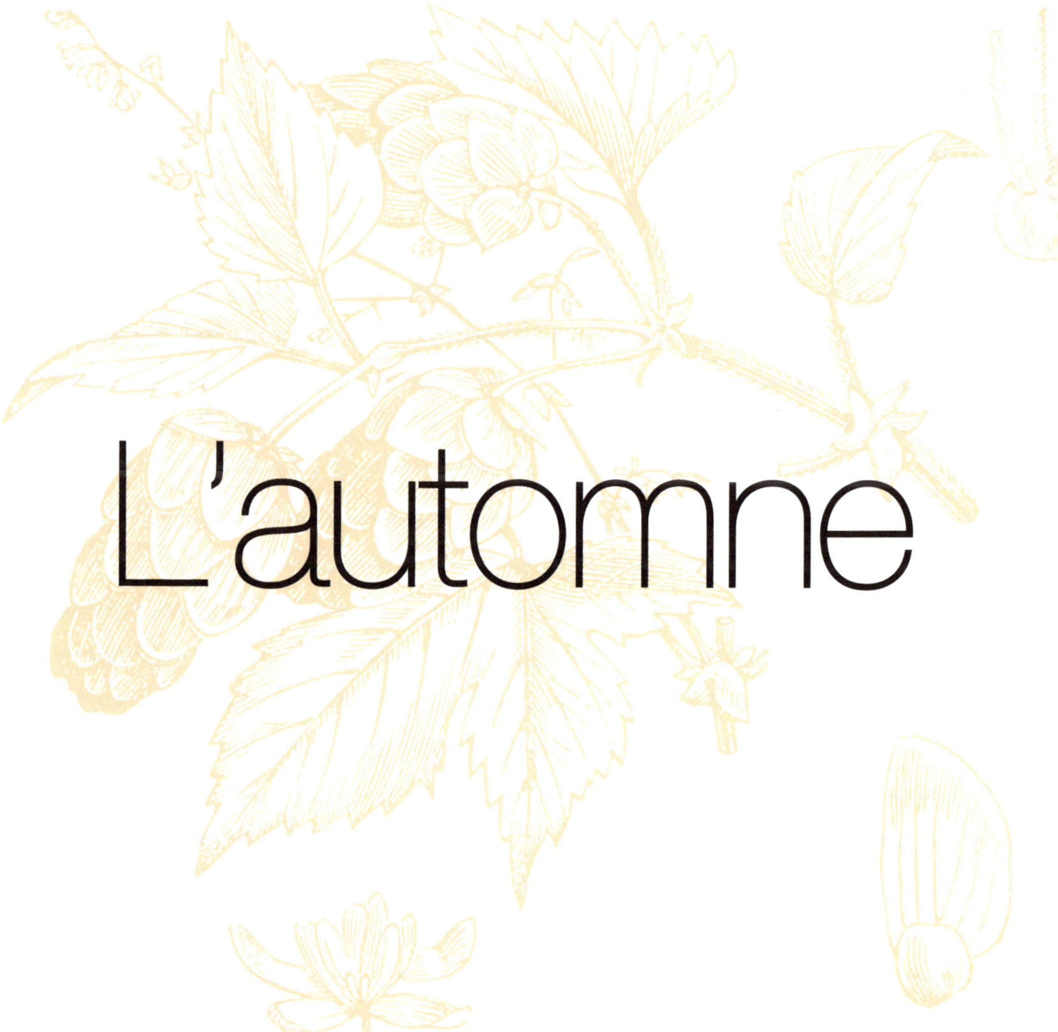

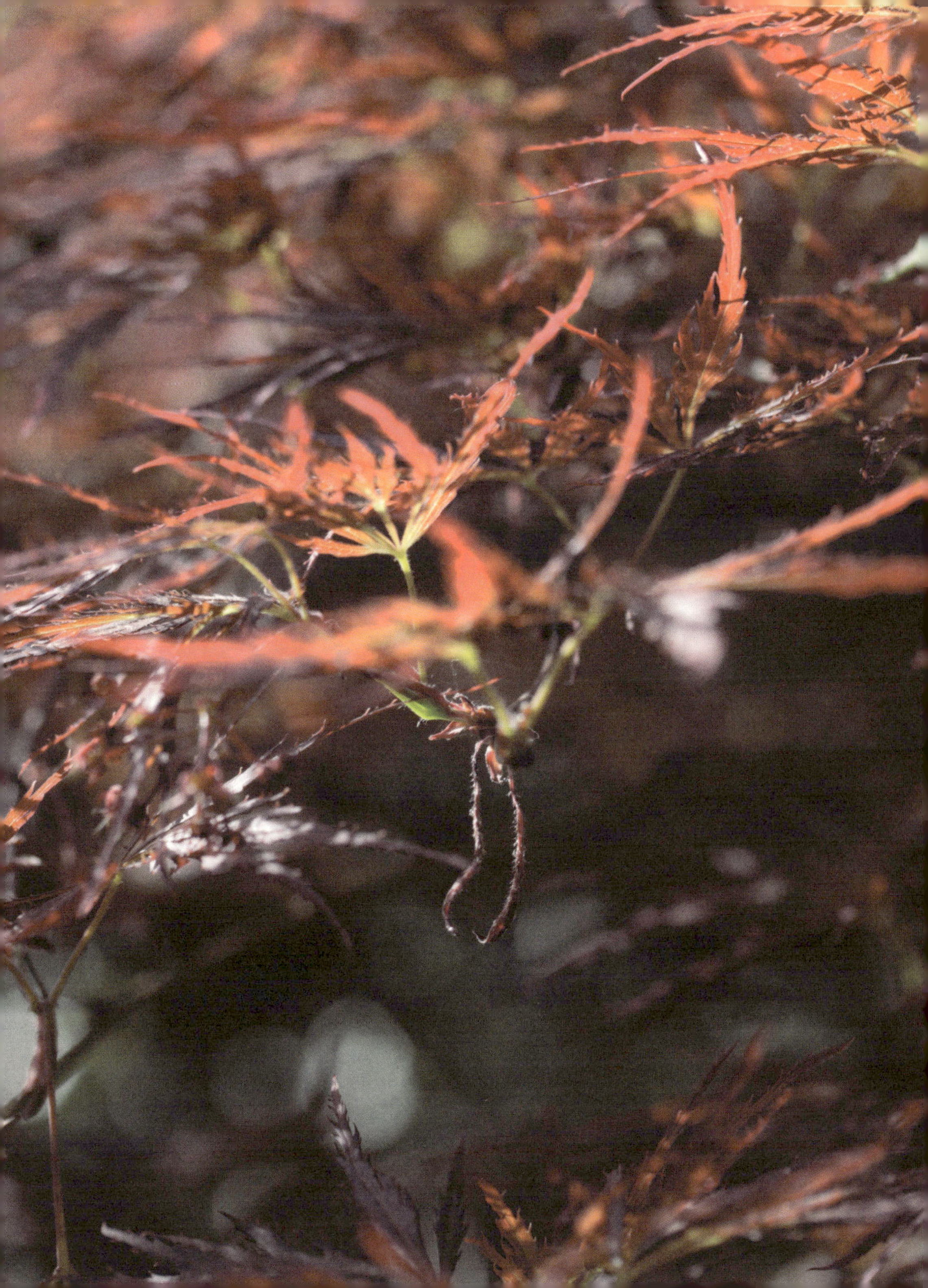

L'esprit de l'automne

« Les feuilles sèches préparent
la tisane de l'automne. »

• Ramon Gomez de la Serna •

L'automne signe une saison de transition et de préparation qu'il faut appréhender en toute conscience, un peu comme le printemps. L'énergie redescend, se resserre, s'enfonce profondément dans la terre, telle les feuilles des arbres qui tombent sous l'effet des premières gelées et viennent la nourrir. C'est un moment de nettoyage et de mise au point. Tous les choix que vous ferez et toutes les actions que vous entreprendrez conditionneront la fin de l'année. Plus que jamais, l'automne nous fait prendre conscience que nous ne sommes pas seulement spectateurs de la nature mais bel et bien aussi acteurs.

En médecine chinoise

L'automne est la saison de l'élément Métal, le moment où la nature change de rythme et ralentit : la température baisse et les nuits rallongent, manifestant ainsi le déclin du Yang et la montée du Yin qui commence à croître (saison Yin). Les organes liés à cette saison sont le poumon et le gros intestin. Pendant toute la saison, la sécheresse (élément climatique de l'automne) domine ; son énergie perverse, qui pénètre par le nez et abaisse la température du corps (par la peau), provoque les premiers refroidissements, la toux, les sinusites, et les rhumes. Massages, frictions, bains seront alors bénéfiques pour se prémunir contre ces maux saisonniers. Les émotions liées à cette saison sont la tristesse, la mélancolie, l'intériorisation, le recueillement (en automne, l'énergie décroît et retourne à la terre par les racines). Il est important de privilégier les saveurs salées, piquantes et d'avoir une alimentation riche et équilibrée en légumes racines sous forme de soupes ou mijotés, et de fruits en compotes subtilement épicées.

En médecine ayurvédique

Entre mi-septembre (*Aashvin*) et mi-novembre (*Kartika*), c'est la saison du *Sharada*. Pendant cette saison, qui est sous l'influence de *Vata* (*dosha* symbolisée par les éléments Air et Éther), l'ayurvéda privilégie les goûts sucrés, les saveurs piquantes et âcres pour préserver l'équilibre des trois *doshas*. Les massages aux huiles tiédies, le hammam ou le sauna permettent d'éliminer les toxines et de relancer l'énergie vitale. Il est également important de se coucher plus tôt et d'adapter son biorythme avec le cycle jour/nuit. Privilégiez le repos et la méditation pour pacifier l'énergie de *Vata* et ainsi ne pas subir une fatigue physique et humorale saisonnière.

À la découverte des huiles essentielles de saison

Cet automne, choisissez des huiles essentielles qui vont vous accompagner et vous aider à booster vos défenses naturelles, détoxifier votre corps afin de retrouver votre vitalité, réguler votre sommeil et vaincre la déprime passagère due à cette saison. Privilégiez les moments pour vous retrouver, vous faire du bien avec des massages aux huiles ou des baumes nutritifs, et vous réconforter avec des soins de beauté câlins… Alors, à vos flacons !

C'est le moment…

… de préparer tout doucement la saison froide à venir, prévenir les infections hivernales en se revitalisant et en boostant ses défenses immunitaires, palier aux petits désagréments cutanés et à la chute des cheveux.

L'huile essentielle de **saro**

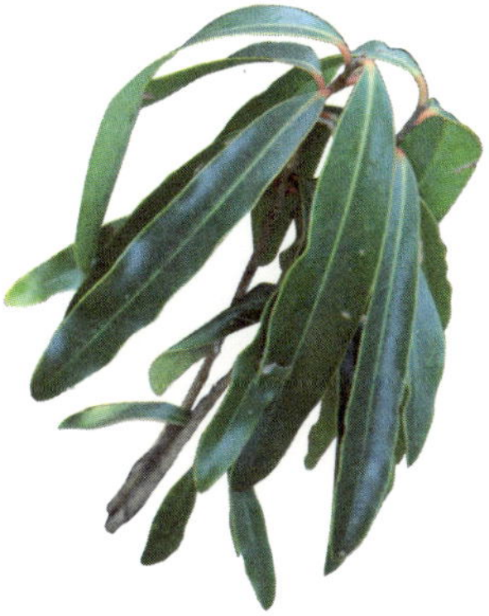

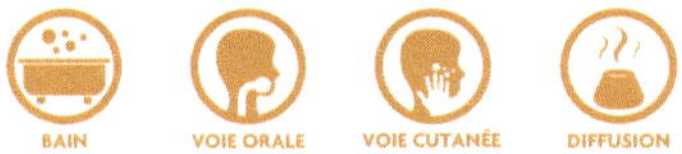

Nom botanique : *Cinnamosma fragrans*
Famille botanique : canellacées
Origine : Madagascar
Partie distillée : les feuilles (rendement entre 0 et 1 %)
Chémotypes : 1,8 cinéole, sabinène, α-pinène
Famille(s) biochimique(s) majeure(s) : oxydes terpéniques (1,8 cinéole) et monoterpènes
Caractéristiques organoleptiques :
- olfactif : herbacée, épicée et douce
- couleur : incolore
- apparence : liquide limpide

Utilisée en parfumerie en note de fond.

Pourquoi est-elle indispensable ?

L'HE de saro soulage rhumes, sinusites, fatigue et déprime. Elle regonfle notre tonus physique et moral et nous aide à faire front contre les infections respiratoires et épidémies virales. Équilibre et force caractérisent son influence sur notre bien-être, nous permettant de mieux affronter le stress et la fatigue physique. En soin cutané, elle corrige les imperfections et purifie les épidermes aux pores asphyxiés.

Ses vertus

› Santé
- antivirale et anti-infections ORL
- expectorante et anticatarrhale
- renforce le système immunitaire
- antibactérienne : soigne rhume et sinusite
- antidéprime de saison
- anti-infectieuse

› Bien-être
- antistress et antifatigue
- recentre l'être perdu ou épuisé
- apporte équilibre et ancrage

› Beauté
- astringente cutanée
- soigne les peaux acnéiques et matures
- antivergetures et cicatrisante

Le petit +

La fragrance douce et épicée de l'HE de saro nous enveloppe immédiatement par sa chaleur. Associée subtilement en note de fond à des essences d'arbres comme le cèdre ou le santal et à une épice chaude comme la cannelle, vous obtiendrez une fragrance qui enflammera les sens.

L'huile essentielle de **bergamote**

Nom botanique : *Citrus bergamia*
Famille botanique : rutacées
Origine : Italie, Côte d'Ivoire
Partie distillée : le zeste
(rendement 1 % environ)
Chémotypes : limonène, acétate de linalyle, linalol
Famille(s) biochimique(s) majeure(s) : coumarines, monoterpènes et esters terpéniques
Caractéristiques organoleptiques :
- olfactif : hespéridée, fraîche, suave et piquante
- couleur : orange à orange foncé
- apparence : liquide limpide

Utilisée en parfumerie en note de tête.

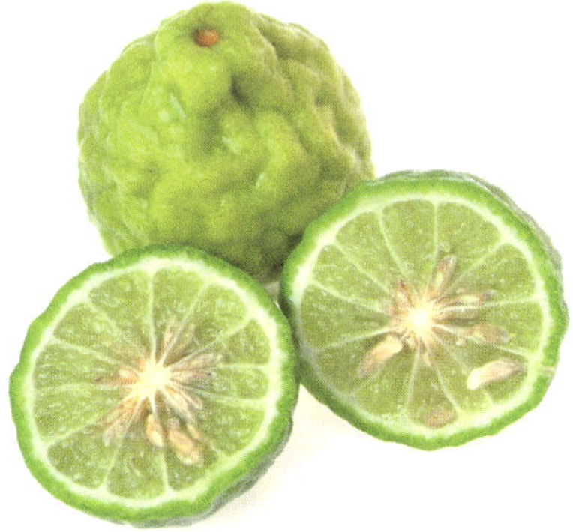

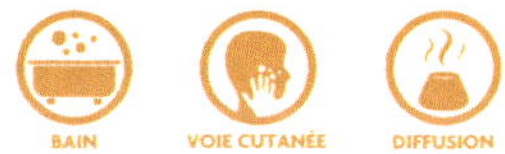

Pourquoi est-elle indispensable ?

L'HE de bergamote soigne de nombreux maux de l'automne : digestive, antidéprime, purifiante atmosphérique et astringente cutanée, elle vous accompagne durant toute la saison. Elle apaise et aide à réguler le sommeil, permettant ainsi de gagner en vitalité et en bonne humeur. En préparation culinaire, vous apprécierez sa saveur zestée et piquante.

Ses vertus

› Santé
- antibactérienne
- antispasmodique
- carminative et digestive
- purifiante et antiseptique atmosphérique

› Bien-être
- calme l'anxiété
- antistress
- calmante et sédative
- antidéprime de saison

› Beauté
- purifiante et astringente
- aide à réguler l'excès de sébum
- calme l'eczéma et le psoriasis

Le petit +

Fruitée, vive et légèrement amère, la bergamote est connue pour parfumer le thé noir (thé Earl Grey). En parfumerie naturelle, elle conjugue intensité et légèreté et se démarque par sa note originale.

Précautions d'emploi

L'HE de bergamote est fortement photosensibilisante : ne pas l'utiliser avant une exposition au soleil.

L'huile essentielle de **petitgrain bigarade**

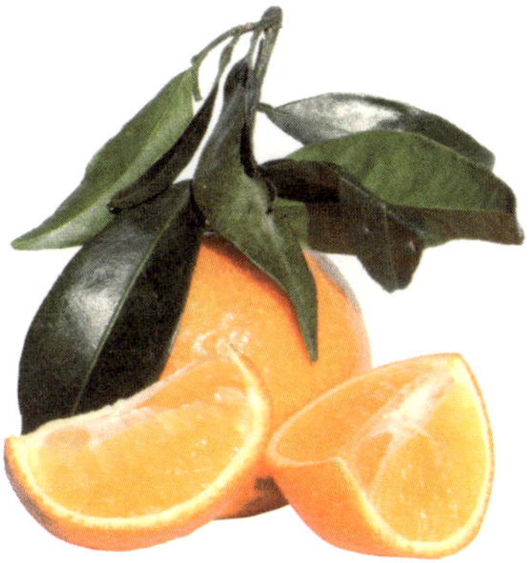

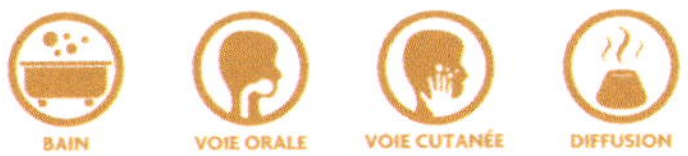

Nom botanique : *Citrus aurantium var. amara*
Famille botanique : rutacées
Origine : Paraguay, rives de la Méditerranée
Partie distillée : les feuilles (rendement 5 %)
Chémotypes : acétate de linalyle, acétate de néryle, acétate de géranyle
Famille(s) biochimique(s) majeure(s) : esters, monoterpénols
Caractéristiques organoleptiques :
- olfactif : douce, gourmande et réconfortante
- couleur : orange foncé
- apparence : liquide limpide

Utilisée en parfumerie en note de cœur.

Pourquoi est-elle indispensable ?

L'HE de petitgrain bigarade est le petitgrain de l'orange bigarade, une orange amère, idéale pour un automne en toute quiétude grâce à ses vertus calmante, antiseptique, antispasmodique et assainissante. L'énergie de la saison nous pousse à vivre en *slow motion* car notre horloge interne s'adapte à ce biorythme saisonnier et l'HE de petitgrain nous aide à baisser le rythme, déstresser et retrouver l'équilibre. En soin cutané, elle est comme une caresse sur notre peau qu'elle sublime. En cuisine, elle agrémente avec gourmandise les desserts, même les plus classiques.

Ses vertus

› Santé
- antispasmodique
- régule le sommeil
- assainissante atmosphérique
- antiseptique
- calme le hoquet, soulage l'aérophagie et les ballonnements

› Bien-être
- calmante et sédative
- soulage le surmenage et la déprime passagère

› Beauté
- soigne toutes les peaux
- parfume les produits d'hygiène et cosmétiques
- tonique et régénérante cutanée
- cicatrisante

L'huile essentielle de **carotte**

Nom botanique : *Daucus carota*
Famille botanique : apiacées
Origine : Inde
Partie distillée : les semences (rendement 1,5 %)
Chémotypes : carotol, sabinène, acétate de géranyle
Famille(s) biochimique(s) majeure(s) : monoterpènes, sesquiterpénols, sesquiterpènes
Caractéristiques organoleptiques :
• olfactif : terreuse, profonde et poudrée
• couleur : jaune très pâle
• apparence : liquide limpide
Utilisée en parfumerie en note de cœur.

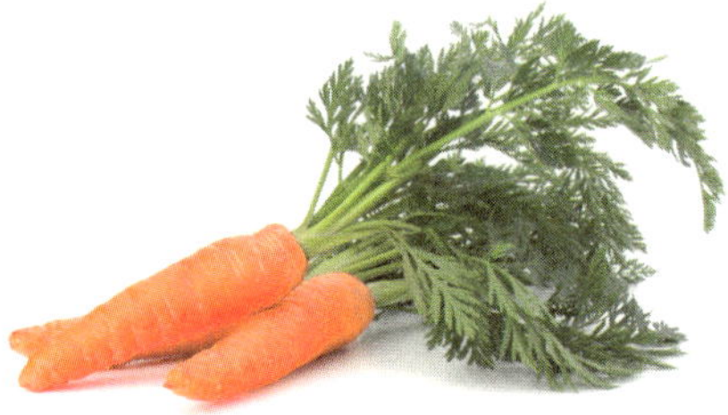

VOIE ORALE VOIE CUTANÉE

Pourquoi est-elle indispensable ?

L'HE de carotte relance l'énergie vitale. Tonique et positivante pour le mental, elle balaie la déprime et les idées noires. Pour notre développement personnel, elle agit tel un guide nous menant à la compréhension de nous-mêmes et nous incline à de vrais moments de recueillement. En soin de la peau, elle sublime le teint, tonifie et revitalise les épidermes sensibilisés.

Ses vertus

› *Santé*
- détoxifiante et régénérante hépatique
- drainante hépatorénale
- antibactérienne

› *Bien-être*
- tonique et positivante pour le mental
- aide à voir plus clair dans sa vie, à rationaliser et fixer des priorités
- aide à la mémoire et à la concentration

› *Beauté*
- tonique et régénérante cutanée
- revitalisante pour les peaux à problèmes
- cicatrisante

Le petit +

Subtile mais avec une présence olfactive charismatique, l'HE de carotte est utilisée dans les compositions chyprées, florales et fougères pour renforcer les notes poudrées de la violette, de l'iris, ou du mimosa.

Précautions d'emploi

• Usage interne réservé aux thérapeutes, en respectant bien les posologies indiquées.
• Ne pas utiliser en cas de maladies hépatorénales.

Eau florale de **fleur d'oranger**

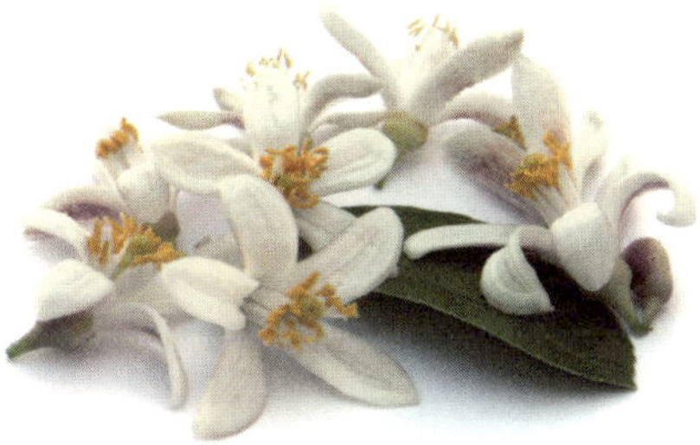

VOIE ORALE VOIE CUTANÉE

Nom : *Citrus aurantium var. amara*
Origine : Italie
Partie distillée : les pétales
Famille botanique : rutacées
Couleur : jaune très pâle
Saveur : fleurie, douce et fruitée
Conservation : de 3 à 6 mois après ouverture du flacon. Conserver au réfrigérateur.

Pourquoi est-elle indispensable ?

L'eau florale de fleur d'oranger est une parenthèse de tendresse et de douceur en cette saison. Sa fragrance apaisante nous rappelle les joies de l'enfance. Elle aide à réguler notre sommeil et apporte beaucoup de tendresse et de compassion dans notre développement personnel. En soin pour la peau, elle illumine et apaise les peaux sensibles et sensibilisées par les agressions extérieures (chaud/froid). En cuisine, elle est telle une madeleine de Proust qui ravit nos papilles de souvenirs gustatifs !

Ses vertus

› *Santé*

- sédative
- soulage les troubles de la ménopause et du cycle menstruel

› *Bien-être*

- antidéprime
- calmante et apaisante
- consolatrice en période de choc et deuil
- revitalisante : antifatigue, burn-out
- aide au lâcher-prise

› *Beauté*

- calme et apaise les épidermes sensibles
- illumine le teint
- astringente et rafraîchissante
- régénérante cutanée

Le petit +

L'eau florale de fleur d'oranger parfume agréablement les bébés et les enfants. Elle s'utilise aussi le soir avant le coucher en brume d'oreiller, ou dans le bain de bébé pour une nuit toute douce. Bonne nuit les petits !

Santé

Côté santé

L'automne est là, avec sa lumière douce et flamboyante. La transition se fait petit à petit et nous pouvons déjà sentir le changement d'énergie dans l'air : les jours raccourcissent, la température rafraîchit et la nature, autour de nous, se dévêt timidement. Saison de profond changement dans notre horloge interne, notre organisme s'adapte et se doit d'être fort afin de prévenir différents maux : réguler son sommeil, renforcer ses défenses naturelles, détoxifier son corps, vaincre la fatigue et la déprime de saison. En tout cela, les huiles essentielles nous accompagnent parfaitement pour apprécier pleinement ce bel été indien.

L'aroma-trousse idéale

L'HE de saro, par sa douceur, se révèle être un antiviral très efficace qui s'utilise facilement et en toute sécurité par toute la famille (sauf sur les enfants de moins de 3 ans). En friction préventive pour renforcer les défenses naturelles et faire face aux maux de saison de toute la sphère ORL : premiers frimas, rhumes, sinusites ou toux grasses, elle agit seule ou accompagnée.

Commencez cette cure en prévention dès la rentrée en versant 1 goutte dans ½ c. à c. d'huile végétale de tournesol et en appliquant en friction sur la plante des pieds tous les matins. En associant l'HE de saro avec l'HE de bergamote dans une base d'huile végétale d'amande douce, vous obtiendrez un baume pour masser le plexus solaire en cas de déprime passagère. En solution express nomade à respirer ? Versez 2 gouttes pures sur un mouchoir, respirez et vos voies respiratoires seront rapidement libérées.

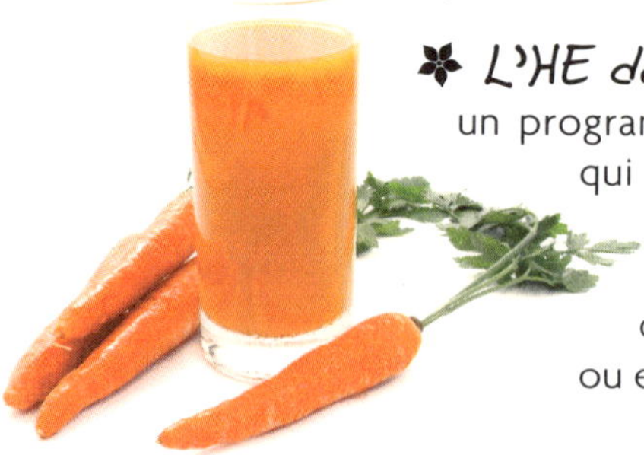

L'HE de carotte est incontournable pour préparer un programme détox efficace : elle draine les toxines qui encombrent notre organisme, ce qui permet de recharger les batteries et notre système immunitaire. Seule ou associée, elle s'utilise dans des jus de légumes frais, des soupes détox ou en massage du ventre.

En cure de saison, versez 1 goutte dans 1 c. à c. de lait végétal de châtaignes, puis incorporez au bouillon de légumes d'automne (préférez les endives pour drainer les toxines, les navets pour faciliter le transit grâce à leur richesse en fibres, le chou-fleur pour drainer les reins ou le brocoli pour l'élimination des toxines). Pour favoriser l'élimination et le transit, associez l'HE de carotte avec celle de bergamote. Mélangez 3 gouttes de chaque dans 1 c. à c. d'huile végétale de tournesol, puis massez le ventre en mouvements doux et circulaires (dans le sens des aiguilles d'une montre).

L'HE de bergamote est magique pour prévenir des infections respiratoires automnales : antibactérienne et antiseptique, elle purifie et assainit l'air de la maison afin d'éviter l'accumulation de miasmes. Associée à l'HE de saro, elle agira efficacement tout en parfumant agréablement la maison, la chambre des enfants et la voiture.

Associez l'HE de bergamote à l'HE de saro pour purifier l'air ambiant et prévenir les infections virales de saison. Versez 5 gouttes de chaque huile essentielle dans 1 c. à c., puis transvasez dans un flacon spray de 50 ml. Secouez avant chaque utilisation, puis vaporisez 3 fois dans chaque coin de la pièce ou dans la voiture.

L'HE de petitgrain bigarade agit efficacement pour réguler et équilibrer notre biorythme cette saison. Problèmes d'endormissement, réveils nocturnes ou fatigue passagère, il régularise et équilibre le sommeil perturbé en association avec l'HE de bergamote, et rend la nuit et le sommeil réparateurs. Versez 1 goutte d'HE de bergamote + 1 goutte d'HE de petitgrain sur un mouchoir en papier. Respirez profondément avant le coucher, puis laissez-le sur votre table de nuit ou à côté de l'oreiller. Les bienfaits agiront pendant la nuit.

Les meilleurs complices santé de la saison

L'extrait de pépins de pamplemousse a été découvert en 1980 en Floride, alors que le médecin-physicien Jacob Harich, célèbre immunologue (jardinier à ses heures perdues), jette quelques graines de pépins de pamplemousse dans son compost. Après quelques semaines, il remarque que celles-ci ne pourrissent pas et décide de procéder à des analyses abouties qui révèlent que c'est un remède naturel efficace, un antibiotique puissant qui traite divers maux. Les pépins de pamplemousse rendent les bactéries, virus, champignons, et parasites inoffensifs. Il s'utilise par voie cutanée (il est aussi apprécié comme conservateur efficace pour les cosmétiques maison) et orale : consommez-le dans un jus d'orange le matin. Pour cette saison, il agit efficacement contre les infections ORL, les refroidissements, les rhumes et les sinusites (en lavement nasal), la toux et l'angine (en gargarisme).

Astuce

Pour l'extrait de pépins de pamplemousse, préférez une concentration de 800 mg biflavonoïdes qui sera la plus efficace.

La gelée royale est une substance blanchâtre et gélatineuse sécrétée par certaines glandes des jeunes abeilles nourricières. Elle est destinée à l'alimentation des larves au premier stade de leur développement et constitue le régime alimentaire exclusif des reines durant toute leur existence. Appelée aussi « le lait des abeilles », elle est riche en sucres (fructose et glucose), protéines, acides gras, minéraux, vitamines (principalement celles du groupe B, B1 et B5) et oligoéléments. La gelée royale, qui doit être de préférence consommée fraîche, est connue pour booster les défenses naturelles et renforcer l'immunité. Conservée au frais et consommée en dosage minime, elle est précieuse et bienfaitrice. Dès les premiers frimas, prévoyez une cure en versant 1 goutte d'HE de saro dans 1 c. à s. de miel liquide dans laquelle aura été mélangée un peu de gelée royale fraîche.

Bon à savoir

La gelée royale est généralement vendue avec une cuillère doseuse pour usage quotidien équivalent à 1 g.

Le lait de châtaigne est préféré au lait de vache en médecine chinoise ou naturopathie pour sa meilleure digestibilité. Ce lait végétal est un substitut idéal du lait de vache pour ses vertus nutritionnelles riches et goûteuses. Il enrichit naturellement la flore intestinale et diminue l'acidité gastrique. Parfait reminéralisant pour la saison, c'est une source de calcium facilement assimilable qui contient tous les acides aminés essentiels, les vitamines B1 et C, et du magnésium. Vous pouvez l'adopter comme support neutre pour l'utilisation par voie orale des huiles essentielles cet automne.

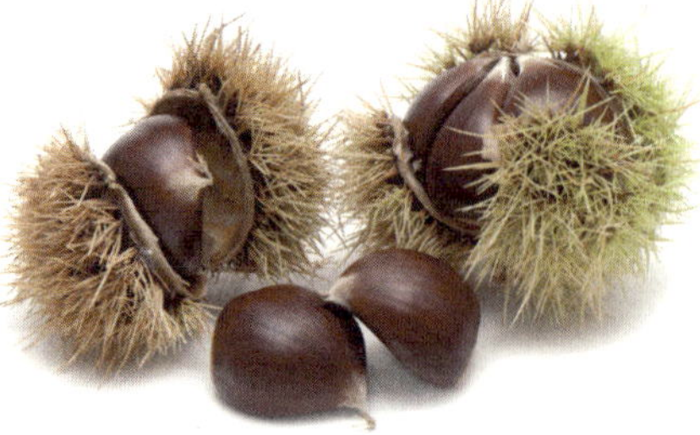

Les priorités santé de l'automne et leurs solutions

L'automne est là, majestueux et chatoyant, et les éléments commencent à se déchaîner : la pluie, le vent, le froid s'emballent alors que la luminosité décline. Tout cela a des répercussions sur notre corps, intimement lié aux rythmes naturels. Soumis à ces éléments climatiques, notre organisme peut rapidement s'affaiblir. Au programme : adopter des solutions préventives et/ou curatives. En prévention, détoxifier son organisme permet de relancer l'énergie vitale. On bouge son corps afin de booster les défenses naturelles, on cale son sommeil afin de bien recharger les batteries, et on laisse les microbes et virus dehors afin de garder sa maison saine. Pour se soigner, on respire à pleins poumons et on traite rapidement les maux respiratoires saisonniers dès les premiers refroidissements.

Détoxifier pour mieux relancer son énergie

La détoxification permet de se maintenir en bonne santé, surtout pendant les demi-saisons, car le corps fait un effort pour s'adapter à un changement de biorythme plus profond. Le programme détox permet de nettoyer l'organisme des toxines accumulées qui empêchent une assimilation optimale des vitamines, des minéraux et des oligoéléments. Ce programme aide aussi à lutter contre la fatigue qui s'installe souvent en début de saison et qui pourrait perdurer si elle n'est pas bien prise en compte.

Alors, pendant la journée, consommez une boisson détox en complément d'une alimentation adaptée riche en fibres, vitamines et minéraux.

Mon conseil

Privilégiez les légumes et fruits frais de saison que vous trouverez au marché. La nature faisant bien les choses, ils correspondent souvent à nos besoins nutritionnels du moment.

Détox express

Versez 1 goutte d'HE de carotte dans 1 c. à c. de solubol, puis ajoutez à votre convenance un jus de légumes bio. Pour emporter partout avec vous votre jus de légumes, versez-le dans un récipient isotherme.

À fond la forme ou comment booster son immunité au naturel

La pratique d'une activité physique est essentielle pour la santé : nos cellules sont mieux oxygénées, nos muscles et organes mieux irrigués en nutriments nécessaires à leur bon fonctionnement, notre digestion et l'élimination sont facilitées, et notre système immunitaire gonflé à bloc ! À chacun ses préférences : marche active, jogging, gym en salle... Le plus important étant de commencer et d'être constant dans cette activité pour pouvoir apprécier tous ses bienfaits sur notre santé physique et mentale. Dès aujourd'hui, planifiez 3 heures par semaine ou 30 minutes par jour d'une activité que vous aimez et qui correspond à vos capacités. Il est important de trouver du plaisir à se faire du bien !

Bille en tête

Mélangez 6 gouttes d'HE de saro + 5 gouttes d'HE de carotte dans 1 c. à s. d'huile végétale de tournesol. Versez dans un flacon de 50 ml d'huile végétale de tournesol. Secouez-le avant chaque usage et appliquez-le dans le sens des aiguilles d'une montre sur le bas du dos (au niveau des reins).
Avant de débuter votre activité physique, frictionnez-vous énergiquement avec cette synergie qui vous donnera des ailes.

Au top !

Versez 5 gouttes d'HE de saro + 5 gouttes d'HE de bergamote dans un flacon de 250 ml de base lavante neutre bio. Secouez pour bien homogénéiser le mélange avant chaque utilisation. Après l'effort, utilisez une petite noisette de ce gel pour vous masser sous la douche, puis rincez abondamment. Vous êtes alors fin prête pour une belle journée ou une soirée cocooning enveloppée dans un peignoir bien douillet !

Réguler son sommeil afin de préserver ses forces

Le sommeil est moins réparateur, les jours raccourcissent, la luminosité faiblit, la température baisse, le climat couvert ou le soleil timide entraînent fatigue et baisse d'énergie. Pourtant, le sommeil est un élément crucial pour préserver une bonne santé et renforcer ses acquis. Une nuit réparatrice nous permet de récupérer, d'où l'importance de recaler notre horloge interne et de bien se reposer. C'est le moment de se mettre au lit plus tôt, de lire au calme avant le coucher pour se préparer à une douce nuit compensatrice.

Tisane du soir, bonsoir

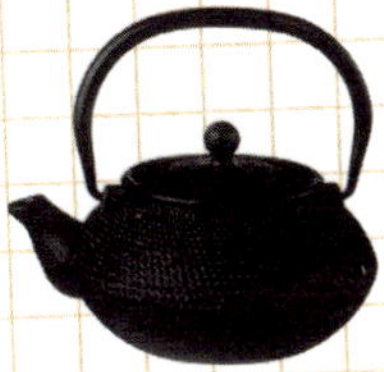

Versez de l'eau bouillante dans une théière et ajoutez-y 1 pincée de romarin (pour tisane). Laissez infuser 5 minutes, puis ajoutez 1 c. à c. d'eau florale de fleur d'oranger. Sucrez avec du miel et consommez.

Douce nuit

Dans 1 c. à c., versez 8 gouttes d'HE de petitgrain + 8 gouttes d'HE de bergamote. Transvasez dans un flacon de 50 ml d'huile végétale de tournesol.
Après un moment de calme et de lecture, massez-vous avec cette synergie sur les tempes, le décolleté (pour que vous puissiez apprécier sa fragrance pendant la nuit) et respirez profondément.

Humidifier et purifier l'air ambiant

Garder sa maison saine est une priorité cet automne afin de bien protéger notre potentiel santé. Le vent fort de cette saison et les premiers jours de chauffage assèchent rapidement nos muqueuses, réduisant ainsi notre taux d'absorption en oxygène ce qui va favoriser la fatigue, les migraines et une baisse de notre système immunitaire. Il est alors recommandé de bien aérer son intérieur (au moins 15 minutes par jour), d'apporter une humidité saine avec un appareil prévu à cet effet et d'assainir avec des huiles essentielles adaptées.

De l'air !

Versez 5 gouttes d'HE de saro dans le bac à eau de votre humidificateur électrique (préalablement diluées dans 20 gouttes de solubol) ou dans une coupelle réservée à cet effet que vous placerez par exemple sur un radiateur.

Respirer à pleins poumons

Les premiers froids, l'humidité, les changements de température entre l'intérieur et l'extérieur, et la promiscuité dans les transports favorisent l'éclosion et le partage de microbes et virus divers et variés. Rhumes, sinusites, rhinopharyngites et rhinites font désormais partie de notre quotidien. Voici une synergie aromatique à utiliser de différentes manières selon les besoins.

Lavage nasal à l'extrait de pépins de pamplemousse

Mélangez 5 gouttes d'extrait de pépins de pamplemousse dans un ¼ de verre d'eau tiède, puis introduisez quelques gouttes de ce mélange dans chaque narine à l'aide d'un compte-gouttes. Veillez à bien pencher la tête légèrement en arrière pendant cette opération. Ensuite, inspirez fortement 3 fois puis mouchez-vous.
Ce mélange nettoie, désinfecte et décongestionne les voies nasales. Il peut être fait de façon isolée ou avant un traitement.

Synergie aromatique respiratoire

Mélangez 8 gouttes d'HE de saro + 5 gouttes d'HE de menthe poivrée dans une base d'huile végétale neutre. Transvasez dans un flacon de 10 ml. En cas de sinusite, préparez cette synergie aromatique afin de vous masser le front et les ailes du nez (les sinus).
En cas de rhume, versez 3 gouttes sur un mouchoir en papier et inspirez profondément pour un effet immédiat et efficace.

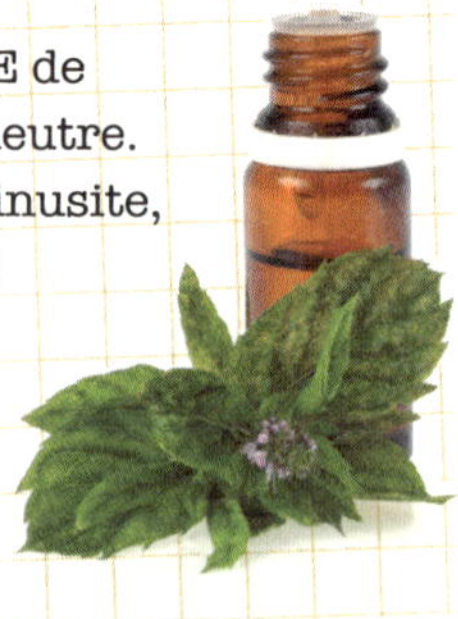

L'automne n'est pas un long frisson

L'automne est bel et bien là et les premiers frimas ont pris place. Nous devons nous habituer à ce changement thermique et adapter notre garde-robe selon les caprices du temps : le vent, la pluie, et le froid font désormais partie de notre quotidien. Toujours coquet(te) ou refusant les affres météorologiques, nous avons parfois tendance à retarder le moment de revêtir des vestes plus chaudes. C'est alors que nous devenons des proies faciles aux refroidissements, prémices de jours fiévreux.

Premiers frimas

Dans 1 c. à s. de lait (non écrémé ou lait végétal), ajoutez 6 gouttes d'HE de saro, mélangez puis ajoutez à l'eau du bain. Brassez afin de bien disperser les molécules aromatiques, et restez 15 minutes dans ce bain afin de profiter de tous ces bienfaits.

Les astuces santé de l'automne

Faire le plein de vitamines pour booster notre immunité

Indispensables à notre santé, les vitamines sont nos amies ! Vous trouverez de la vitamine C (antioxydante et tonifiante) dans les fruits frais de saison (agrumes, kiwi...), de la vitamine E (antiradicalaire) dans les huiles végétales de première pression à froid, ainsi que de la vitamine D dans les huiles de foie de poisson ou sous forme de compléments alimentaires. N'oubliez pas de vous exposer chaque jour 10 minutes à la lumière du soleil, car la vitamine D (essentielle à la minéralisation des os et au système immunitaire) est également synthétisée par la peau.

Le saviez-vous ?

Un kiwi de taille moyenne suffit à couvrir vos besoins journaliers en vitamine C (80 mg). Vous pourrez également consommer ½ à 1 comprimé d'acérola par jour.

Les oligoéléments… du minéral pour l'automne

Nos défenses naturelles sont mises à mal, il est donc vital de les renforcer. Présents en quantité infime dans notre corps, les oligoéléments jouent un rôle essentiel dans notre organisme car ils déclenchent ou accélèrent les échanges entre les cellules, les enzymes, les hormones ou les vitamines. Certains, tel le cuivre et le manganèse, sont essentiels pour soutenir notre immunité.

L'aliment est un médicament ?

Adage de la médecine ayurvédique, l'alimentation est un élément de base pour une bonne santé. Les étals du marché regorgent de fruits et de légumes de saison, parfaitement adaptés à nos besoins : des légumineuses, des légumes riches en fibres, des fruits vitaminés et juteux. L'hygiène alimentaire de l'automne complétera votre programme détox et élimination, et boostera également vos défenses naturelles. Pour une santé optimale, mangez sain !

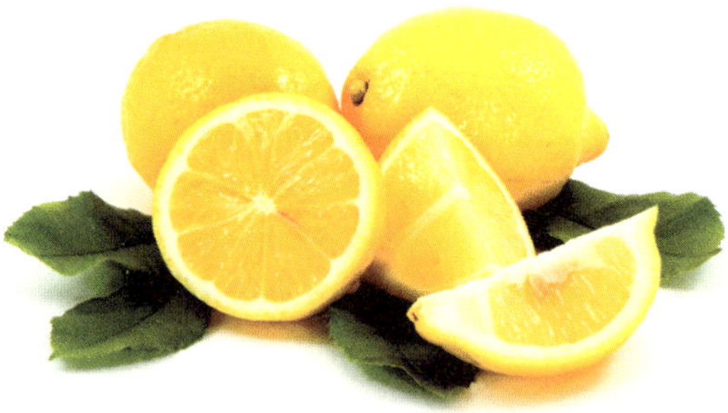

Hotty lemon

Boisson chaude pour détox automnale

Dès le matin à jeun, réveillez votre vitalité et boostez naturellement vos défenses naturelles. Après une cure de 15 jours et en complément d'une hygiène de vie adaptée, vous vous sentirez mieux dans votre corps et dans votre esprit.

DIFFICULTÉ	COÛT	PRÉPARATION	CONSERVATION
Facile	2,50 €	15 min	Non

Mon matériel

- 2 tasses de 25 cl • 1 casserole
- 1 théière • 1 mortier ou 1 grand couteau

Dans mon panier - pour 2 tasses

- 75 cl d'eau de source
- 1 citron jaune bio
- 1 petite racine de gingembre frais
- 4 clous de girofle
- 1 goutte d'HE de carotte
- 4 c. à c. de sirop d'agave

LA RECETTE

1 › Faites bouillir l'eau de source dans une casserole.

2 › Pendant ce temps-là, pelez la racine de gingembre, puis écrasez-la dans votre mortier ou à l'aide de la lame d'un grand couteau.

3 › Lavez le citron puis coupez-le en 2. Pressez la première moitié pour en recueillir le jus et coupez l'autre moitié en petits morceaux.

4 › Transférez dans votre théière le gingembre, les clous de girofle, le jus de citron, les morceaux de citron et le sirop d'agave, dans lequel vous aurez au préalable dilué la goutte d'HE de carotte.

5 › Ajoutez l'eau frémissante, puis laissez infuser 10 minutes.

Mon rituel de santé

Consommez cette boisson bien chaude afin de bénéficier au mieux de son action diurétique et revigorante.

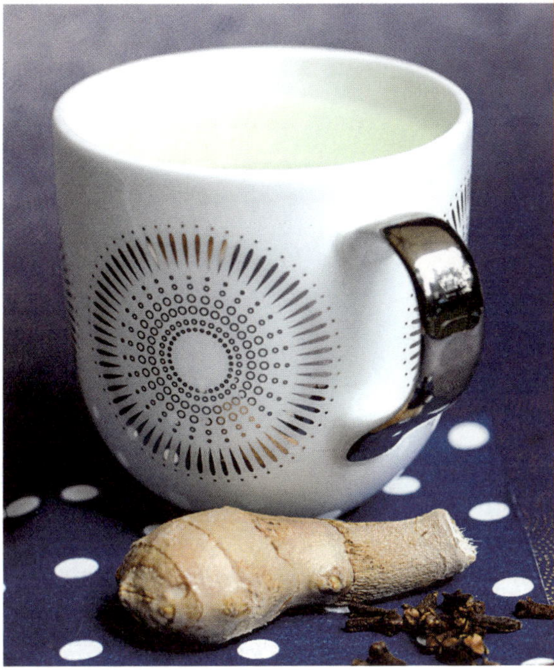

Recette Santé

Air pur !

Spray atmosphérique assainissant et purifiant

Un peu d'air frais et sain dans la maison est indispensable pour mieux résister aux épidémies et aux virus. En quelques pschitts, l'atmosphère est assainie de tout miasme ambiant.

DIFFICULTÉ	COÛT	PRÉPARATION	CONSERVATION
Facile	3 €	5 min	6 mois

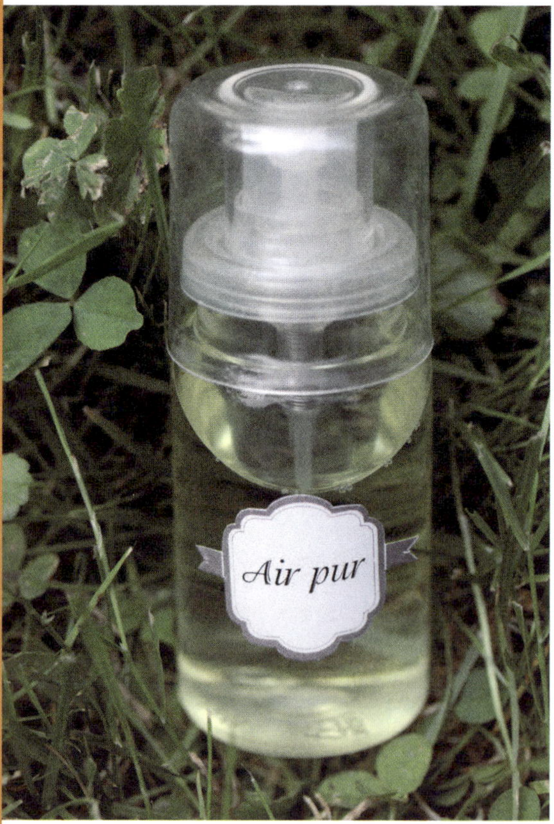

Mon matériel

• 1 flacon spray de 50 ml • 1 bol • 1 mini-fouet ou 1 petite cuillère • 1 éprouvette graduée

Dans mon panier

- 47 ml d'alcool à 90° (ou vodka)
- 40 gouttes d'HE de saro
- 30 gouttes d'HE de bergamote
- 30 gouttes d'HE de menthe poivrée

LA RECETTE

1 › Transférez l'alcool dans votre bol, puis ajoutez les gouttes d'huiles essentielles. Remuez soigneusement entre chaque incorporation.

2 › Transvasez dans votre flacon spray.

Mon rituel de santé

Le soir et/ou le matin, aérez bien la pièce. Ensuite, effectuez 4 à 6 pulvérisations.

Le saviez-vous ?
L'air intérieur est beaucoup plus pollué que l'air extérieur car celui-ci n'est pas toujours très bien recyclé ni renouvelé. Aérer 5 à 15 minutes par jour est donc important en toute saison mais surtout en période automnale et hivernale.

Recette Santé

Dans les bras de Morphée

Aroma express pour nuits paisibles

Vous passez des nuits saccadées et votre sommeil est loin d'être réparateur ? Appliquez ce roll-on aromatique avant le coucher pour favoriser et faciliter l'endormissement. Le matin, réveillez-vous reposée et prête pour de nouvelles aventures !

DIFFICULTÉ	COÛT	PRÉPARATION	CONSERVATION
Facile	3 €	20 min	3mois

Mon matériel

- 1 flacon roll-on de 10 ml • 1 bol
- 1 mini-fouet ou 1 petite cuillère
- 1 éprouvette graduée

Dans mon panier

- 9 ml de macérât huileux de fleurs de lavande
- 6 gouttes d'HE de bergamote
- 6 gouttes d'HE de petitgrain

LA RECETTE

1 › Versez dans un bol le macérât huileux de fleurs de lavande.

2 › Ajoutez les huiles essentielles et remuez soigneusement.

3 › Transvasez dans votre flacon roll-on.

Mon rituel de santé

- Mélangez en tournant le flacon dans le sens des aiguilles d'une montre.
- Appliquez le roll-on sur le poignet gauche (points de digitopression), le plexus solaire, les tempes et la paume de chaque main. Frottez les paumes l'une contre l'autre et inhalez avec de grandes inspirations. Répétez si nécessaire.

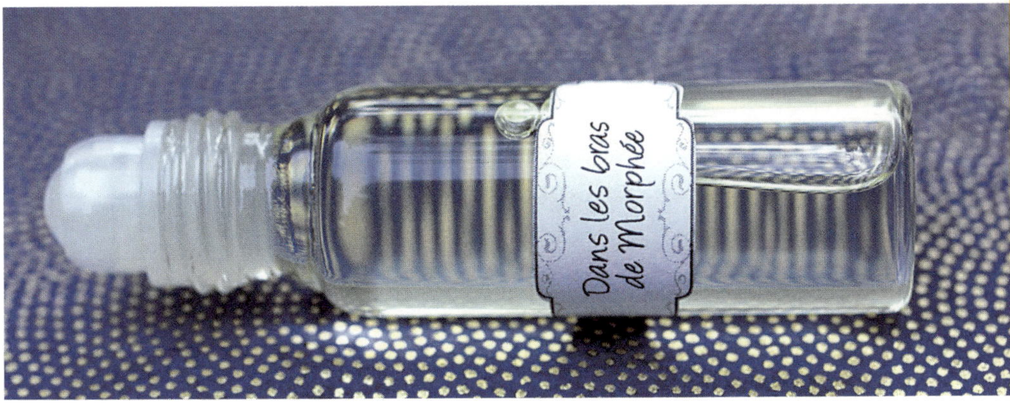

Santé
Recette

Tout sucre tout miel

Bonbons d'argile antifatigue

Profitez d'un petit moment de gourmandise pour booster votre vitalité et retrouver toute votre énergie vitale. Reminéralisants, ces petits bonbons vous aideront à vaincre la baisse de tonus physique et moral de la saison.

DIFFICULTÉ	COÛT	PRÉPARATION	CONSERVATION
Moyen	3 €	15 min	1 mois

Mon matériel

• 1 boîte hermétique en métal • 1 saladier • 1 rouleau à pâtisserie • 1 feuille à pâtisserie • 1 feuille de papier sulfurisé • 1 petit bouchon bien propre

Dans mon panier

- 20 g d'argile verte montmorillonite
- 10 cl d'eau de source
- 1 c. à c. de miel
- ¼ de c. à c. de gelée royale fraîche
- 4 gouttes d'HE de saro

LA RECETTE

1 › Diluez le miel dans 10 cl d'eau de source.

2 › Transférez l'argile dans le saladier, puis l'eau miellée et mélangez à l'aide d'une cuillère en bois.

3 › Ajoutez les gouttes d'HE de saro et la gelée royale, puis mélangez à nouveau.

4 › Dès que la pâte est bien homogène et compacte, retirez-la du récipient et déposez-la sur la feuille à pâtisserie parfaitement nettoyée.

5 › Étalez-la avec les mains puis à l'aide du rouleau à pâtisserie pour en faire une plaque d'environ 3 mm d'épaisseur.

6 › Découpez les petits ronds d'½ cm de diamètre (forme pastille) avec l'embout d'un bouchon.

7 › Retirez délicatement les pastilles obtenues, puis posez-les sur le papier sulfurisé.

8 › Laissez sécher à l'air libre pendant 3 jours dans un endroit frais et sec, puis rangez-les dans une boîte hermétique en bas du réfrigérateur.

Mon rituel de santé

1 à 3 fois par jour pendant 15 jours, offrez-vous un petit moment gourmand santé.

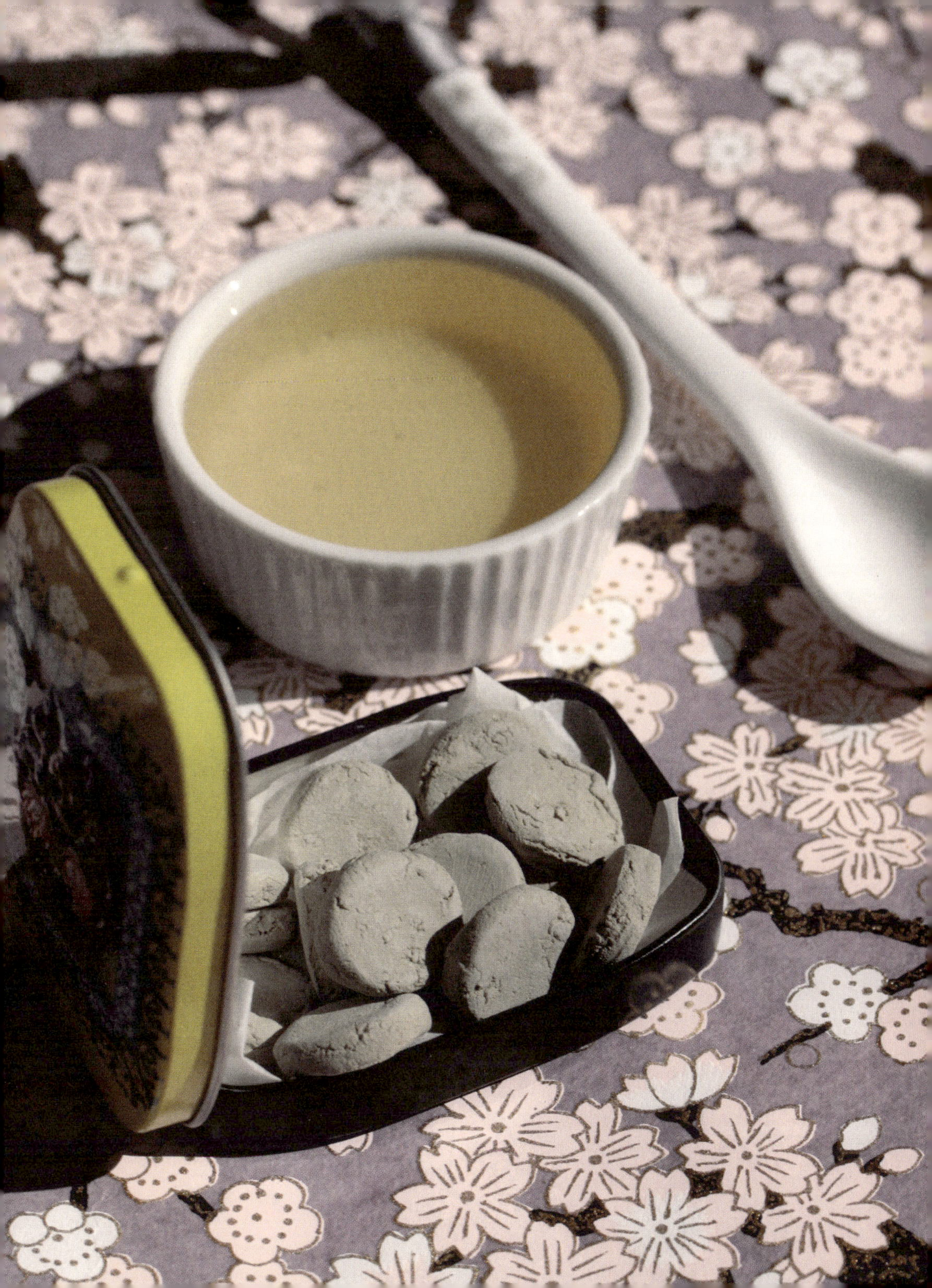

Par ici la bonne soupe !

Soupette détox aux légumes d'automne

Nos grands-mères le savaient bien : rien de tel qu'une bonne soupe aux légumes de saison pour se requinquer. Dès les premiers frissons, mijotez-vous une bonne soupe revigorante.

DIFFICULTÉ	COÛT	PRÉPARATION	CUISSON
Facile	4 €	10 min	25 min

Mon matériel
• 1 blender • 1 presse-ail • 4 tasses (environ 25 cl chacune)

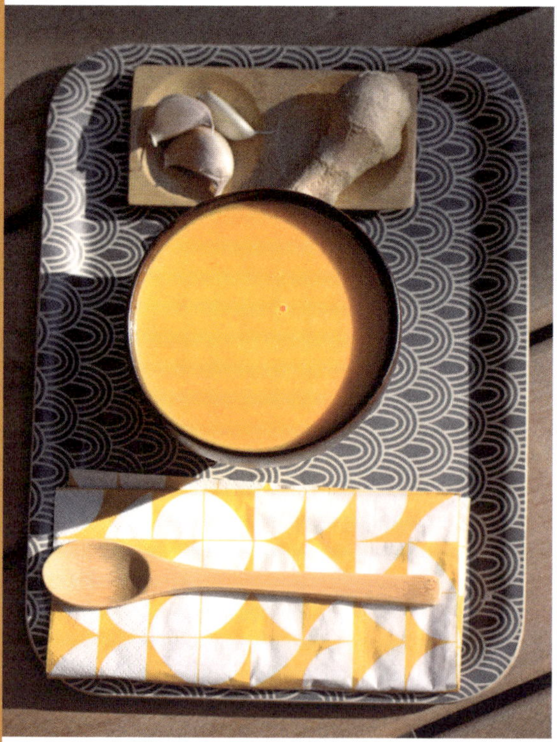

Dans mon panier - pour 4 portions

- 1 l d'eau
- 3 belles carottes
- 1 céleri-rave moyen
- 1 petit navet blanc
- 1 gros oignon
- 1 gousse d'ail
- 4 c. à s. de fromage de brebis (ou chèvre) frais
- 2 gouttes d'HE de carotte
- 1 pincée de thym
- 1 petite racine de gingembre frais
- sel et poivre

LA RECETTE

1 › Épluchez les légumes et l'oignon, puis coupez-les en morceaux.

2 › Faites bouillir 4 tasses d'eau de source dans une casserole et plongez-y les légumes et l'oignon en morceaux. Laissez cuire 25 minutes à feu doux et couvert. Versez l'HE de carotte en fin de cuisson puis réservez.

3 › Pelez la gousse d'ail et retirez le germe. Écrasez-la à l'aide du presse-ail. Pelez le gingembre frais puis ajoutez-le à la préparation.

4 › Mixez l'ensemble après avoir ajouté la gousse d'ail écrasée et le fromage en petits morceaux.

5 › Saupoudrez d'une pincée de thym frais avant de servir. Assaisonnez selon votre goût.

Côté bien-être

Le ralentissement du rythme lié à l'automne nous met automatiquement en mode slow*… Cette naturalité presque endormie insuffle une énergie méditative et contemplative. On a envie de se promener en forêt et de pratiquer une marche méditative, de se retrouver enfin, de chasser les idées noires et d'aller vers cette sublime lumière automnale qui réchauffe le corps et l'esprit. Mais l'automne, c'est aussi la rentrée et une nouvelle année scolaire qui commence, annonciatrice de petites angoisses, stress ou déprime passagère, qui feront rapidement place à une joie profonde d'être en accord avec nous-mêmes. Le programme gagnant ? Être en phase avec soi-même : son biorythme, ses émotions et ses envies.*

Mon aroma-kit idéal

L'HE de saro redonne force et vigueur, recentre les personnes épuisées, qui se sentent fragilisées et seules. Elle canalise et agit sur notre force intérieure pour nous donner de la résistance afin de faire face aux aléas de la vie. C'est une alliée sûre et réconfortante qui nous fait prendre conscience de nos limites ! Elle peut être utilisée en diffusion atmosphérique ou diluée dans une huile de massage neutre à hauteur de 2 à 5 % maxi, ou encore mélangée avec un peu de lait pour être incorporée dans l'eau d'un bain régénérant.

L'HE de bergamote calme nos petites angoisses passagères, égaye notre humeur et calme notre stress. Tranquillité et apaisement, confiance et repos sont ses missions. Deux gouttes sur un mouchoir en papier pour un besoin immédiat, à inhaler dès que vous sentez le stress monter.

L'HE de bergamote peut être utilisée seule ou en synergie avec l'HE de petitgrain pour apaiser les esprits nerveux et hyperactifs, en diffusion atmosphérique, en bougie aromatique, dans le bain (alors mélangée avec un peu de lait pour un moment de détente).

L'HE de petitgrain bigarade est la meilleure alliée de la saison pour calmer le surmenage, favoriser un sommeil réparateur et ressourçant, qu'elle procure grâce à sa fragrance douce et enveloppante. Elle équilibre l'humeur, réconforte d'une émotivité exacerbée, vous aidant à libérer un surplus d'émotions non « digérées ». L'HE de petitgrain est idéale en diffusion atmosphérique ou dans un bain, diluée à hauteur de 2 % ou bien versée dans une huile de massage neutre et diluée à 5 % maximum.

✤ **L'HE de carotte** va redonner du punch à notre corps et à notre esprit. Elle clarifie le mental et aide à prendre conscience de nos priorités et nos capacités, nous aidant ainsi à une réflexion juste et claire sur nous-mêmes.

Seule ou associée à l'HE de saro, elle est plus particulièrement adaptée à une utilisation par voie cutanée et diluée à hauteur de 2 %.

✤ Symbole de tendresse, **l'eau florale de fleur d'oranger** nous ramène aux douceurs de l'enfance et nous apporte insouciance, réconfort, chaleur enveloppante et rassurante. C'est pourquoi elle est très efficace en cas de choc affectif, d'une légère dépression, ou encore d'une nervosité à fleur de peau due à la fatigue. Par voie orale ou en compresse rassurante, l'eau de fleur d'oranger s'utilise seule ou accompagnée de l'HE de bergamote ou de petitgrain.

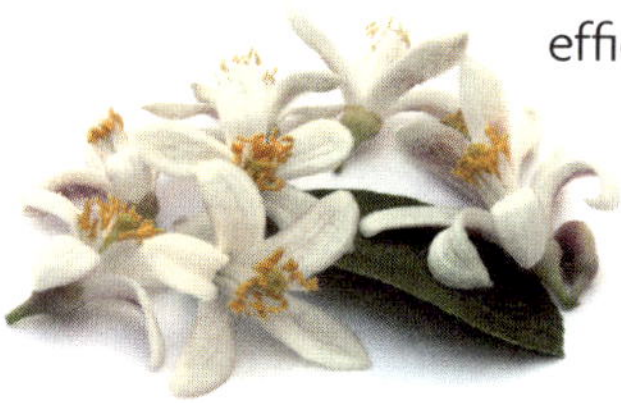

Le saviez-vous ?

Vers 1680, la princesse italienne Nerola, qui raffolait de la fragrance de la fleur d'oranger, parfumait ses gants et en déposait quelques gouttes dans son bain afin de s'imprégner des vertus aphrodisiaques de cette senteur. Depuis, on nomme « néroli » l'HE de fleur d'oranger amère afin de rappeler l'utilisation qu'en faisait cette princesse pour ses vertus légendaires.

Les meilleurs complices bien-être de la saison

✤ **L'huile de neem** est une huile dense et verte extraite des fruits d'un arbre, le margousier, qui pousse en Inde. Cette huile est incontournable en médecine ayurvédique pour ses nombreux bienfaits qu'elle apporte en massage thérapeutique : antivirale, elle est efficace pendant la demi-saison pour relancer l'énergie vitale. Elle s'utilise en friction du soir sur l'ensemble du corps. Pour cela, faites-la tiédir au préalable au bain-marie, puis ajoutez 1 goutte d'HE de saro pour parfaire la synergie. Efficace contre les poux dès la rentrée, l'huile de neem peut être utilisée alors en masque capillaire.

Le jus d'argousier est fait à partir d'un jeune fruit, l'argouse, qui pousse généralement dans les montagnes de Russie, Tibet, Mongolie et plus rarement en Grande-Bretagne et en France. Ce fruit est un complexe survitaminé, le seul à contenir des proportions exceptionnelles de vitamines A, B, C et E. Véritable cocktail d'oméga 3, 6, 7, 9, il contient du silicium organique et des oligoéléments, et est surtout reconnu pour booster les défenses naturelles et combattre la fatigue physique et intellectuelle. C'est une boisson tonique aux vertus multiples. Pour profiter de ses bienfaits, versez 1 goutte d'HE de saro dans ½ c. à c. de solubol, à verser dans un verre de jus d'argousier.

Le maté est un stimulant naturel et un véritable allié minceur. Ses feuilles sont extraites d'un arbre issu du houx et originaire des zones subtropicales de l'Amérique du Sud. Il est très riche en oligoéléments (fer, magnésium, phosphore) et en vitamines (A, B1, B2, C et K). Il est composé de maféine (dérivé de la caféine) à l'action énergisante, sans être excitante, à la différence de la caféine. Excellent antioxydant, il combat la fatigue physique et mentale, stimule le système immunitaire, l'activité cérébrale et la détoxination. En automne, il aide à équilibrer le système nerveux et harmoniser le cycle du sommeil. Il s'utilise en diluant les huiles essentielles dans ½ c. à c. de miel liquide ou de lait de châtaigne.

Les priorités bien-être de l'automne et leurs solutions

Un vrai moment détente au hammam

La météo n'étant pas toujours une alliée en cette saison de pluie, de vent ou de froid, nous essayons de rechercher du réconfort et de la bonne humeur. Alors, pourquoi ne pas organiser une sortie entre copines au hammam et se faire ainsi du bien ? Le hammam est avant tout un vrai rituel de purification du corps et un moment de réelle convivialité et de bien-être. C'est une parenthèse particulièrement efficace pour survivre à un quotidien au rythme effréné. Munissez-vous de la synergie spécial hammam que vous utiliserez au cours des soins et que vous partagerez avec vos copines. L'eau florale de fleur d'oranger se transformera en tonique pour le corps ou splash bienfaiteur après le bain vapeur et laissera un sillage doux sur votre peau.

Au hammam entre filles

Mélangez 8 gouttes d'HE de bergamote + 6 gouttes d'HE de petitgrain dans 1 c. à c. d'huile végétale. Transvasez dans un flacon de 50 ml d'huile végétale d'argan et utilisez quelques gouttes que vous appliquerez en friction avant le bain vapeur.

Créer un moment zen, rien que pour soi

Les jours raccourcissent et nous ressentons un besoin pressant de se dorloter le soir, enveloppés dans un peignoir douillet et chaud. C'est le moment de détente tant attendu, rien que pour soi, qui permet de se ressourcer. La tisane de romarin est une alliée de saison : ses vertus calmantes et antiseptiques la rendent indispensable pour soulager les rhumes, la toux, et nous procurer une profonde sensation de bien-être intérieur, de calme et de paix bien mérités.

Le temps suspendu

Dans une théière remplie d'eau bouillante, ajoutez 1 c. à c. de romarin + 1 c. à c. d'eau florale de fleur d'oranger. Laissez infuser et buvez. Pendant que vous préparez votre tisane, allumez quelques bougies, puis dégustez-la tranquillement en petites gorgées. Profitez-en pour fermer les yeux et laissez votre imagination vous emporter dans des contrées lointaines. Allez ensuite vous coucher sans plus tarder.

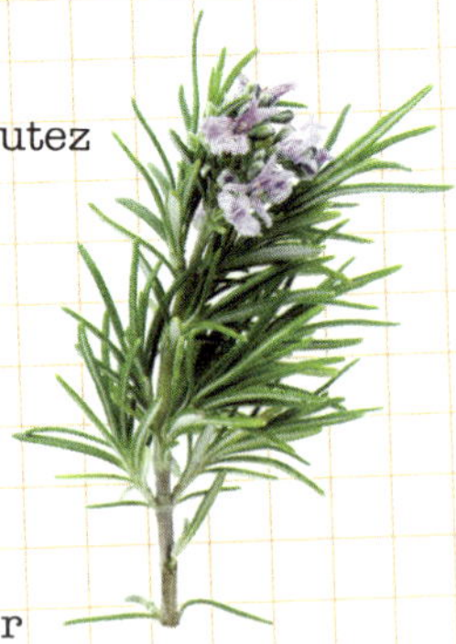

Bouger son corps pour mieux lutter contre la fatigue

Bouger son corps et être en mouvement, prendre un grand bol d'air et s'oxygéner pour redonner vitalité au corps et vivacité à l'esprit... Une meilleure oxygénation des cellules permet un apport optimisé de nutriments à tout l'organisme et un meilleur échange entre les organes. Quelques mouvements toniques de l'automassage Do-In dès le matin et une marche active de 30 minutes ou plus dans la journée vous assurent tonus et vitalité retrouvée.

Fend la bise

Mélangez 10 gouttes d'HE de saro + 9 gouttes d'HE de bergamote dans 1 c. à c. d'huile végétale. Versez dans un flacon d'huile végétale de 30 ml, et secouez bien avant chaque utilisation.
Dès le matin, frictionnez vigoureusement le bas du dos et la plante des pieds avec cette synergie aromatique.

Être en équilibre parfait

Trouver son point d'équilibre entre activité et moments de sérénité absolue est primordial en cette saison. C'est aujourd'hui unanimement reconnu, il est aussi important d'avoir une activité physique que de faire une pause contemplative et profiter d'une nature magnifiée par la saison. Trouver l'équilibre parfait entre action et repos, c'est être sur la voie de la sagesse.

Gel douche Harmonie

Mélangez 5 gouttes d'HE de saro + 5 gouttes d'HE de bergamote + 4 gouttes d'HE de petitgrain, puis versez dans le gel douche neutre.
Le matin ou le soir sous la douche, massez-vous avec une noisette du gel douche, faites mousser et rincez abondamment.

Les astuces bien-être de l'automne

Créer une ambiance propice à la zénitude

Bougies, encens, parfums d'ambiance, sont les accessoires indispensables en cette saison. Jouez avec les couleurs chaudes et les fragrances légèrement épicées pour créer une atmosphère accueillante et relaxante qui vous transportera immédiatement dans une bulle de bien-être.

Froid ? Moi, jamais ?

Rester toujours au chaud est le principe de base pour ne pas tomber malade. Pashmina, veste chaude ou lainages doux et soyeux sont nos nouveaux complices. Mais pour les plus frileuses ou ceux qui souffrent du symptôme des mains glacées, la solution idéale existe. La petite chaufferette de poche est un accessoire pratique et nomade. En solution bien-être express après une longue journée, versez 1 goutte d'HE de petitgrain dans la paume de la main, frottez et maintenez la chaufferette entre vos mains. La chaleur exhale la douce fragrance et crée une profonde sensation de bien-être.

L'automassage aromatique de l'automne

Il s'agit d'une technique d'automassage composée de 20 mouvements faits de frictions, de pressions et d'étirements. Ces mouvements sont considérés comme une médecine préventive qui ralentit le vieillissement et retarde la maladie selon la médecine traditionnelle chinoise.

L'automassage Do-In peut se pratiquer au bureau, sous la douche, dans les transports ou à la maison, au calme le soir après avoir bu une tisane bienfaitrice. Cette technique de massage fonctionne selon les principes de l'acupuncture en suivant les méridiens porteurs de l'énergie vitale. À chaque méridien correspond un organe et les mouvements de frictions, d'étirements, de pressions, consistent à équilibrer le flux énergétique. Le Do-In permet de rétablir l'harmonie, de diminuer les tensions et la fatigue, d'évacuer le stress et de nourrir le Qi (énergie vitale).

Le protocole relaxant de l'automne

Les mouvements ont été choisis pour revitaliser le Qi.

Chaque mouvement doit durer entre 15 et 60 secondes.

1 › Assis en position à genoux sur les talons, commencez par respirer profondément quelques secondes.

2 › Rassemblez votre énergie en frottant les paumes de vos mains énergétiquement au-dessus de la tête. Continuez à les frotter tout en les descendant devant le visage pour terminer devant l'abdomen.

3 › Lissez le visage, le front, le cou, massez votre mâchoire, vos oreilles, votre nuque et vos épaules.

4 › Continuez par les membres supérieurs avec des mouvements de friction, puis des pressions sur les mains, les coudes, les bras et les poignets (faites des mouvements circulaires sur les articulations).

5 › Effectuez des mouvements circulaires sur le thorax, l'abdomen, le bassin, puis poursuivez sur les membres inférieurs.

6 › Placez une jambe sur le côté, puis massez-la. Faites de même avec l'autre jambe.

7 › Répétez les mouvements de friction et de pression comme exécutés précédemment sur les cuisses, les mollets et les genoux.

8 › Terminez en tapotant la plante des pieds par terre. Massez-les avec des mouvements de friction et des mouvements circulaires sur les chevilles.

9 › Faites le salut au soleil pour clore la séance : placez vos mains à plat sur le sol, devant vous. Réunissez vos index et vos pouces pour former un losange. Inspirez profondément et tranquillement ; sur l'expiration, posez votre front sur le sol dans le losange formé par vos deux mains.

Astuce

Pour optimiser les bienfaits de votre massage, versez 1 goutte d'HE de saro dans la paume de la main. Respirez profondément.

Le kif bien-être de l'automne

L'automne est la saison idéale pour savourer quelques moments de vraies connexions avec la nature, celle-ci nous offrant ses plus belles couleurs chatoyantes. Une promenade en forêt se transforme en parcours du Petit Chaperon rouge qui flâne, émerveillé, au milieu des bois. En cette saison, les essences des arbres, des feuilles sur le sol humide, des champignons, des écorces et des mousses exhalent et enivrent le promeneur. Alors, bien enveloppée dans une veste chaude et un châle, on se promène en humant les fragrances terreuses de la forêt. On en profite pour pratiquer une marche tranquille et silencieuse, inspirée par nos pensées profondes.

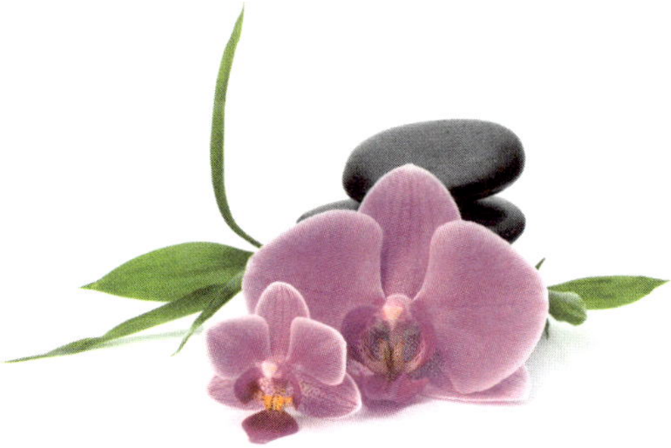

Le bain d'Ondine

Bain de lait gourmand pour ragaillardir les déprimés

Purement hédonistes, les effluves aromatiques réveillent l'humeur et redonnent une attitude positive. Profitez alors sans modération de ce petit moment de bonheur et ne vous laissez pas aller à la déprime saisonnière.

DIFFICULTÉ	COÛT	PRÉPARATION	CONSERVATION
Facile	4,50 €	10 min	Non

Mon matériel

• 1 grand bol

Dans mon panier

• 1 l de lait végétal (soja ou riz)
• 200 g de lait en poudre
• 3 c. à s. de miel liquide
• 6 gouttes d'HE de petitgrain
• 9 gouttes d'HE de bergamote

LA RECETTE

1 › Dans le grand bol, mélangez le lait végétal avec le lait en poudre, puis ajoutez les cuillerées de miel et les huiles essentielles.

2 › Mélangez puis versez dans l'eau du bain tiède.

3 › Brassez l'eau du bain afin de bien mélanger.

Mon rituel de bien-être

• Préparez votre spa à la maison en posant une ou deux bougies dans la salle de bains. Plongez-vous dans ce bain aromatique pendant au moins 15 minutes pour en ressentir tous les bienfaits.

• Au sortir du bain, enveloppez-vous dans un peignoir bien douillet et dégustez une tasse de tisane relaxante.

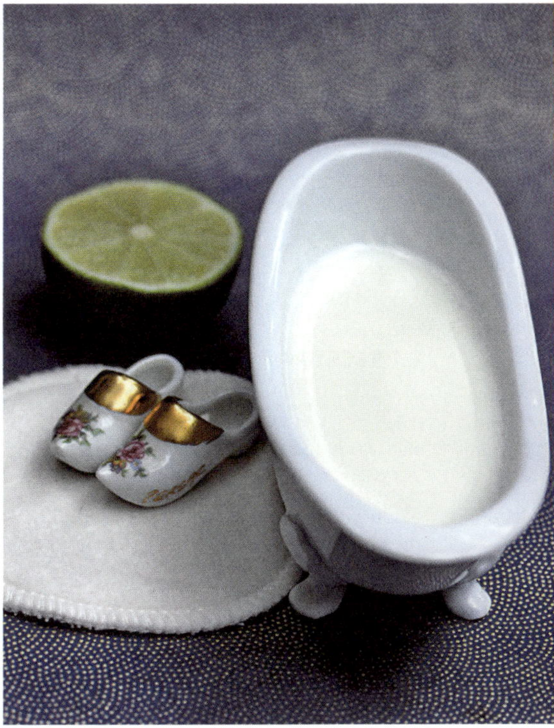

Bliss

Bougie automnale méditative

Il est des moments de silence nécessaires à notre bien-être intérieur qui permettent de se recentrer, d'être au plus près de nos émotions et à l'écoute de nos pensées.

DIFFICULTÉ	COÛT	PRÉPARATION	CONSERVATION
Facile	5 €	20 min	6 mois

Mon matériel

• 1 verre de 260 ml • 1 mèche pour bougie cirée avec socle • 1 mini-fouet ou 1 petite cuillère • 1 bol • 1 balance de cuisine électronique

Dans mon panier - pour une bougie de 200 g

- 100 g de cire d'abeille blanche
- 90 g d'huile végétale d'amande douce
- 5 g d'HE de bergamote (2,5 c. à c.)
- 3 g d'HE de petitgrain (1,5 c. à c.)

LA RECETTE

1 › Transvasez la cire d'abeille et l'huile d'amande douce dans un bol, puis faites fondre l'ensemble au bain-marie à feu doux.

2 › Une fois tous les ingrédients fondus, retirez votre bol du feu, puis ajoutez les huiles essentielles. Mélangez soigneusement pour homogénéiser l'ensemble.

3 › Coulez la préparation dans le verre à bougie.

4 › Placez sans attendre la mèche au centre en vous assurant que le socle en métal touche le fond du verre.

5 › Laissez durcir la bougie à température ambiante.

Mon rituel de bien-être

• Le soir, afin d'évacuer tout le stress de la journée et de vous préparer pour une nuit bienfaitrice, prenez 10 minutes pour faire une pause silencieuse. Respirez profondément et laissez-vous transporter par la fragrance douce et calmante de la bougie.

• Imprégnez votre esprit de pensées positives.

Mon conseil déco : pour une déco zen, placez votre bougie sur un lit de petits galets polis.

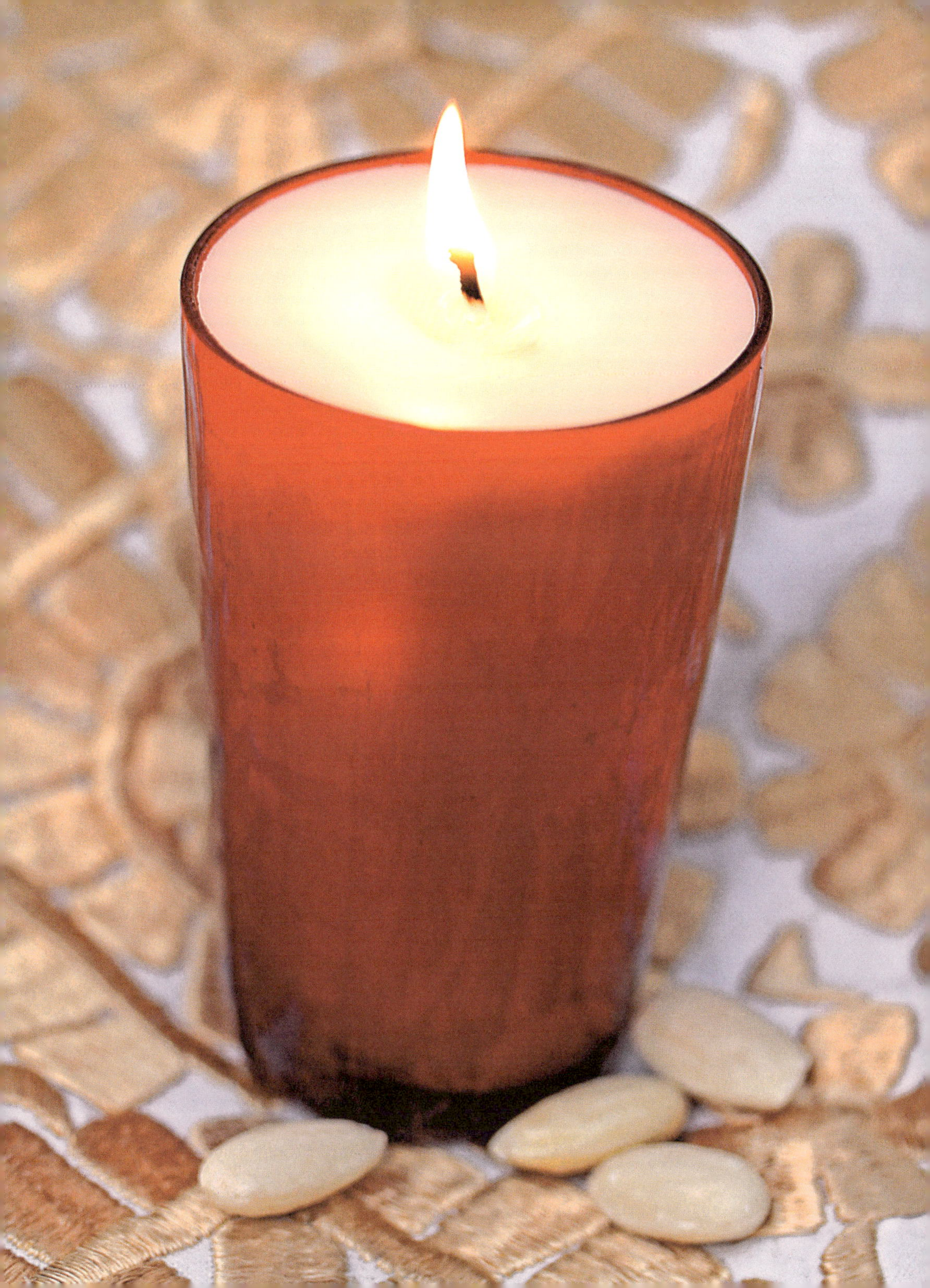

Abracadabra

Roll-on antigrisaille

Et si, d'un coup de baguette magique, fleurissait un sourire sur vos lèvres...

DIFFICULTÉ	COÛT	PRÉPARATION	CONSERVATION
Facile	7 €	25 min	3 mois

Mon matériel

• 1 flacon roll-on de 20 ml • 1 pipette doseuse

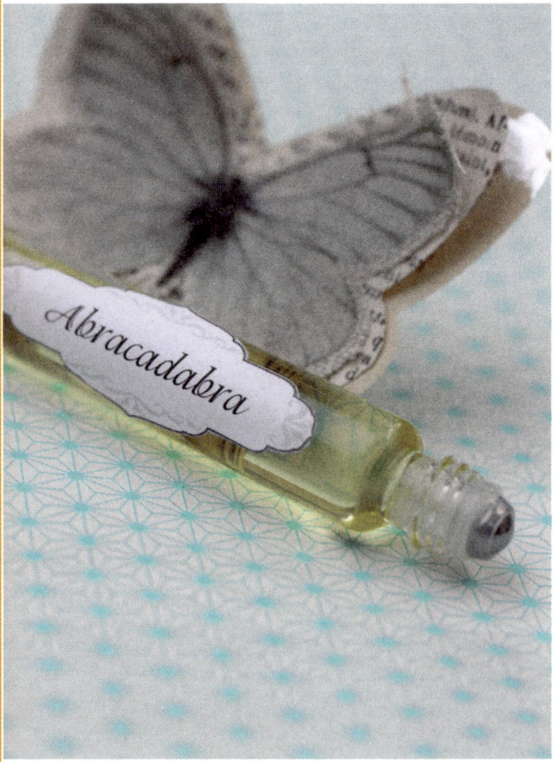

Dans mon panier

- 9 ml d'huile végétale d'amande douce
- 15 gouttes d'HE de bergamote
- 4 gouttes d'HE de saro
- 5 gouttes de l'élixir du Dr Bach n° 92

LA RECETTE

1 › Mélangez les huiles essentielles dans l'huile végétale d'amande douce.

2 › Transvasez dans le flacon roll-on.

3 › Ajoutez 5 gouttes de l'élixir floral du Dr Bach n° 92.

4 › Secouez pour bien mélanger.

Mon rituel de bien-être

• Le matin, massez-vous à l'aide du roll-on sur le plexus solaire, les poignets, puis respirez profondément.

• L'association de l'huile végétale et de l'alcool présent dans l'élixir floral donneront une apparence légèrement trouble. Ceci n'altère en rien sa qualité.

Mon conseil : utilisez l'élixir floral du Dr Bach n° 92 en complément de votre synergie aromatique et en cure saisonnière par voie orale.

Le baume cocoon

Baume doudou du soir

Si vous ressentez un besoin impératif de câlin, alors n'hésitez pas à succomber à la tentation de vous envelopper le corps d'une fragrance réconfortante et délicate.

DIFFICULTÉ	COÛT	PRÉPARATION	CONSERVATION
Facile	9 €	15 min	3 mois

Mon matériel

• 1 pot de 100 ml • 1 bol • 1 mini-fouet ou 1 petite cuillère

Dans mon panier

- 10 g de cire d'abeille
- 30 g de beurre de kokum
- 60 ml d'huile végétale de noisette
- 15 gouttes d'HE de bergamote
- 15 gouttes d'HE de petitgrain
- 7 gouttes de vitamine E

LA RECETTE

1 › Dans un bol, mettez l'huile végétale de noisette, la cire d'abeille et le beurre de kokum, puis faites fondre au bain-marie.

2 › Une fois les ingrédients fondus, retirez du feu et réservez 5 minutes.

3 › Ajoutez ensuite les gouttes d'huiles essentielles et la vitamine E. Puis remuez soigneusement.

4 › Transvasez dans votre pot.

Mon rituel de bien-être

• Le matin ou le soir, massez-vous avec une petite noisette de baume sur le plexus solaire et le bas du dos. Le soir, massez l'ensemble du corps et respirez profondément ses effluves.

Attention : l'HE de bergamote étant photosensibilisante, évitez toute application avant de vous exposer au soleil.

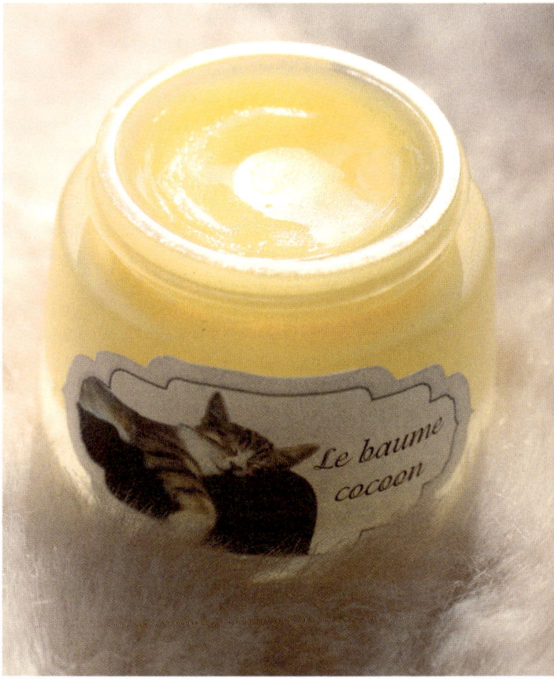

Mon grigri à moi

Ruban bijou aromatique interchangeable selon l'humeur !

Chaque jour a sa couleur, son imprimé ou ses breloques en accord avec notre garde-robe et notre humeur du moment… On le parfume d'une synergie qui nous met de bonne humeur, on le noue autour du poignet, et on fait un vœu. À vous de jouer !

DIFFICULTÉ	COÛT	PRÉPARATION	CONSERVATION
Facile	7 €	5 min	6 mois

Mon matériel

• 1 ruban de 15 cm • 1 flacon de 10 ml en verre ambré

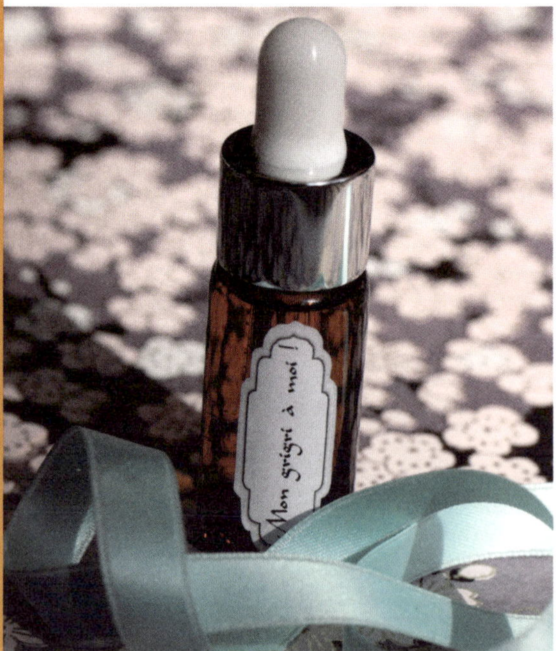

Dans mon panier

- 6 ml d'alcool à 70 ° ou d'alcool blanc
- 30 gouttes d'HE de bergamote
- 20 gouttes d'HE de petitgrain

LA RECETTE

1 › Mélangez les huiles essentielles, puis transvasez dans le flacon de 10 ml.

2 › Ajoutez l'alcool puis secouez.

3 › Coupez le ruban à la mesure du tour de votre poignet. Déposez 4 gouttes de votre mélange sur le ruban, puis nouez-le autour de votre poignet.

Mon rituel de bien-être

Respirez-le discrètement dans la journée pour vous faire du bien.

Mon conseil : ajoutez des breloques ou de jolies perles à votre ruban et créez-en selon votre humeur. Nouez-en plusieurs et jouez la diversité des couleurs et des matières ! Et puis… il peut être aussi un petit cadeau hyper économique pour ceux que l'on aime. On le présentera dans un joli sachet à bijoux, placé dans un petit sac transparent. Ajoutez des pétales de fleurs pour faire joli et nouez avec un rafia coloré.

Côté beauté

Les arbres perdent leurs feuilles et annoncent le changement de saison inéluctable. C'est une phase de transition à ne pas négliger. La peau devient plus pâle, perd de son tonus et se déshydrate. Quand elle n'est plus « dissimulée » par le bronzage, sa vraie nature et ses imperfections réapparaissent : rides, sécheresse, relâchements, rougeurs ou au contraire, production accrue de sébum... Les conséquences des expositions solaires se font sentir. Quant aux cheveux, ils ont, tout comme les feuilles, tendance à tomber et à perdre de leur splendeur. Il est grand temps de prendre votre beauté en main !

L'aroma-box idéale

À la fois cicatrisante, antibactérienne et anti-inflammatoire, **l'HE de petitgrain bigarade** est idéale pour réguler la production de sébum et certains problèmes de peau comme l'acné. Elle conviendra par ailleurs aux cheveux mixtes à gras. Elle s'associe à merveille à l'HE de bergamote, que ce soit pour la réalisation d'un parfum ou d'un soin capillaire rééquilibrant. Elle s'utilise en fumigation pour les peaux irritées, à problèmes ou grasses ; diluée dans une crème, une huile végétale adaptée comme la noisette ou le jojoba, un shampooing ou un soin capillaire rééquilibrant.

Diluez-la à hauteur de 2 % maximum (environ 70 gouttes pour un flacon de 100 ml) pour un soin visage, et 5 % maximum (environ 175 gouttes pour un flacon de 100 ml) pour un soin corps ou cheveux.

L'HE de saro est davantage réputée pour ses propriétés santé que beauté. Astringent cutané, elle se révèle pourtant efficace contre les vergetures et les cicatrices, tout en étant indiquée pour le traitement des peaux matures et ridées. Elle s'utilise diluée dans un enveloppement ou une huile de massage pour un soin antivergetures ou cicatrisant, dans une crème visage pour un soin antirides, et en synergie avec d'autres huiles essentielles. Diluez-la à hauteur de 1 % maximum (environ 35 gouttes pour un flacon de 100 ml) pour un soin visage, et 2 % (environ 70 gouttes pour un flacon de 100 ml) pour un soin du corps.

> **Le saviez-vous ?**
> **Il est possible d'acheter l'HE de bergamote avec la mention « sans furocoumarines », ce qui permet de l'utiliser en toute tranquillité, sans risque de photosensibilisation en cas d'exposition aux rayons UV.**

Purifiante et astringente, **l'HE de bergamote** est parfaite pour réguler la sécrétion du sébum. Elle permet de réaliser des accords olfactifs fruités très intéressants, tout en ajoutant une touche originale aux notes hespéridées (la famille des agrumes) plus communément utilisées, comme le pamplemousse ou le citron. Elle permet par ailleurs d'adoucir des notes boisées et florales puissantes. Elle s'utilise diluée dans un masque ou un gommage aux notes fruitées, dans un sérum ou une crème de nuit apaisante, dans un soin hespéridé pour le corps, un shampooing rééquilibrant, ou encore un déodorant au naturel.

Diluez-la à hauteur de 1 % maximum (environ 17 gouttes pour un flacon de 100 ml) pour un soin visage, et 2 % maximum (environ 35 gouttes pour un flacon de 100 ml) pour un soin du corps ou des cheveux.

Attention : l'HE de bergamote étant photosensibilisante, elle ne doit pas être utilisée avant toute exposition aux UV.

L'HE de carotte est particulièrement revitalisante, régénérante et antirides. Cicatrisante et tonique cutanée, elle est également idéale pour lutter contre la cellulite et la peau d'orange. Elle s'utilise diluée dans une crème anti-âge, un soin régénérant des peaux sèches, mixtes, grasses ou à problèmes (couperose, acné, eczéma...), un gel ou une huile anticapitons pour le corps. Diluez-la à hauteur de 1 % maximum (environ 7 gouttes pour un flacon de 100 ml) pour un soin visage, et 2 % maximum (environ 28 gouttes pour un flacon de 100 ml) pour un soin du corps ou des cheveux.

L'eau florale de fleur d'oranger est une bonne alternative à l'HE de néroli, particulièrement onéreuse. Elle est réputée pour ses vertus régénérantes sur la peau, ainsi que pour son action calmante, apaisante et rafraîchissante. À la fois florale et fruitée, elle parfume à merveille les cosmétiques maison. Elle est idéale pour la réalisation de crèmes pour peaux délicates, sèches, matures, pour des soins « éclat du teint », ou des soins pour bébé. Vous pourrez l'utiliser pure ou diluée.

Les meilleurs complices beauté de la saison

Le citron

Riche en vitamine C et en acides, le citron est à la fois astringent, rééquilibrant, tonifiant, antirides et antitaches. Il purifie, adoucit la peau, éclaircit le teint et redonne également vie aux cheveux ternes et fatigués. Allié aux HE de petitgrain et de bergamote, il aide à réguler la production de sébum et illuminera le teint tout naturellement.

Le vinaigre de cidre

Grâce à l'acide malique qu'il contient, le vinaigre de cidre est un astringent doux non abrasif qui soulage et adoucit les peaux irritées. Il rééquilibre le pH naturel de la peau et du cuir chevelu. Additionné à l'eau de rinçage après votre shampooing, ou utilisé à même le cuir chevelu en friction, il agit comme antipelliculaire, régule la production de sébum, fortifie les cheveux et les rend brillants. Allié à l'HE de petitgrain, il permet de lutter efficacement contre les cheveux gras. Un must en cette saison !

Le sirop d'érable

Le sirop d'érable est obtenu à partir de la sève brute ou « eau d'érable » du début du printemps, puis concentrée par ébullition. Cette sève sert de bouclier à l'érable, lui permettant de résister aux assauts environnementaux et climatiques. Riche en sucrose, acides organiques, minéraux, acides aminés, composés phénoliques et flavonoïdes, le sirop d'érable constitue également un agent protecteur pour l'épiderme. Incorporé dans des soins maison, il a des propriétés apaisantes, régénératrices et antioxydantes sur la peau. Allié à l'eau florale de fleur d'oranger, il permet de réaliser des soins protecteurs très gourmands.

L'huile d'argan

Utilisée depuis des siècles par les Berbères de l'Atlas aussi bien pour ses propriétés culinaires que thérapeutiques et cosmétiques, l'huile d'argan, issue de l'arganier, possède une formidable action réparatrice et régénératrice sur la peau. Riche en vitamine E, en stérols et en composés phénoliques, elle possède aussi des propriétés antioxydantes permettant de lutter contre le vieillissement précoce et l'affaissement de la peau. Elle convient à toutes les peaux, en particulier lorsqu'elles sont sèches et déshydratées. Alliée à l'HE de carotte, elle permet de réaliser des soins anti-âge très efficaces.

L'avocat

Les populations aztèques employaient la chair du fruit pour se protéger la peau des vents desséchants. Ils l'appliquaient aussi sur leurs cheveux pour en favoriser la pousse et confectionnaient des onguents destinés à retarder la vieillesse. En effet, sa teneur élevée en acide oléique, caroténoïdes, vitamine E et phytostérols, lui procure un pouvoir assouplissant, régénérant et cicatrisant, idéal pour vos soins beauté du visage et du corps. Appliquée sur les cheveux, la pulpe d'avocat fortifie les capillaires et stimule sa pousse. Allié à l'eau florale de fleur d'oranger, il permet de réaliser des soins très cocooning.

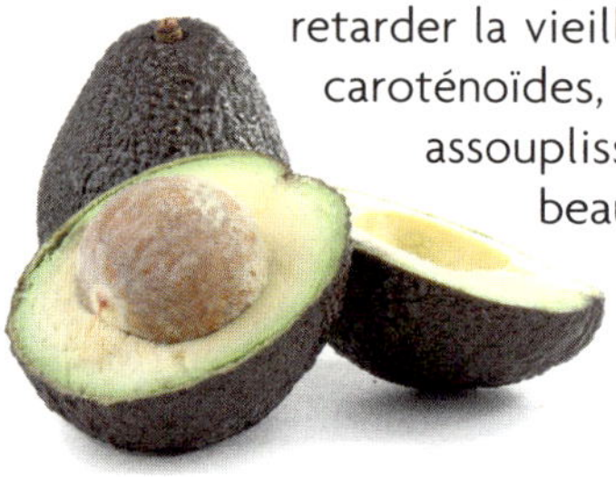

Le saviez-vous ?

Les phytostérols améliorent la fonction barrière de la peau et la microcirculation et freinent le vieillissement cutané. Ils possèdent une activité anti-inflammatoire et protègent la peau de l'action des UV.

Le jaune d'oeuf

Riche en acides oléique et palmitique, en minéraux et vitamine A, le jaune d'œuf est idéal pour le soin des cheveux. Il nourrit le cuir chevelu, favorise la croissance de nouveaux cheveux, réduit leur chute et retarde le vieillissement prématuré.

Les soins à privilégier

Côté beauté, l'automne est une saison de transition tout en contrastes, où il faut à la fois réparer les méfaits causés par le soleil sur les cheveux et la peau, tout en préparant cette dernière à affronter la saison froide de la fin de l'année. Rigueur et douceur à la fois sont donc les maîtres mots de cette saison, où il faut redoubler de vigilance et d'attention. Un vrai challenge de toute beauté...

Les gommages complets corps et visage

Ce n'est pas parce que l'été est fini et qu'on laisse au placard short et petite robe, qu'il faut pour autant négliger de chouchouter sa peau. Une exfoliation complète et hebdomadaire du corps et du visage permet en effet d'accélérer le processus de renouvellement cellulaire, de stimuler le système lymphatique et d'encourager la libération de toxines par les pores de la peau, tout en la protégeant d'un vieillissement prématuré.

Les lotions toniques sans alcool

Elles permettent d'éliminer la sueur et l'excès de sébum, de réveiller les teints fatigués en facilitant la reproduction cellulaire, de stimuler la microcirculation sanguine et de débarrasser la peau de ses impuretés. Formulées avec des infusions, des décoctions de plantes, des hydrolats aromatiques ou des jus de fruits (comme par exemple le jus de pomme) et utilisées quotidiennement, elles préparent l'épiderme à recevoir un soin hydratant.

Les crèmes hydratantes

En automne, l'air est moins humide que d'habitude, ce qui peut rendre la peau terne et déshydratée. Il faut donc opter pour une crème riche en actifs hydratants comme l'huile d'argan ou le sirop d'érable, que vous utiliserez matin et soir sur une peau bien propre.

Un peu de bonne humeur dans vos cosmétiques maison

Les jours déclinent et notre moral aussi, alors rappelez-vous que les huiles essentielles, non contentes d'avoir des propriétés cosmétiques, ont également une action sur notre psychisme. Ainsi, misez sur l'HE de bergamote, dont l'action optimisante et positivante devrait vous aider à traverser cette saison en beauté : quelques gouttes dans un savon liquide, un lait pour le corps ou un gel douche, et le tour est joué !

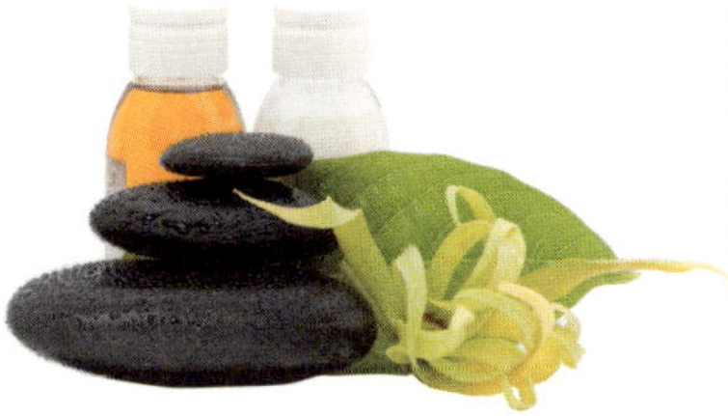

Les priorités beauté de l'automne et leurs solutions

La peau a besoin de soins purifiants, hydratants et revitalisants. L'objectif est de conserver un grain de peau extrêmement resserré, grâce à une action astringente, non irritante : pour pallier les faiblesses énergétiques de cette saison, mais également pour préparer et aborder la saison froide en toute quiétude. En cette période de l'année, il est important de renouveler l'épiderme, de l'exfolier, de le réparer et d'homogénéiser le teint souvent terne.

Sauver sa peau

Pendant l'été, votre peau s'est épaissie pour se protéger du soleil mais elle a gardé toutes ses toxines à l'intérieur. Quand vient la rentrée, l'épiderme s'affine et généralement les imperfections reviennent à grands pas. La peau a besoin d'un rituel de beauté adapté pour gérer au mieux cette saison des plus délicates. Idéalement, misez sur un soin en trois étapes :

- le sauna facial détox, qui permet de désincruster la peau en ouvrant les pores, et d'éliminer ainsi toxines, impuretés et sécrétions. L'utilisation d'HE de carotte est vivement recommandée pour optimiser ce soin.
- le peeling biologique visage aux acides de fruits qui, grâce à son action kératolytique (c'est-à-dire qui libère les cellules mortes de leurs attaches) favorise le renouvellement cellulaire, augmente l'élasticité de la peau tout en stimulant la production de collagène. Ce type de gommage permet littéralement de « faire peau neuve », redonne de l'éclat au teint, lisse les imperfections de surface et de pigmentation, et diminue la profondeur des rides... Pour réaliser ce type de gommage à la maison, vous pourrez utiliser un mélange de jus de citron et d'orange.
- les lotions toniques sans alcool renforcent ou complètent l'action des deux soins précédents, par leurs actions tonifiantes, astringentes ou adoucissantes.

Sauna facial qui nous botte !

Dans un bol d'eau bouillante, ajoutez 4 c. à s. de jus de citron et 4 gouttes d'HE de carotte (préalablement mélangées à 16 gouttes de solubol). Attendez 2 minutes avant de faire votre soin. Exposez ensuite votre visage aux vapeurs qui s'en dégagent, la tête recouverte d'une serviette.

Lotion Secret d'automne

Versez 150 ml d'eau bouillante sur une poignée de feuilles de menthe sèche et de sauge. Laissez infuser 20 minutes, puis filtrez et réservez jusqu'à complet refroidissement. Ajoutez à cette préparation 100 ml d'eau florale de fleur d'oranger, puis transvasez dans un flacon propre. Utilisez cette lotion matin et soir avant d'appliquer votre crème.

Hydrater intensément

Même si vous avez protégé votre peau durant l'été, ne vous faites pas d'illusion, elle s'est forcément déshydratée. Il est donc important en cette saison de lui redonner élasticité et souplesse avec un soin hydratant approprié. Cela permettra de restaurer l'équilibre en eau et en huile de la peau tout en rééquilibrant le film hydrolipidique de surface pour la protéger de la déshydratation.

Le film hydrolipidique

C'est une émulsion complexe qui recouvre la totalité de la surface de l'épiderme. Il est formé de substances provenant de sécrétions telles que la sueur, le sébum, mais aussi de cellules mortes. Il crée un véritable film protecteur.

Masque hydratant minute

Dans un bol, mélangez 2 c. à s. de crème fraîche, 1 c. à s. d'huile d'argan et 2 gouttes d'HE de carotte. Étalez ce masque sur le visage et votre cou et laissez poser 15 à 20 minutes avant de rincer.

Démaquillant hydratant velours

Dans un grand bol, mélangez 200 ml de lait d'amande avec 3 c. à s. de sirop d'érable, 50 ml d'eau florale de fleur d'oranger et 20 gouttes d'extrait de pépins de pamplemousse. Transvasez dans un flacon approprié et conservez votre démaquillant au réfrigérateur pendant 1 mois maximum. Appliquez sur la peau avec un coton propre.

Sérum hydratant

Dans un grand bol, mélangez 2 c. à s. d'huile d'argan, 2 c. à s. d'huile de noyaux d'abricot et 4 gouttes d'HE de carotte. Transvasez dans un flacon sérum avec pipette. Appliquez 2 fois par jour sur une peau bien propre. Se conserve 3 mois maximum.

Cheveux : limiter la chute de l'automne

L'automne sait nous rappeler, non sans une pointe d'ironie, que nous sommes sensibles aux rythmes des saisons. Les feuilles tombent et nos cheveux aussi… En automne et au printemps, nous perdons en moyenne une centaine de cheveux par jour, contre deux à trois fois moins le reste de l'année. Cette chute naturelle peut être considérablement amplifiée par le stress de la vie courante, la fatigue ou le manque de sommeil. Pour enrayer ce phénomène, continuez de vous laver les cheveux très régulièrement et réalisez deux à trois fois par semaine des massages du cuir chevelu avec un mélange de vinaigre, de citron et d'huiles essentielles adaptées comme le petitgrain bigarade. D'autres huiles essentielles comme le nard, la bay Saint-Thomas, ou le cèdre de l'Himalaya pourront elles aussi vous aider à limiter cette chute vertigineuse. Côté plantes sèches, misez sur les vertus de l'ortie pour déjouer les lois de l'apesanteur.

Le saviez-vous ?

Les rayons du soleil augmentent la sécrétion des hormones qui régissent la croissance des cheveux et provoquent une réaction comparable à celle des plantes : accélération de la pousse durant les mois chauds et chute plus abondante à la rentrée, pour les cheveux parvenus en fin de cycle de vie.

Vinaigre de friction Histoire sans chute

Dans un bol, mélangez 50 cl de vinaigre de cidre, 3 c. à s. de jus de citron frais et 6 gouttes d'HE de petitgrain bigarade. La veille de votre shampooing, massez votre cuir chevelu avec ce vinaigre, puis laissez poser toute la nuit.

Shampooing antichute

Dans un bol, mélangez 200 ml de base lavante neutre bio avec 2 c. à c. d'ortie en poudre et 6 gouttes d'HE de petitgrain. Transvasez dans un flacon propre.

Faites mousser en prenant bien soin de masser le cuir chevelu en le décollant pour accélérer la microcirculation, et laissez poser quelques minutes à raison de 2 à 3 fois par semaine.

Miser sur les raisins de la beauté

Au-delà de son utilisation en cure saisonnière, le raisin est un allié beauté incontournable. Il contient une quantité importante de tanins, de vitamines et d'acides de fruits qui ont sur la peau une action exfoliante douce, éclaircissante et protectrice. Le mélange d'huiles essentielles et d'huile de pépins de raisin procure une sensation chauffante et revigorante.

Saperlipépins !

Dans un bol, mélangez une vingtaine de grains de raisin avec leurs pépins, dont vous aurez au préalable enlevé la peau, avec 1 c. à c. de sel de Guérande, 50 ml d'huile de pépins de raisin + 5 gouttes d'HE de bergamote.

Écrasez le tout et procédez à un gommage sur l'ensemble du corps par petits mouvements circulaires avec la paume de la main.

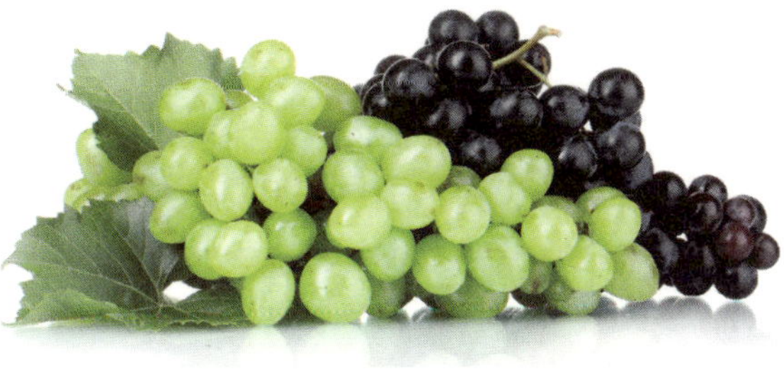

Détournez la laitue !

Une décoction de laitue en eau de beauté adoucissante ? Elle se révèle excellente contre la couperose et le teint en berne. Vous pourrez utiliser cette eau en lotion ou en brumisation.

Faites bouillir 1 laitue non traitée dans ½ l d'eau pendant 30 minutes. Laissez refroidir, filtrez, transvasez dans un flacon et conservez 24 heures au réfrigérateur.

Ça roule pour moi !

Roll-on anti-imperfections

Il n'y a rien de plus agaçant que d'avoir sa journée gâchée par un vilain bouton en plein milieu du visage. Ce roll-on nomade, que vous pourrez emporter partout avec vous, est l'ennemi juré de toutes les imperfections cutanées. La guerre des boutons est déclarée !

DIFFICULTÉ	COÛT	PRÉPARATION	CONSERVATION
Facile	3 €	5 min	3 mois

Mon matériel

- 1 flacon roll-on en verre de 10 ml • 1 bol
- 1 mini-fouet ou 1 petite cuillère
- 1 éprouvette graduée de 10 ml ou 1 c. à c.
- 1 mini-entonnoir

Dans mon panier

- 6 ml ou 1,5 c. à c. d'huile de nigelle
- 2 ml d'HE de bergamote (soit 70 gouttes)
- 1 ml d'HE de saro (soit 35 gouttes)
- 1 ml d'HE de carotte (soit 35 gouttes)
- 1 goutte de vitamine E

LA RECETTE

1 › Versez l'huile de nigelle dans votre bol.

2 › Ajoutez les huiles essentielles, une par une, en mélangeant bien entre chaque ajout.

3 › Terminez par la vitamine E, puis mélangez pour homogénéiser.

4 › Versez la préparation dans votre flacon à l'aide du mini-entonnoir si nécessaire.

Mon rituel de beauté

Ce mélange actif s'applique plusieurs fois par jour sur les imperfections.

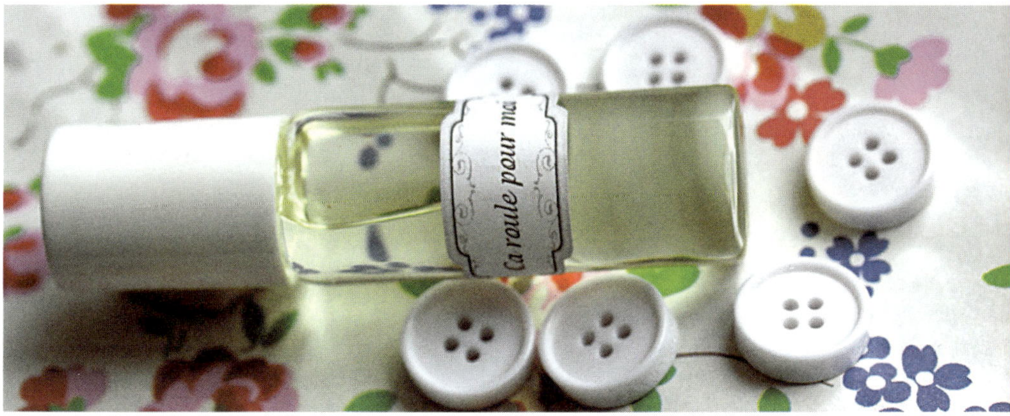

Coup d'éclat !

Peeling teint parfait

L'automne est un moment délicat pour notre peau : le bronzage de l'été se fait de plus en plus timide et la nature reprend ses droits : la peau manque d'éclat et de lumière, et peut apparaître grisâtre. Le teint est terne, souvent irrégulier. Ce n'est pas le moment de baisser les bras : faites toute la lumière et rayonnez !

DIFFICULTÉ	COÛT	PRÉPARATION	CONSERVATION
Facile	3 €	5 min	Non

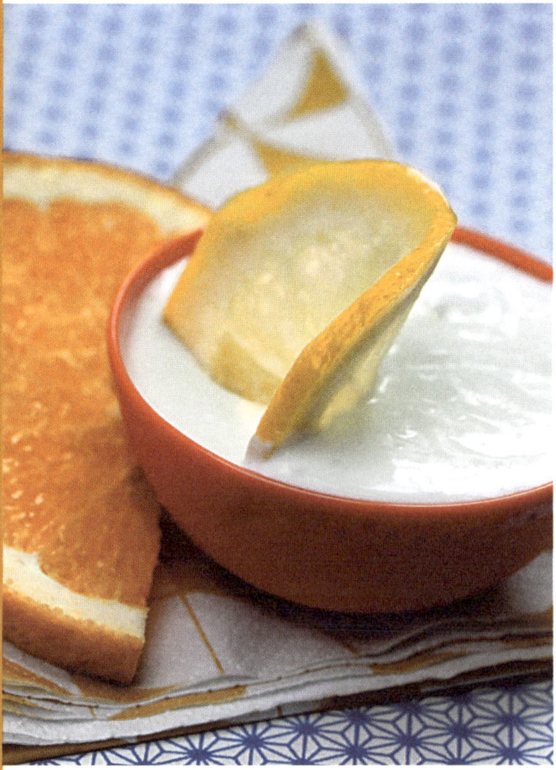

Mon matériel
- 1 bol

Dans mon panier
- 2 c. à s. de fromage blanc à 40 %
- 1 c. à c. de jus de citron frais non traité
- 1 c. à c. de jus d'orange frais non traité
- 4 gouttes d'HE de bergamote

LA RECETTE

1 › Versez le fromage blanc dans votre bol.

2 › Ajoutez les jus de citron et d'orange et remuez soigneusement.

3 › Ajoutez l'HE de bergamote et remuez à nouveau.

Mon rituel de beauté
- Appliquez le masque en couche épaisse sur le visage et laissez poser 10 minutes.
- Rincez avec une éponge ou un linge humide.
- Terminez le retrait du masque en appliquant un coton imbibé d'HA de fleur d'oranger.

Mon conseil : s'il vous en reste, n'hésitez pas à déguster ce fromage blanc parfumé à la petite cuillère !

Pain d'érable

Savon douceur automnale

Que diriez-vous, le temps d'une douche, de prolonger un peu les grandes vacances en faisant un détour par le Québec ? Votre pain en mains, faites couler l'eau, fermez les yeux et voyagez...

DIFFICULTÉ	COÛT	PRÉPARATION	CONSERVATION
Facile	5 €	20 min	6 mois

Mon matériel
- 1 moule rectangulaire de 100 g • 1 bol
- 1 mini-fouet ou 1 petite cuillère
- 1 balance de cuisine électronique

Dans mon panier
- 2 c. à s. de sirop d'érable
- 85 g de base de savon « Melt & Pour »
- 10 g de beurre de karité
- 20 gouttes d'HE de bergamote
- 5 gouttes d'HE de petitgrain bigarade

LA RECETTE

1 › Dans votre bol, faites fondre au bain-marie à feu doux la base de savon « Melt & Pour » et le beurre de karité, puis retirez du feu.

2 › Ajoutez le reste des ingrédients en mélangeant bien entre chaque ajout.

3 › Coulez votre préparation dans son moule.

4 › Laissez durcir votre savon avant de le démouler, puis laissez-le sécher environ 24 heures avant utilisation.

Mon rituel de beauté

Effectuez sous la douche de petits mouvements circulaires sur les zones rebelles (ventre, cuisses, bras...).

Mon conseil : la texture de votre préparation ne doit pas être trop liquide au moment du coulage afin que le sucre reste en suspension.

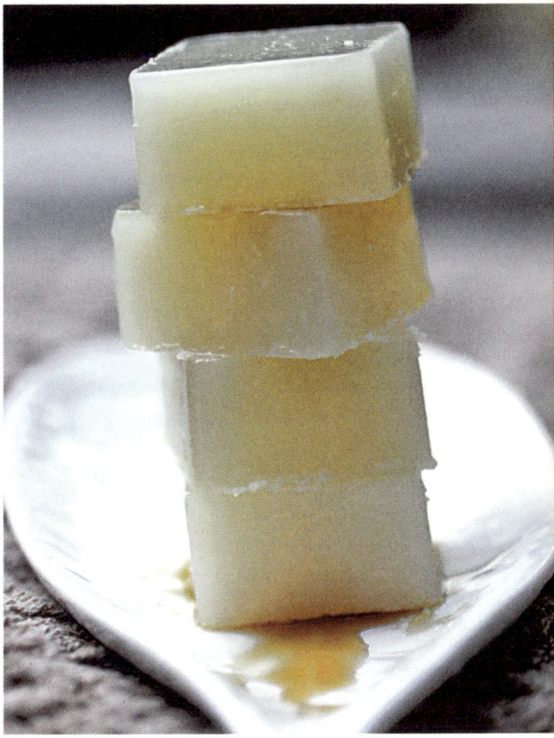

Recette Beauté

Belle de jour

Crème revitalisante de saison

Dès les premiers jours de l'automne, votre peau a besoin d'une attention particulière pour lui permettre de garder tout son éclat et sa beauté. Cette crème sera sans nul doute votre meilleure alliée. Mais chut, c'est un secret à ne pas divulguer...

DIFFICULTÉ	COÛT	PRÉPARATION	CONSERVATION
Moyen	5 €	40 min	2 mois

Mon matériel

• 1 pot de 50 ml • 2 bols • 1 mini-fouet
• 1 balance de cuisine électronique

Dans mon panier

• 25 g d'eau florale de fleur d'oranger
• 15 g d'huile végétale d'argan
• 3,5 g de cire émulsifiante
• 8 gouttes d'HE de petitgrain
• 15 gouttes d'HE de carotte
• 10 gouttes d'extrait de pépins de pamplemousse

LA RECETTE

1 › Transférez dans votre premier bol l'eau florale de fleur d'oranger, puis faites chauffer au bain-marie. Retirez du feu lorsque l'eau florale commence à frémir (environ 70 °C).

2 › Versez dans l'autre bol l'huile d'argan et la cire émulsifiante, puis faites chauffer au bain-marie. Retirez du feu lorsque la cire est entièrement fondue (environ 70 °C).

3 › Versez lentement le contenu du second bol dans le premier sans cesser de mélanger vigoureusement.

4 › Ajoutez enfin le reste, ingrédient par ingrédient, en mélangeant bien entre chaque ajout.

5 › Laissez reposer votre crème 24 heures au réfrigérateur afin qu'elle obtienne sa texture idéale.

Mon rituel de beauté

Cette crème revitalisante s'applique le matin sur l'ensemble du visage sur une peau bien propre.

Mon conseil : pour cette recette, nous avons utilisé la cire « Cetearyl wheat straw glycosides (and) cetearyl alcohol » (association d'alcools gras d'origine végétale et de dérivés de sucre issus de la paille de blé).

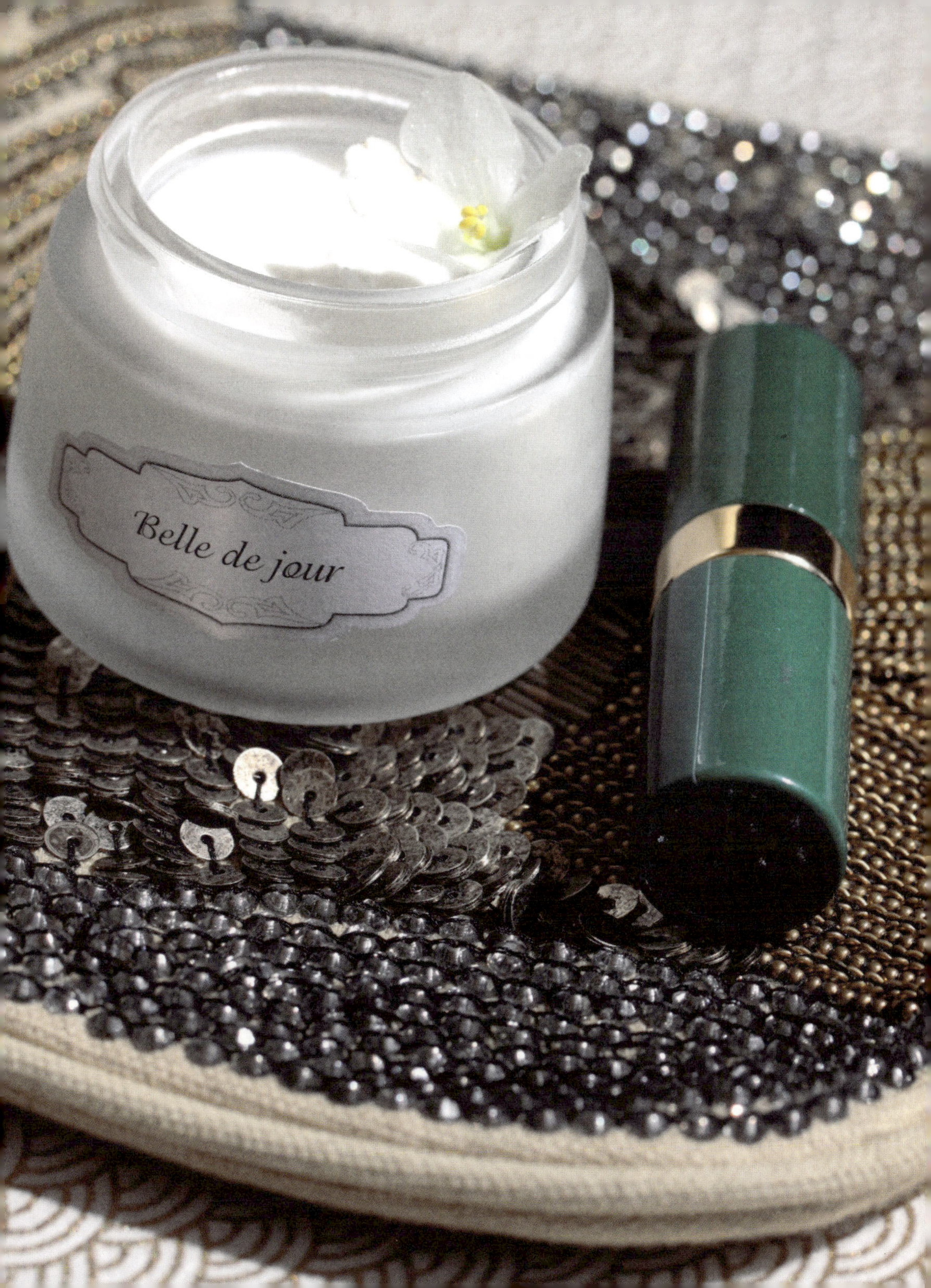
Belle de jour

Esprit d'automne

Accord fruité, herbacé, légèrement épicé

Réinventez l'automne avec ce parfum tout en nuances et contrastes : les notes légères et aériennes de petitgrain et bergamote sont sublimées par l'étonnant pouvoir charismatique de la carotte et du saro. Un accord renversant !

DIFFICULTÉ	COÛT	PRÉPARATION	CONSERVATION
Facile	5 €	10 min	9 mois

Mon matériel

- 1 flacon vaporisateur de 15 ml
- 1 éprouvette de 10 ml ou 1 petite cuillère
- 1 mini-fouet ou 1 petite cuillère • 1 bol

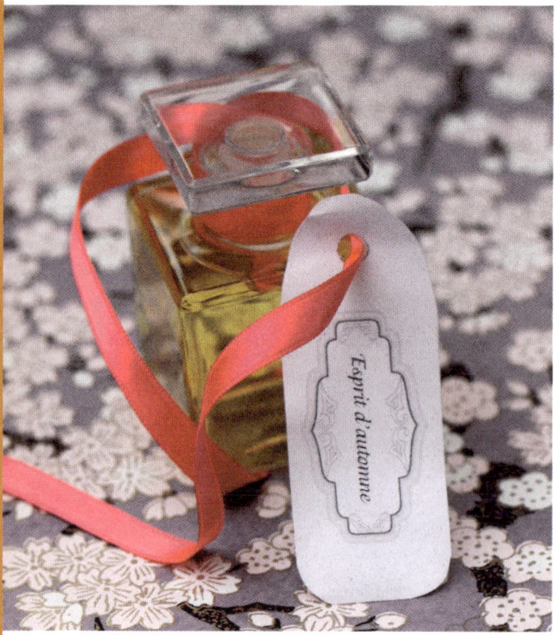

Dans mon panier

- 10 ml d'alcool à 90 ° ou de vodka (soit 2 c. à c.)
- 20 gouttes d'HE de bergamote + 5 gouttes d'HE de petitgrain (notes de tête)
- 1 c. à c. d'eau florale de fleur d'oranger (soit 4 ml) + 4 gouttes d'HE de carotte (notes de cœur)
- 7 gouttes d'HE de saro (notes de fond)

LA RECETTE

1 › Mettez dans votre bol l'alcool à 90 ° ou la vodka.

2 › Ajoutez les gouttes des différentes huiles essentielles, terminez par l'eau florale. Remuez soigneusement entre chaque incorporation.

3 › Transvasez dans le flacon.

Mon rituel de beauté

Chaque matin, secouez énergiquement votre flacon, puis vaporisez-le dans votre cou et par petites touches sur vos cheveux.

Mon conseil : n'hésitez pas à oublier quelques jours votre parfum, afin que le « jus » gagne en maturité.

Côté cuisine

La douceur estivale s'éloigne peu à peu... C'est la fin des barbecues et autres moments de farniente dans une chaise longue, à déguster des fruits gorgés de soleil ou des salades fraîcheur. Faites fi de la morosité et positivez ! Les premiers frimas de l'automne sont annonciateurs de plats douceur et cocooning. Un festival de couleurs et de saveurs qui ne laisseront aucune papille indifférente. Misez sur des légumes de saison tels que la citrouille, le raisin, les poires ou encore les châtaignes, que vous sublimerez avec des notes aromatiques insolites et fruitées. Un excellent moyen de voir la vie en rose, même par temps gris...

L'aroma-chef idéal

L'HE de petitgrain bigarade séduit de plus en plus en cuisine. Son goût, à la fois subtil et floral, vous permettra de réaliser toute une palette d'accords originaux et délicieux. Elle fera merveille avec :

- le chocolat ;
- les fruits de couleur orangée comme la mangue ou l'orange ;
- les marmelades, confitures et gelées de fruits ;
- les crumbles sucrés ;
- les cakes sucrés ;
- la chantilly ;
- les fruits cuits de saison comme la poire ;
- les boissons réconfortantes comme le lait chaud ou le chocolat chaud ;
- les plats sucrés-salés orientaux (tajine ou couscous, par exemple).

L'HE de bergamote, qui n'est pas sans nous rappeler le fameux thé Earl Grey, est probablement la note la plus puissante de tous les citrus (inutile par conséquent d'avoir la main lourde). Elle s'accorde divinement bien avec les saveurs automnales et fera merveille avec :

- les fruits de saison (poires, coings, pommes...) ;
- les fruits secs (amandes, noix ou noisettes) ;

- les compotes ;
- les gâteaux (macarons, madeleines, cakes...) ;
- le thé vert matcha en poudre ;
- les pâtes à crêpes ;
- les poissons cuits ou crus et les crustacés (comme la Saint-Jacques) ;
- les cocktails automnaux ;
- le chocolat sous toutes ses formes.

L'HE de carotte apporte une note légèrement musquée et terreuse aux plats. Elle s'associe à merveille avec :

- les soupes ;
- les vinaigrettes ;
- les fonds de sauce.

L'eau florale de fleur d'oranger est très prisée en cuisine en raison de sa fragrance délicate, à la fois florale et miellée. Très simple d'utilisation, elle s'accorde à merveille avec de nombreux mets :

- les fromages blancs et yaourts ;
- les crèmes dessert (entremets, crèmes pâtissières, blancs-mangers, flans...) ;
- les salades de fruits ;
- les pâtes à crêpes ;
- les infusions, les boissons ou les cocktails maison ;
- les laits chauds relaxants et réconfortants ;
- les glaces maison ;
- les préparations à base de fruits secs ;
- un grand nombre de pâtisseries (sablés, pâtisseries orientales, macarons...).

Théâtralisez vos plats sucrés-salés

Il n'y a pas que l'été pour innover et tenter de nouvelles alliances aromatiques. L'automne est également une saison pendant laquelle il faut oser... Introduire certaines huiles essentielles dans vos préparations sucrées-salées vous permettra d'apporter une pointe d'originalité dans votre cuisine.
L'HE de petitgrain se fera un plaisir d'y contribuer...

Recettes express cuisine

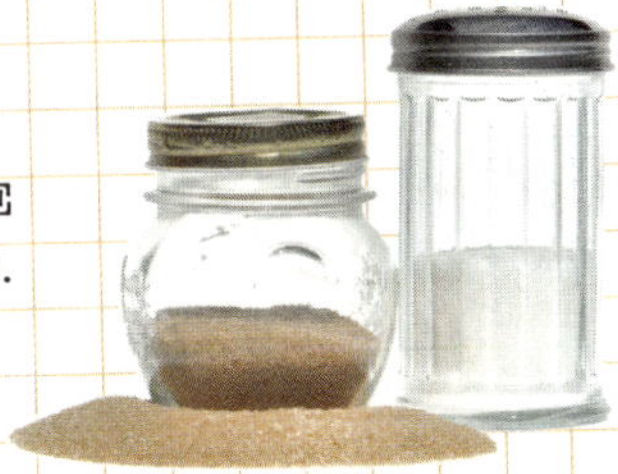

Sucre à la bergamote

Ajoutez successivement 4 gouttes d'HE de bergamote dans 100 g de cassonade. Mélangez soigneusement pour bien homogénéiser le parfum et conservez dans un pot en verre.

Cake matcha à la bergamote

Dans une jatte, fouettez 3 œufs avec 120 g de sucre roux. Quand le mélange devient mousseux, ajoutez peu à peu 180 g de farine et 150 g de beurre fondu. Incorporez ½ sachet de levure chimique, 1 c. à s. de poudre matcha, 4 gouttes d'HE de bergamote, puis mélangez délicatement. Versez dans un moule à cake et faites cuire 35 minutes à 180 °C.

Marmelade d'orange et petitgrain

Pressez le jus d'1 kg d'oranges. Dans une casserole à fond épais, versez le jus obtenu et 200 g de sucre de canne blond. Placez sur feu doux pendant 30 minutes. Saupoudrez finement avec 1 sachet de 2 g d'agar-agar en poudre, mélangez et laissez frémir sur feu doux pendant 4 minutes. Hors du feu, rajoutez 6 gouttes d'HE de petitgrain et remuez soigneusement. Transvasez cette préparation dans des pots à confiture.

Lait d'amande Bonne nuit les petits au petitgrain

Versez 1 c. à c. d'eau florale de fleur d'oranger dans 15 cl de lait d'amande chaud. Dégustez une heure avant l'heure du coucher.

Délice de mangue au petitgrain

Découpez une mangue fraîche en tranches. Dans une poêle, faites revenir une petite noisette de beurre salé, puis ajoutez les tranches de mangue. Dans un petit peu de jus de citron vert, délayez 2 gouttes d'HE de petitgrain, puis transvasez dans la poêle. Laissez revenir quelques minutes, puis dégustez cette préparation tiède.

Toast au fromage de chèvre, miel et fleur d'oranger

Sur un toast de pain aux céréales, ajoutez 2 belles tranches de fromage de chèvre frais. Mélangez 1 c. à c. de miel avec 1 c. à c. d'eau florale de fleur d'oranger. Versez ce mélange sur le fromage et enfournez 5 minutes au four à 180 °C. Servez ce toast avec une belle salade de saison.

Crêpes à la bergamote

250 g de farine – 50 cl de lait – 4 œufs – 1 c. à s. d'huile de sésame – 1 pincée de sel – 3 gouttes d'HE de bergamote – 50 g de beurre demi-sel – 2 c. à s. de sucre roux.

Tamisez la farine et le sel dans une terrine. Formez un puits au centre et cassez-y les œufs. Délayez au fouet en ajoutant petit à petit le lait, puis l'huile de sésame et l'HE de bergamote. Laissez reposer 1 heure au frais.

Vinaigrette carottée

Dans un bol, mélangez 10 c. à s. d'huile d'argan avec 4 c. à s. de vinaigre balsamique et 2 gouttes d'HE de carotte. Servez avec une salade de saison ou un poisson vapeur.

Euphorisez la cuisine automnale

Pour contrer les journées qui raccourcissent et le manque d'ensoleillement, pensez à ajouter 1 à 2 gouttes d'HE de bergamote dans vos yaourts, fromages blancs, laits chauds, sauces salades... Optimisante et positivante, elle vous permettra d'aborder cette saison avec originalité et bonne humeur.

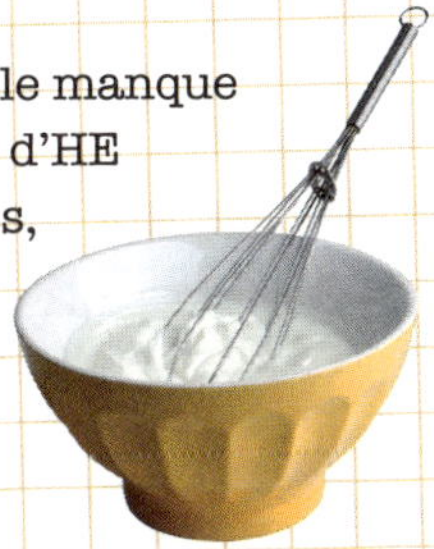

Thé Earl Grey maison

L'automne est le moment idéal pour réinventer l'heure du thé. Profitez-en pour réaliser vous-même votre thé Earl Grey. Pour cela, il vous suffira d'ajouter 10 gouttes d'HE de bergamote dans 200 g de thé noir et de bien mélanger afin d'homogénéiser le parfum.
Servez-le avec un cake ou des madeleines. Un pur régal !

Le saviez-vous ?

C'est le comte (*earl*, en anglais) Charles Grey, ministre des Affaires étrangères du royaume britannique au milieu du XIXe siècle, qui reçut d'un mandarin chinois une vieille recette consistant à aromatiser son thé avec de la bergamote.

Baignade aromatique

Noix de Saint-Jacques à la bergamote et son parmesan de fèves de cacao

Surprenez vos amis en revisitant ce grand classique de la gastronomie française. Mademoiselle Bergamote se marie à merveille avec le sieur Cacao, pour le plus grand plaisir de nos papilles en fête.

DIFFICULTÉ	COÛT	PRÉPARATION	CUISSON
Moyen	12 €	10 min	4 min

Mon matériel

• 1 passoire • 1 petite casserole • 1 sauteuse non adhésive • 1 mortier et son pilon

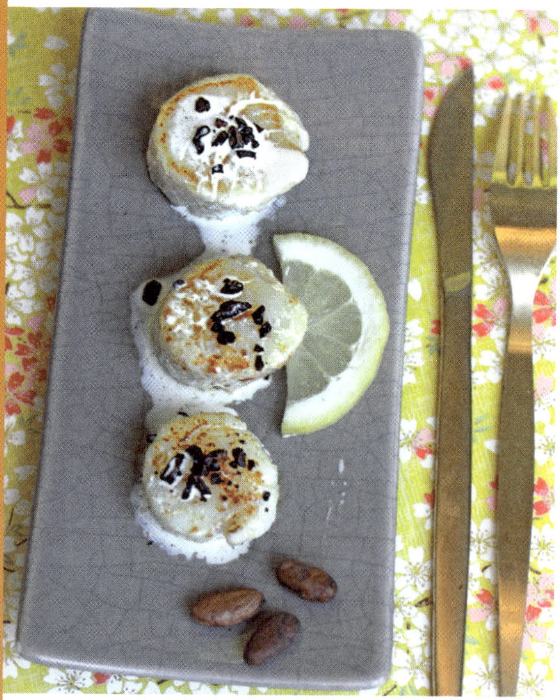

Dans mon panier - pour 4 personnes

- 12 noix de Saint-Jacques fraîches
- 4 c. à s. de crème fraîche
- 2 c. à s. d'huile de sésame toastée
- 6 gouttes d'HE de bergamote
- 8 fèves de cacao
- sel et fleur de sel
- poivre du moulin

LA RECETTE

1 › Rincez soigneusement les noix de Saint-Jacques.

2 › Préparez la sauce en mélangeant la crème et l'HE de bergamote. Salez et poivrez puis faites chauffer à feu doux dans votre casserole.

3 › Faites chauffer l'huile de sésame dans la sauteuse, ajoutez les noix de Saint-Jacques et faites-les dorer 1 à 2 minutes de chaque côté. Salez et poivrez.

4 › Retirez les noix de Saint-Jacques de la sauteuse et placez-les dans 4 assiettes chaudes, puis répartissez la sauce.

5 › Pilez les fèves de cacao au mortier et répartissez-les sur les noix de Saint-Jacques.

Mon conseil : servez ces coquilles Saint-Jacques accompagnées d'un écrasé de pommes de terre maison.

Immersion insolite

Velouté de châtaignes à la bergamote

Fruit de l'« arbre à pain », la châtaigne d'Ardèche est l'un des produits cultes de cette fin d'année. Encanaillée le temps d'un velouté à l'HE de bergamote, elle donne naissance à un mets savoureux et très original. À tester sans plus tarder...

DIFFICULTÉ	COÛT	PRÉPARATION	CUISSON
Facile	6 €	10 min	30 min

Mon matériel

- 1 casserole antiadhésive • 1 verre doseur
- 1 blender ou mixeur

Dans mon panier - pour 3 personnes

- 1 oignon
- 4 c. à s. d'huile d'olive
- 750 g de châtaignes crues
- 10 cl de bouillon de légumes
- 30 cl de lait d'avoine
- 20 cl de crème d'avoine
- 6 gouttes d'HE de bergamote
- sel et poivre

LA RECETTE

1 › Épluchez, dégermez et émincez l'oignon, puis faites-le revenir avec les châtaignes et l'huile d'olive dans une casserole antiadhésive environ 20 minutes.

2 › Ajoutez le bouillon de légumes, le lait et la crème d'avoine, salez et poivrez, puis laissez cuire 10 minutes.

3 › Ajoutez l'HE puis mixez la préparation et servez aussitôt.

Mon conseil : avant de servir, décorez ce velouté de quelques brisures de châtaignes.

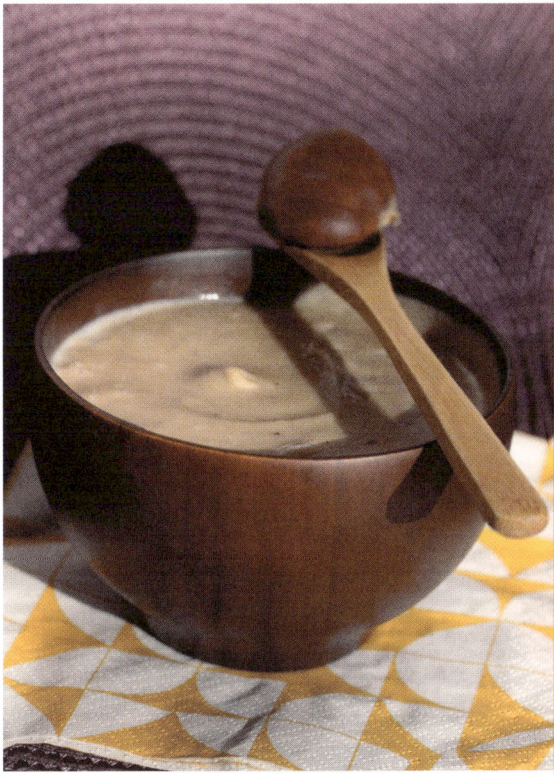

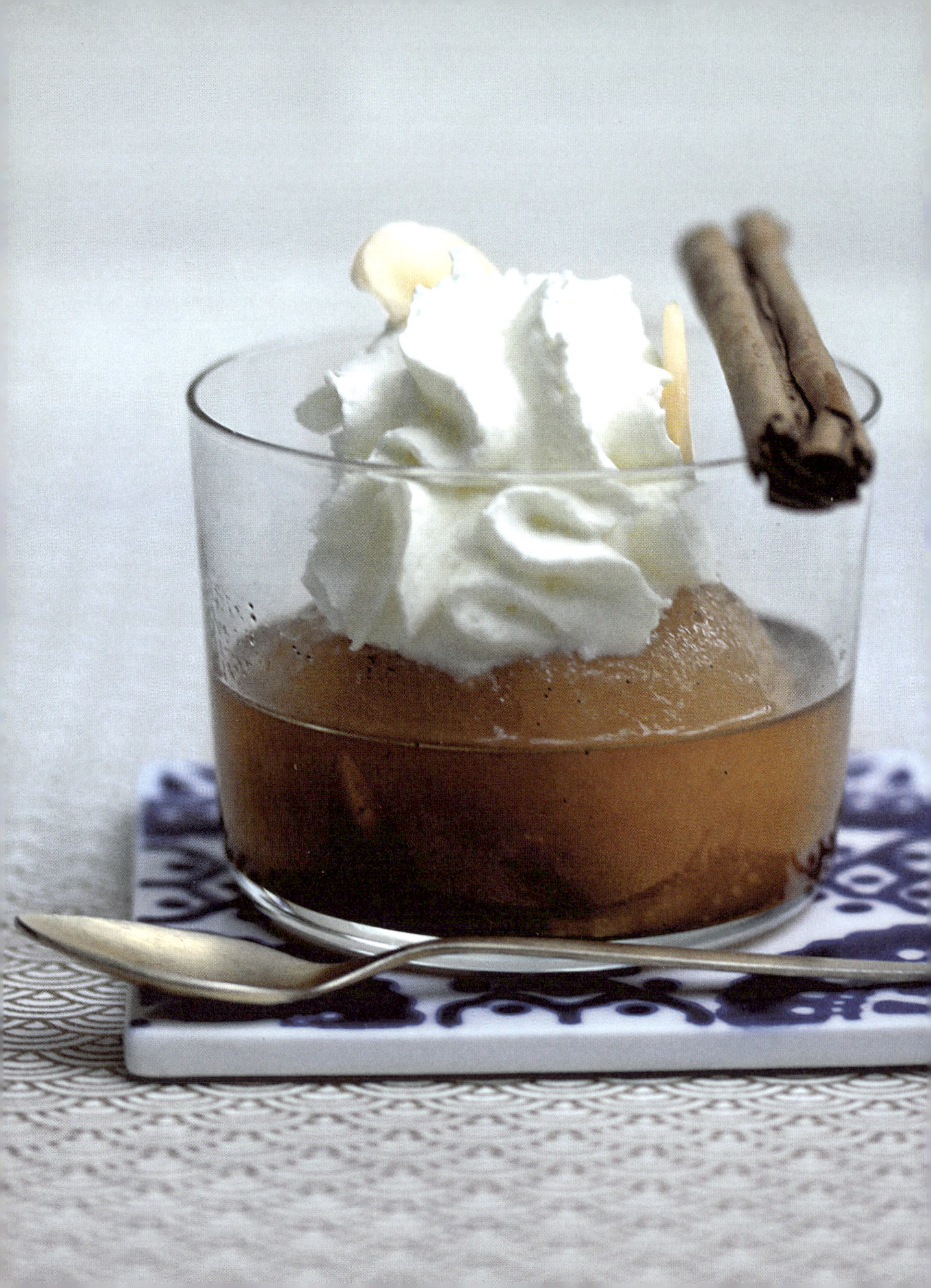

Bonne poire

Poire pochée au thé fumé et sa chantilly au petitgrain

Après les fruits crus de l'été, l'automne laisse place à la douceur et à la gourmandise des fruits cuits au four ou pochés au sirop. Surprenez vos convives en les réinventant dans des versions insolites, au gré de votre imagination. Effet garanti !

DIFFICULTÉ	COÛT	PRÉPARATION	CUISSON
Facile	5 €	10 min	30 min

Mon matériel

• 1 casserole • 1 batteur électrique avec 1 un cul-de-poule ou 1 robot avec cuve • 1 évidoir

Dans mon panier - pour 4 personnes

Pour la réalisation des poires pochées

- 4 poires
- 1 bâton de cannelle
- 4 c. à s. de jus de citron bio
- 1 petit morceau de gousse de vanille
- 1 c. à c. de thé noir Lapsang Souchong (dans un filtre à thé non traité)
- 500 ml d'eau de source
- 200 g de sucre roux
- quelques amandes effilées

Pour la réalisation de la chantilly aromatique

- 50 cl de crème liquide entière (minimum 30 % de MG)
- 100 g de sucre glace
- 2 gouttes d'HE de petitgrain

LA RECETTE DES POIRES

1 › Épluchez les poires, découpez un chapeau sur le dessus et évidez-les. Arrosez-les avec le jus de citron afin qu'elles ne s'oxydent pas.

2 › Faites bouillir l'eau avec le sucre, la cannelle et la vanille coupée en 2 dans le sens de la longueur.

3 › À ébullition, ôtez la casserole du feu, ajoutez le filtre avec le thé, couvrez et laissez infuser 3 minutes, puis retirez le filtre.

4 › Remettez la casserole sur le feu avec les poires et laissez cuire 30 minutes.

5 › Faites griller les amandes dans une poêle.

6 › Déposez chaque poire dans une coupelle individuelle avec 3 c. à s. de sirop. Laissez reposer au frais 2 heures.

LA RECETTE DE LA CHANTILLY AU PETITGRAIN

1 › Versez la crème fleurette froide dans la cuve du batteur ou dans le cul-de-poule puis réservez 30 minutes au frais.

2 › Fouettez-la en donnant un mouvement rotatif afin de l'aérer.

3 › Incorporez le sucre glace, l'HE de petitgrain et fouettez jusqu'à ce que la crème épaississe et prenne la consistance d'une chantilly.

Nuage des délices

Blanc-manger à la fleur d'oranger

Voilà un dessert qui devrait plaire au plus grand nombre d'entre vous... Une texture fondante, un parfum régressif à se damner et un goût d'une douceur exquise. Lorsque, de surcroît, on apprend que ce dessert nous permet de nous relaxer pleinement, on se demande bien pourquoi la gourmandise est un si vilain défaut.

DIFFICULTÉ	COÛT	PRÉPARATION	CUISSON
Facile	5 €	20 min	Sans

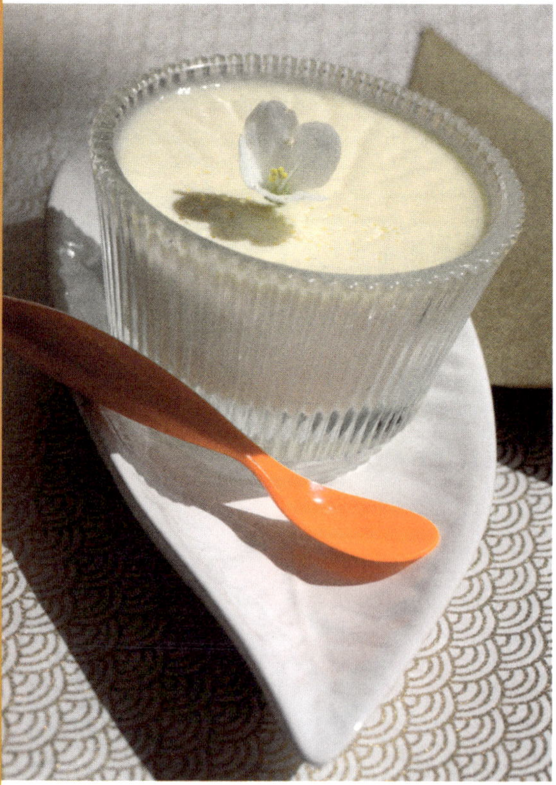

Mon matériel
- 1 casserole • 6 verrines

Dans mon panier - pour 6 verrines
- 60 cl de crème liquide entière
- 80 g de sucre glace
- 2 g d'agar-agar (soit 1 c. à c. rase)
- 6 c. à s. d'eau florale de fleur d'oranger

LA RECETTE

1 › Dans 1 casserole, délayez l'agar-agar dans la crème liquide puis ajoutez l'eau florale et le sucre glace.

2 › Portez cette préparation à ébullition tout en remuant.

3 › Disposez cette préparation dans de jolies verrines, puis réservez 1 heure au réfrigérateur après complet refroidissement.

Mon conseil : n'hésitez pas à agrémenter vos verrines de fruits cuits et de tuiles au sésame grillé. Un pur régal !

Souvenir de Calabre

Madeleine poire et bergamote

La Calabre est la région la plus méridionale de la péninsule italienne. Ses côtes sont belles, l'intérieur des terres est resté sauvage et son citrus se nomme bergamote. L'espace d'un tea time, *faites revivre cette magnifique région et savourez...*

DIFFICULTÉ	COÛT	PRÉPARATION	CUISSON
Moyen	4 €	30 min	10 min

Mon matériel

• 1 moule à madeleines • 2 jattes

Dans mon panier

- 5 œufs
- 150 g de beurre doux
- 200 g de farine
- 200 g de sucre de canne ou de coco
- 1 poire non traitée
- 10 gouttes d'HE de bergamote
- 1 pincée de sel

LA RECETTE

1 › Préchauffez le four à 220 °C (th.7).

2 › Faites fondre le beurre et séparez les blancs des jaunes.

3 › Pelez la poire et découpez-la en petits dés.

4 › Dans une jatte, fouettez les jaunes avec le sucre. Ajoutez le beurre fondu, l'HE de bergamote, la farine, puis la poire en petits morceaux.

5 › Dans une autre jatte, montez les blancs en neige en ajoutant 1 pincée de sel.

6 › Incorporez peu à peu les blancs en neige au mélange précédent puis remuez soigneusement.

7 › Remplissez les alvéoles du moule au ⅔.

8 › Enfournez environ 9 minutes à 220 °C. Au bout de 4 minutes, baissez la température du four à 200 °C et surveillez très attentivement la cuisson, les madeleines doivent être fermes mais pas trop cuites.

Mon conseil : pour optimiser la conservation de vos madeleines, et pouvoir les admirer dans votre cuisine, n'hésitez pas à les ranger dans un grand bocal en verre.

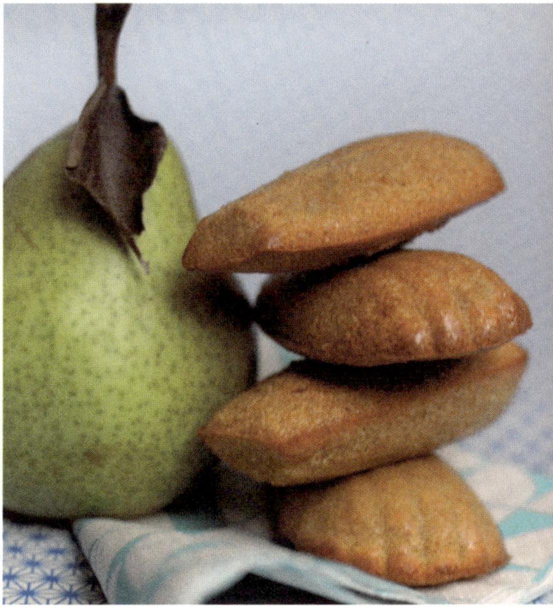

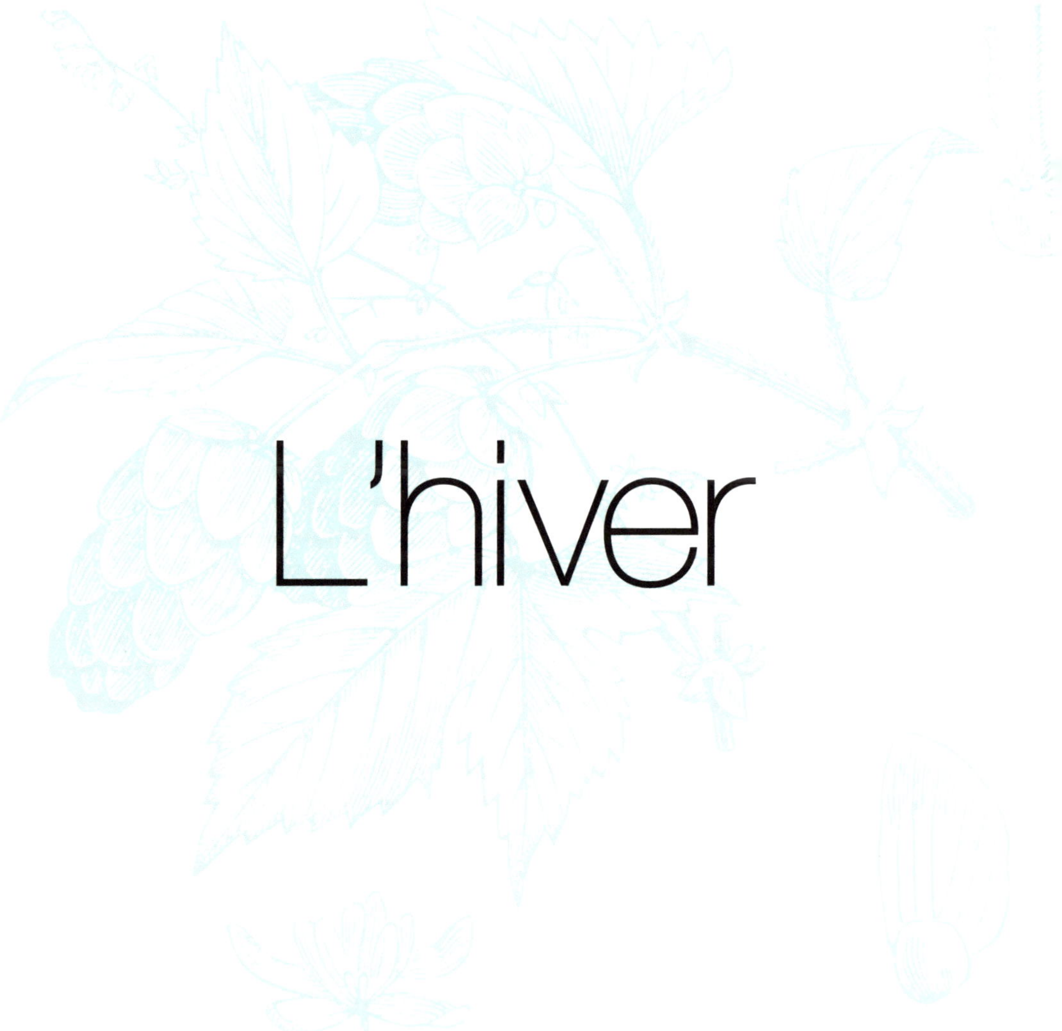

L'hiver

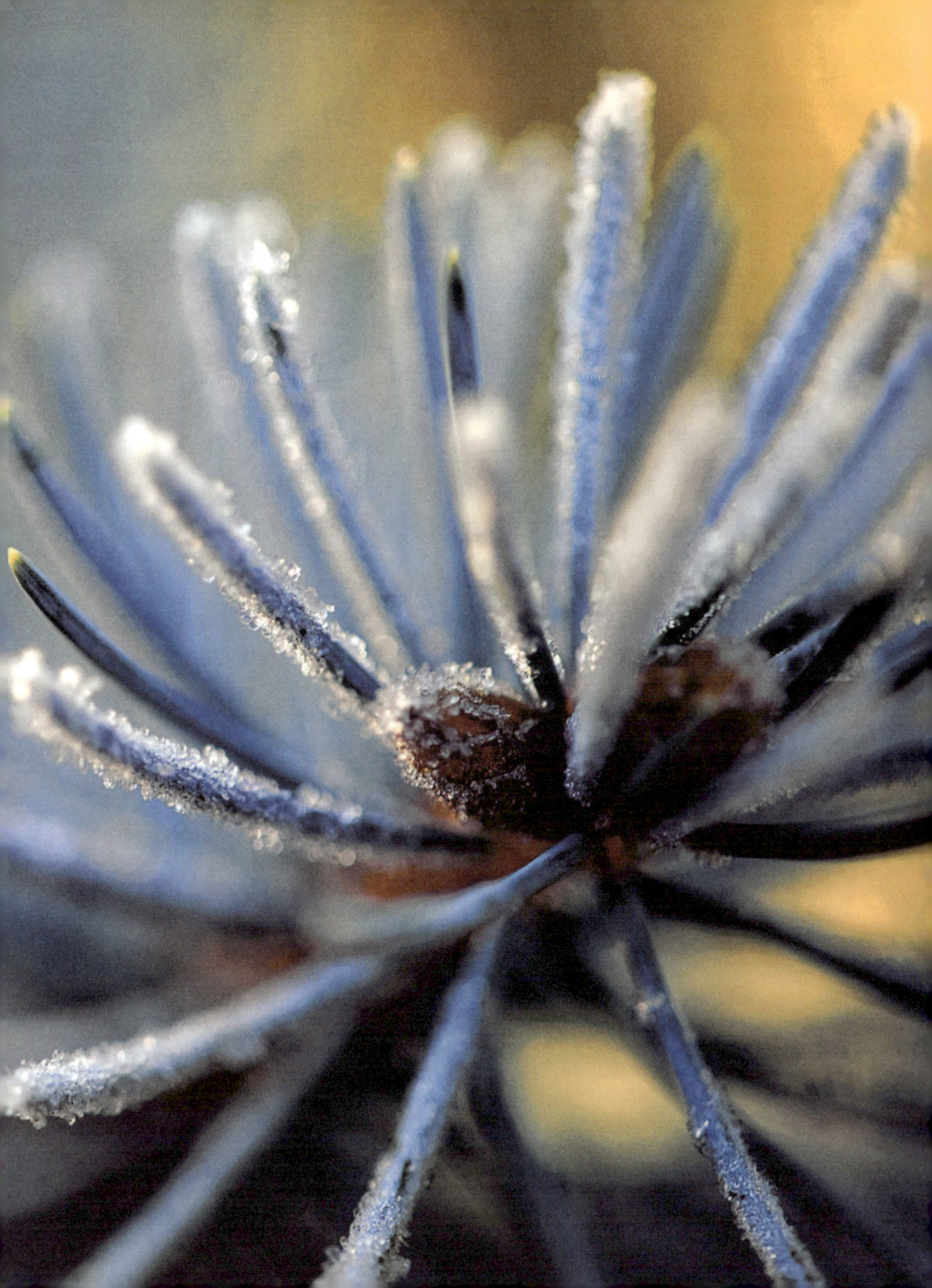

L'esprit de l'hiver

« Je redoute l'hiver parce que c'est la saison du confort ! »

Arthur Rimbaud

Si l'hiver possède pour certains une résonance inamicale, cette saison n'en demeure pas moins un moment de retraite des plus agréables, pour qui sait se prémunir tout naturellement et efficacement. C'est aussi une attente féconde du printemps, un moment de mise au point, un temps privilégié de réflexion et de méditation. L'hiver ne doit pas être considéré comme un temps mort, mais comme un moment de préparation active à l'année à venir.

En médecine chinoise

Cette saison est associée à l'élément Eau et le climat correspond à un froid rigoureux, au gel, à la neige et à la glace. L'organe lié à l'hiver est le rein et son rôle est primordial dans la médecine traditionnelle chinoise. Pour notre corps, il est sa batterie ou la source de toutes ses énergies. Il stocke et conserve les énergies Yin et Yang puis les redistribue selon les besoins corporels. Mais en hiver, nous sollicitons plus d'énergie que pendant aucune autre saison et nos réserves peuvent s'épuiser si nous ne respectons pas une hygiène de vie adaptée. Pendant cette saison où le Yin domine le Yang, il est conseillé de suivre le biorythme de cette énergie, en se couchant tôt, en se levant en même temps que le soleil, et en évitant de s'épuiser physiquement et psychiquement. C'est le moment d'opter pour une alimentation riche en saveurs chaleureuses et épicées afin de bien nourrir le Qi (énergie vitale). Pourquoi ne pas se dorloter, en profiter pour se faire du bien avec des soins de beauté nourrissants et privilégier des moments de repli sur soi ou de recueillement contemplatif pour être en parfaite adéquation avec la sérénité et le calme silencieux de cette saison ?

En médecine ayurvédique

Shishira est l'une des six saisons de la chronobiologie de l'Ayurvéda. C'est la saison froide et brumeuse, située entre mi-janvier et mi-mars. Cette saison est donc caractéristique des *doshas Kapha* et *Vata* (les *doshas* correspondent aux profils énergétiques ayurvédiques), qui se traduisent par le silence immobile, la lenteur et l'ancrage, l'état méditatif. En hiver, on en profite pour se régénérer, récupérer d'une fatigue accumulée pendant l'année, pour suivre le rythme jour/nuit, avoir une alimentation riche en céréales diverses, en épices et piquante au goût pour stimuler la digestion, laquelle peut être ralentie en cette saison.

Protégez-vous des maux liés à ces *doshas* tels que les troubles respiratoires (toux, rhumes, bronchites, etc.), les douleurs articulaires, la prise de poids, la peau sèche, la dépression... Des solutions et des soins comme les inhalations, les bains, le sauna, les massages aux huiles tiédies, etc. seront vos meilleurs alliés pour vous aider à bien passer l'hiver.

À la découverte des huiles essentielles de saison

Cette saison, nous avons sélectionné des huiles essentielles aux vertus multiples qui caractérisent bien les besoins liés à l'hiver : que ce soit pour une utilisation préventive ou curative ; pour soulager les maux respiratoires ou les épidémies virales de saison ; pour vaincre la dépression hivernale ou nous guider sur notre chemin personnel et nous préparer à une nouvelle année constructive, ponctuée de belles promesses. Chouchoutez-vous avec des huiles essentielles et des synergies qui vous permettront de passer un hiver en pleine forme et de rester belle même par - 20 °C ! Alors, à vos flacons !

C'est le moment...

... de s'économiser, prendre soin de ses défenses naturelles en les renforçant, ralentir le rythme, économiser son énergie, méditer, se chouchouter, ou, tout simplement, se retrouver.

L'huile essentielle de **litsée citronnée** (ou verveine exotique)

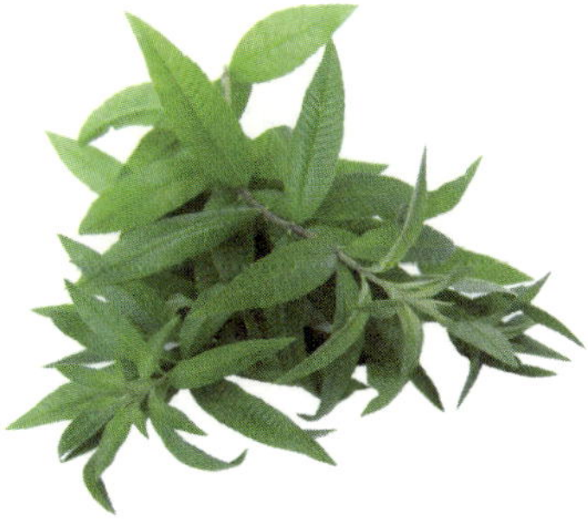

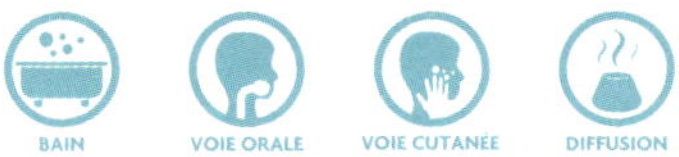

Nom botanique : *Litsea citrata*
Famille botanique : lauracées
Origine : Chine, Vietnam
Parties distillées : les semences
Chémotypes : néral, géranial, citronnella
Famille(s) biochimique(s) majeure(s) : aldéhydes terpéniques
Caractéristiques organoleptiques :
- olfactif : hespéridée, herbacée et fraîche
- couleur : incolore à jaune très pâle
- apparence : liquide limpide

Utilisée en parfumerie en note de tête.

Pourquoi est-elle indispensable ?

L'HE de litsée citronnée, aussi appelée verveine exotique, soulage de nombreux maux de saison. Très efficace contre les rhumatismes et l'arthrite, elle purifie et assainit la maison des miasmes de l'hiver. Fraîche et tonique, sa fragrance citronnée réveille nos sens et nous aide à faire face à la dépression hivernale en rendant notre humeur joyeuse et pétillante. Elle régule le sommeil, équilibre nos nuits et les rend paisibles, sans réveils intempestifs... En cuisine, elle se complaît en douceurs sucrées pour mieux nous réconforter.

Ses vertus

› *Santé*
- anti-inflammatoire : soulage les douleurs articulaires
- anti-infectieuse
- antibactérienne (atmosphérique)

› *Bien-être*
- tonique psychique : soulage la dépression saisonnière
- calme les insomnies, la nervosité et l'agitation

› *Beauté*
- purifie les peaux grasses et acnéiques
- parfume les produits d'hygiène et les cosmétiques

Le petit +

L'HE de litsée citronnée ravive les sens et s'accorde parfaitement avec d'autres senteurs d'agrumes comme le citron jaune et le pamplemousse, avec des notes florales comme le géranium et la fleur de citronnier ainsi qu'avec le basilic, la menthe et l'estragon. Vive, légère, tonique et incroyablement fraîche, elle illumine un hiver à la teinte grise.

L'huile essentielle de **thym à linalol**

Nom botanique : *Thymus vulgaris (linalol)*
Famille botanique : lamiacées
Origine : France (Haute-Provence)
Parties distillées : les parties aériennes fleuries (rendement : 1 % environ)
Chémotypes : linalol, acétate de linalyle
Famille(s) biochimique(s) majeure(s) : monoterpénols, esters et monoterpènes
Caractéristiques organoleptiques :
- olfactif : aromatique, puissante
- couleur : incolore à jaune très pâle
- apparence : liquide limpide

Utilisée en parfumerie en note de cœur.

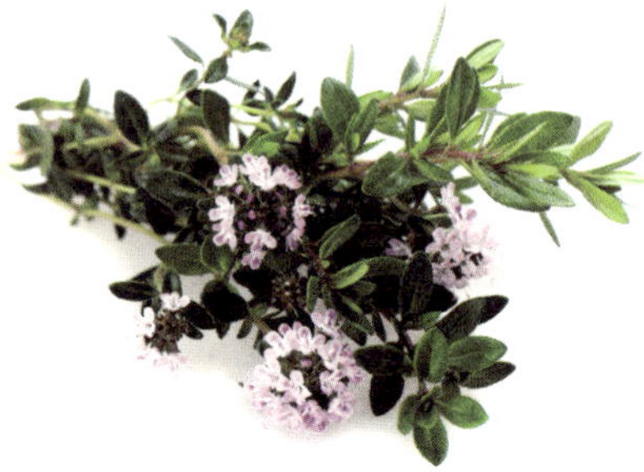

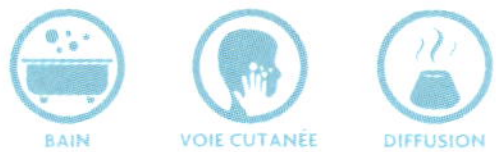

Pourquoi est-elle indispensable ?

L'HE de thym à linalol est efficace en solution préventive et curative. Elle renforce nos défenses naturelles, soulage les infections respiratoires et douleurs liées à la saison, accompagne le développement personnel en apportant un équilibre intellectuel et affectif sans faille. Elle entretient tout en douceur la beauté de votre peau et de vos cheveux et les aide à résister au froid. En cuisine, elle est parfaite dans les plats mijotés qui font du bien au moral et se partagent entre amis !

Ses vertus

› Santé
- anti-infectieuse douce (pour les enfants)
- antimicrobienne : infections broncho-pulmonaires
- immunostimulante

› Bien-être
- équilibrante de l'énergie vitale
- antistress : tonique nerveux
- harmonisante et antidéprime de saison

› Beauté
- purifiante et astringente pour toutes peaux
- régule les peaux grasses
- parfume les produits d'hygiène et les cosmétiques

Le petit +

Connue en parfumerie pour sa note hespéridée aromatique qui agrémente certaines fragrances, surtout masculines, l'HE de thym est utilisée dans les savons, lotions après-rasage, produits buccaux pour apporter une note fraîche. De la même famille olfactive, elle s'accorde avec ses cousines la lavande, la sauge ou le romarin ; le mariage avec des agrumes donne des synergies pétillantes et toniques pour ces messieurs.

L’huile essentielle de **cannelle écorce**

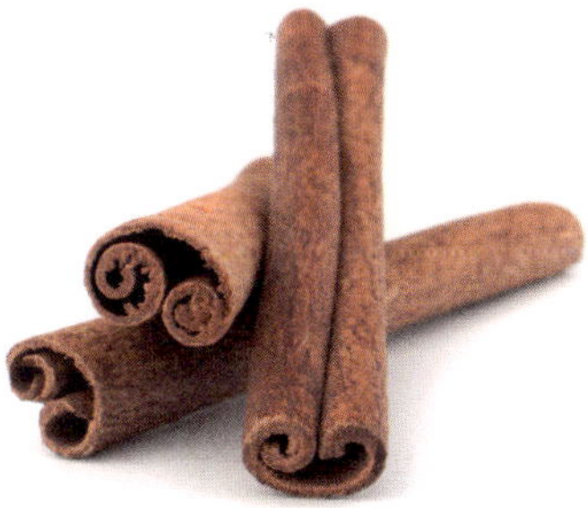

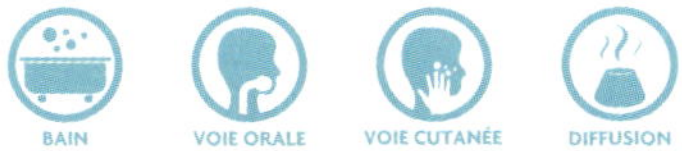

Nom botanique : *Cinnamomum zeilanicum verum*
Famille botanique : lauracées
Origine : Madagascar, Sri Lanka
Partie distillée : l’écorce (rendement : entre 2,5 % et 4 %)
Chémotypes : cinnamaldéhyde, phénols
Famille(s) biochimique(s) majeure(s) : aldéhydes, phénols, monoterpènes
Caractéristiques organoleptiques :
• olfactif : hespéridée épicée, sucrée et chaude
• couleur : jaune foncé
• apparence : liquide limpide
Utilisée en parfumerie en note de cœur.

Pourquoi est-elle indispensable ?

Anti-infectieuse puissante et tonique, l’HE de cannelle aide à surmonter nombreux maux : fatigue, dépression, baisse des défenses naturelles, maux respiratoires, etc. Que ce soit physiquement ou mentalement, elle insuffle une force vitale puissante qui vous remet sur pied rapidement. Aphrodisiaque, elle débride la sensualité en berne des amoureux et réveille ainsi une libido endormie. En cuisine, elle agrémente de façon chaleureuse les desserts et douceurs de la saison (notamment les desserts chocolatés).

Ses vertus

› Santé

- anti-infectieuse puissante
- antivirale
- assainissante atmosphérique
- antiseptique

› Bien-être

- tonifiante et antifatigue : aide à vaincre l’épuisement physique et mental
- revigorante : aide à donner courage et volonté

› Beauté

- aromatisante : parfume les produits d’hygiène
- tonique capillaire

Le petit +

L’HE de cannelle réchauffe les fragrances herbacées, boisées et florales grâce à sa note gourmande, épicée et sucrée très particulière. Elle s’accorde très bien avec les écorces telles que le cèdre, le bois de santal, mais aussi les résinoïdes comme le benjoin et la myrrhe. Capiteuse, sa fragrance ragaillardit les sens telle une séductrice irrésistible et envoûtante.

L'huile essentielle d'**orange douce**

Nom botanique : *Citrus sinensis*
Famille botanique : rutacées
Origine : Italie, États-Unis, Brésil, Mexique
Partie distillée : le zeste (rendement : 1,5 %)
Chémotypes : limonène, pinène, linalol
Famille(s) biochimique(s) majeure(s) : terpènes, alcools, fucoumarines
Caractéristiques organoleptiques :
- olfactif : zestée
- couleur : jaune très pâle
- apparence : liquide limpide

Utilisée en parfumerie en note de tête.

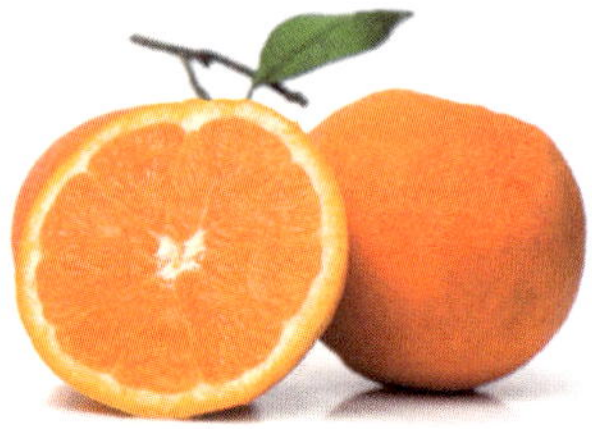

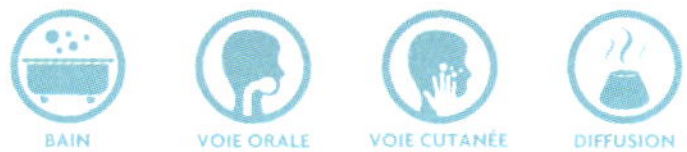

Pourquoi est-elle indispensable ?

Alliée de toute la famille, l'HE d'orange douce est la préférée des enfants : fruitée, sucrée et gourmande, elle réconforte, apaise les tensions nerveuses et les spasmes digestifs. Elle purifie et parfume la maison de sa note zestée qui crée une ambiance conviviale tout à fait de saison. En cuisine, sa note gourmande réveille les douceurs sucrées de l'hiver et s'accorde parfaitement avec les chocolats (noir, au lait ou blanc !).

Ses vertus

› *Santé*
- antispasmodique
- antiseptique aérien
- stomachique et carminative

› *Bien-être*
- soulage l'anxiété et les angoisses
- calme nervosité et agitation
- euphorisante

› *Beauté*
- tonique, raffermissante : antirides, antirelâchement cutané
- circulatoire : stimule la circulation lymphatique et désintoxique la peau
- protectrice cutanée : antidessèchement et crevasses

Le petit +

L'HE d'orange douce est une fragrance fruitée et sucrée qui accompagne parfaitement les parfums gourmands avec d'autres notes florales voluptueuses, hespéridées, boisées, ou résinoïdes. Elle apporte une touche olfactive gourmande et régressive, rappelant les douceurs de l'enfance.

Précautions d'emploi

L'HE d'orange douce est photosensibilisante et ne doit pas s'utiliser avant une exposition au soleil.

L'hydrolat d'**eucalyptus globulus**

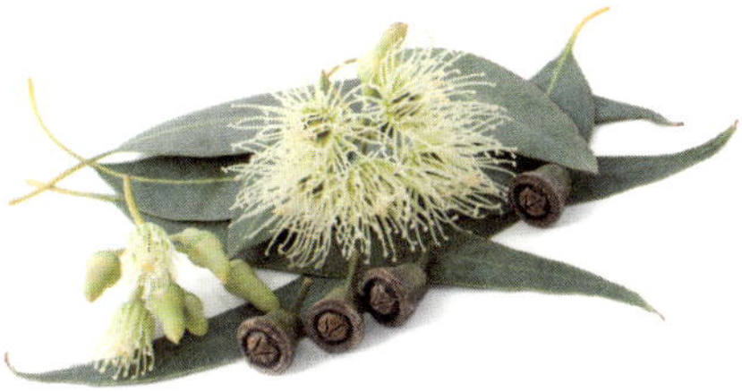

Nom : *Eucalyptus globulus*
Origine : Australie
Parties distillées : les feuilles
Famille botanique : myrtacées
Couleur : incolore
Saveur : eucalyptol caractéristique
Conservation : 3 à 6 mois après ouverture du flacon. Conserver au réfrigérateur.

VOIE ORALE VOIE CUTANÉE

Pourquoi est-il indispensable ?

Toute la famille pourra bénéficier des bienfaits de l'HA d'eucalyptus. Un essentiel de votre trousse à pharmacie ! En friction ou en bain pour les enfants, il libère les voies respiratoires et renforce l'énergie vitale dès les premiers refroidissements. Sur le plan psychique, il nous aide dans notre développement personnel à clarifier nos pensées et à avoir une meilleure écoute de nous-même et d'autrui. Sa fragrance si caractéristique et fraîche purifie la peau, libère les pores, permettant ainsi une meilleure oxygénation cutanée !

Ses vertus

› *Santé*
- décongestionnant respiratoire
- antiasthmatique
- antigrippal
- apaisant des irritations oculaires (orgelets et conjonctivites)

Bien-être
- harmonisant : aide à se recentrer
- favorise l'équilibre de l'humeur
- apaise le mental

› *Beauté*
- purifie les peaux grasses et acnéiques
- astringent cutané

Légende aromatique

Selon la croyance, on brûlait des feuilles d'eucalyptus dans les pièces des maisons afin de les purifier et d'en chasser les mauvais esprits.

L'eau florale de **camomille romaine**

Nom : *Anthemis nobilis*
Origine : France, Belgique
Parties distillées : les fleurs
Famille botanique : astéracées
Couleur : jaune pâle
Saveur : miellée et douce
Conservation : 3 à 6 mois après ouverture du flacon. Conserver au réfrigérateur.

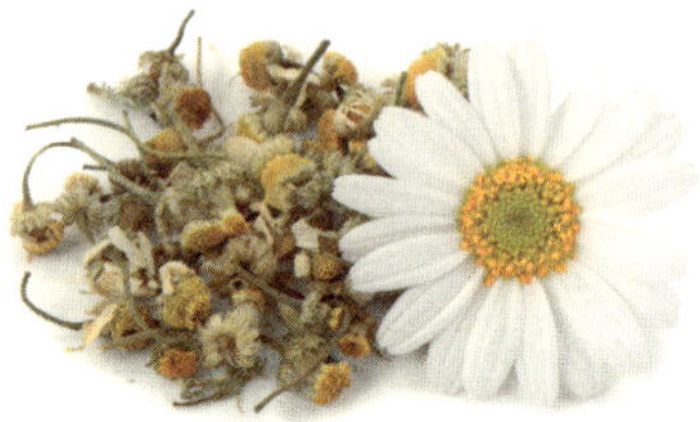

VOIE ORALE VOIE CUTANÉE

Pourquoi est-elle indispensable ?

L'eau florale de camomille romaine est bienfaitrice pour toute la famille grâce à ses vertus apaisantes et calmantes digestives et en application cutanée pour les peaux sensibles et irritées. Elle procure une profonde sensation de paix et de sérénité et favorise un sommeil bienfaiteur et réparateur. En cuisine, elle apporte une saveur miellée incomparable aux desserts et aux tisanes salvatrices de la saison.

Ses vertus

› Santé

- antispasmodique
- anti-inflammatoire
- antalgique : calme les névrites, névralgies et les douleurs des poussées dentaires
- apaise les coliques gastriques
- tonique digestive : soulage les digestions difficiles

› Bien-être

- calmante et sédative
- procure un profond sentiment de paix
- calme la colère et apaise les esprits agités et nerveux

› Beauté

- apaisante et calmante : soigne les peaux sensibles, sensibilisées et irritées

Légende aromatique

Les vertus de la camomille sont reconnues depuis la nuit des temps. Galien relate comment les sages de l'Égypte ancienne dédient cette fleur au dieu Soleil, interpellés par son efficacité contre les fièvres.

Côté santé

L'hiver a revêtu son manteau blanc, la lumière du jour décline encore un peu plus et le froid, la neige, s'installent pour plusieurs mois. Cette saison nous met physiquement à l'épreuve car nous devons mobiliser plus d'énergie que d'habitude pour maintenir notre température corporelle, tout en préservant notre rythme de vie quotidien. L'objectif phare est alors de préserver notre quota énergétique et notre potentiel immunitaire pour faire face aux épidémies virales (grippe, gastro-entérite) et aux infections respiratoires (rhumes, bronchites, toux). L'humidité et le froid ambiants ravivent les douleurs articulaires : massages, cataplasmes et bains sont alors bienfaiteurs pour les soulager rapidement et efficacement. La baisse d'intensité de la luminosité, alliée au temps maussade, nous incite à hiberner et il nous faut puiser dans nos ressources intérieures pour ne pas sombrer dans la dépression hivernale : ralentir notre rythme pour mieux nous régénérer est une priorité cette saison.

L'aroma-trousse idéale

L'HE de litsée citronnée est indispensable cette saison pour ses vertus antalgiques et anti-inflammatoires qui soulagent les douleurs articulaires dues à l'humidité. Des massages localisés apaiseront rapidement les douleurs rhumatismales et arthritiques. En spray d'ambiance, la fragrance de l'HE de litsée citronnée crée une atmosphère propice à la convivialité, tout en purifiant efficacement la maison des miasmes de l'hiver. Tonique digestive et stomachique, elle soulage les digestions difficiles des repas de fêtes ou des plats plus riches mitonnés cette saison.

Vous pouvez associer l'HE de litsée citronnée avec l'HE de thym à linalol et l'HE d'orange douce pour une composition aromatique atmosphérique assainissante et agréablement purifiante. Avec l'HE de thym à linalol dans une base de macérât huileux de fleurs d'arnica, vous obtiendrez un baume pour masser les zones concernées par des douleurs d'origine rhumatismale et arthritique. Enfin, vous pouvez utiliser cette HE en solution express nomade sur un sucre ou dans 1 c. à c. de miel. Pour cela, versez-en 1 goutte et consommez pour faciliter la digestion.

✤ Douce et efficace, **l'HE de thym à linalol** convient aux enfants à partir de 3 ans, pour mieux résister aux épidémies virales et aux maux respiratoires liés à la saison. Elle renforce les défenses naturelles et l'énergie vitale et agit efficacement sur les infections broncho-pulmonaires grâce à ses vertus antimicrobiennes (toux, bronchites, rhumes et sinusites). Utilisez-la en cure préventive de saison. Pour cela, prenez 1 à 3 gouttes pures sur un sucre ou dans 1 c. à c. de miel de sapin. Elle s'associe aussi parfaitement avec l'HA d'eucalyptus en inhalation humide pour libérer les voies respiratoires. Enfin, avec 1 goutte d'HE de cannelle dans une base d'huile végétale d'amande douce, elle permet de frictionner le thorax et le haut du dos.

✤ **L'HE de cannelle écorce** aide à préserver notre santé grâce à ses multiples vertus : anti-infectieuse, antivirale, antiseptique et réchauffante. Efficace pour faire face aux épidémies virales comme la grippe et la gastro-entérite, qui sont les « stars » récurrentes de la saison, l'HE de cannelle nous protège contre les infections respiratoires comme la bronchite, le rhume, la toux grasse. Tonique physique et dynamisante, elle nous remet sur pied après un coup de froid et renforce notre énergie vitale face aux coups de pompe hivernaux.

L'HE de cannelle s'associe parfaitement avec les HE de thym à linalol et d'orange douce pour assainir la maison quand toute la famille est grippée. Mélangée avec l'HE de thym à linalol dans une base de macérât huileux de fleurs d'arnica, elle constitue une base pour frictionner énergiquement le corps ou les pieds en cas de coups de froid.

Enfin, quelques gouttes sur un mouchoir d'HE de cannelle et de thym à linalol permettent de désinfecter les fosses nasales et libérer les voies respiratoires. À respirer pendant la journée pour se protéger également des microbes environnants au bureau ou dans les transports !

✤ **L'HE d'orange douce** est très efficace en cette saison pour tous les gourmets et gourmands qui ont abusé de douceurs et d'une alimentation un peu trop riche. Stomachique, antispasmodique et digestive, elle calme les maux d'estomac et facilite les digestions difficiles de fin d'année ! Antiseptique aérien, elle accompagne agréablement ses alliées de la saison dans des compositions aromatiques gourmandes et conviviales.

Associée à l'HE de litsée citronnée et mélangée dans une base d'huile végétale d'amande douce, l'HE d'orange douce s'utilise pour des massages en mouvements circulaires, doux et légers, sur le ventre. Elle est idéale pour calmer les spasmes digestifs.

Elle s'associe également à l'HE de cannelle pour une composition aromatique fruitée, sucrée et purifiante antimicrobienne. À utiliser dans les transports ou au bureau pour se protéger des miasmes ambiants.

Légende aromatique

Selon la mythologie grecque, lors du mariage de Zeus et d'Héra, la déesse de la terre Gaïa leur présenta une mystérieuse « pomme d'or ». Selon certains auteurs, cette « pomme » était en réalité une orange. Considérées comme des fruits luxueux, les « pommes d'or » étaient précieusement gardées dans un jardin par les fameuses Hespérides, filles du dieu Atlas.

L'HA d'eucalyptus globulus libère efficacement les voies respiratoires. Il peut être utilisé en toute sécurité chez les enfants pour un bain « anti-coup de froid » à raison d'½ à 1 bouchon brassé dans l'eau tiède. Par voie orale pour les adultes, il soulage les maux respiratoires, la grippe, les refroidissements et les bronchites grâce à ses vertus immunostimulantes et désinfectantes. Il assure aussi une meilleure assimilation de l'oxygène dans l'organisme.

L'HA d'eucalyptus s'utilise en cure en cas de refroidissement. Pour cela, versez 1 c. à s. le matin dans un jus d'orange pressé ou un thé vert, et ajoutez-y 1 c. à c. de miel de forêt. Pour faciliter la respiration de votre bébé, versez ½ bouchon dans le bain du soir, en allant jusqu'à 1 à 3 bouchons chez l'enfant.

L'eau florale de camomille romaine est la complice de toute la famille pour calmer les petits bobos de la saison : digestion difficile ou lourde due à une alimentation un peu plus riche que d'habitude ; sommeil perturbé à cause de l'horloge interne qui tarde à se régler parfaitement ; fatigue nerveuse ou surmenage. Dans ce cas, versez-en 1 c. à s. le soir dans une tasse de lait végétal chaud, dans lequel vous aurez ajouté 1 c. à c. de miel de sapin. Et pour une nuit remplie de doux rêves, il suffit d'½ bouchon dans le bain du soir de bébé et de 1 à 3 bouchons chez l'enfant.

Les meilleurs complices santé de la saison

Le saviez-vous ?

Contrairement à la plupart des miels qui sont issus du butinage de différentes fleurs, le miel de sapin est issu du miellat, une excrétion produite par les insectes qui vivent sur diverses variétés de résineux et dont les abeilles recueillent le précieux nectar.

Le miel de sapin, à la couleur foncée, provient généralement des montagnes des Vosges, du Jura mais aussi d'Auvergne et des Pyrénées. Ce miel est particulièrement apprécié pour son arôme balsamique, malté, parfois mentholé et ses vertus pour la santé : antiseptique, anti-inflammatoire général et des voies respiratoires, il est recommandé pour soulager les bronches. Peu sucrant et encore plus gorgé de minéraux et de vitamines que les autres miels, il est un complice majeur cet hiver.

Issu lui aussi des montagnes de France, **le miel de forêt** est produit à partir du miellat comme le miel de sapin. Caractéristique par sa couleur foncée et son arôme délicat, il est issu des feuilles et des aiguilles de diverses espèces botaniques d'arbres de la forêt. Plus riche en éléments minéraux que les autres miels, il a pour principales vertus thérapeutiques d'augmenter le taux d'hémoglobine dans le sang, de renforcer la circulation sanguine et de donner un vrai coup de fouet à notre immunité. Son utilisation quotidienne prévient efficacement contre la fatigue saisonnière et évite l'épuisement chez les sujets plus sensibles (personnes âgées, enfants, adultes à la santé fragile).

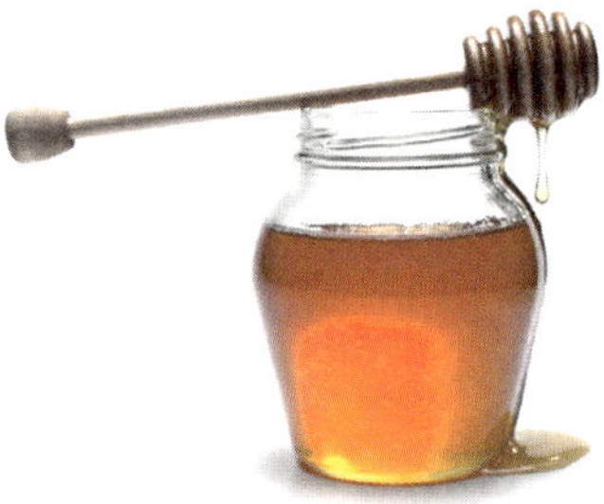

La farine de moutarde était connue de nos grands-mères comme remède efficace pour soulager les infections respiratoires comme les bronchites, les rhumes mais aussi les douleurs telles que les rhumatismes et les tensions musculaires. Réchauffante, elle apporte un afflux sanguin vers la zone d'application du cataplasme, ce qui permet de décongestionner les organes ou la partie du corps visée. Pour libérer les voies respiratoires et soulager les bronchites, on applique le cataplasme chaud sur le thorax ou le milieu du dos, tout en veillant à bien respecter les précautions d'emploi.

La farine de moutarde a un fort pouvoir dermocaustique ou irritant, il est donc important de respecter ces précautions d'emploi :

- tester la température avec le dos de la main avant toute utilisation ;
- ne pas dépasser le temps de pause de 15 minutes ;
- ne pas utiliser la farine de moutarde sur un enfant de moins de 15 ans ;
- ne pas y recourir sur les personnes allergiques ;
- ne pas utiliser la farine de moutarde sur le visage ou le cou ;
- ne pas appliquer directement sur la peau mais enveloppée dans une gaze ou un linge prévu à cet effet.

Les priorités santé de l'hiver et leurs solutions

Libérer et protéger les voies respiratoires

Les voies respiratoires étant fragiles en hiver, il est important de les préserver et d'apporter des solutions simples et efficaces en cas de soucis. Les voies respiratoires basses sont les plus affectées et cela se traduit par des bronchites, rhumes et toux grasses ou sèches. Infectées ou irritées, notre gorge et nos bronches ont besoin d'une attention particulière si l'on ne veut pas qu'un coup de froid ne se transforme en pathologie pulmonaire plus avancée. Dès l'apparition des premiers symptômes, n'hésitez pas à retrouver les fameux remèdes de grands-mères qui ont fait leur preuve depuis longtemps. Voici, en trois étapes, un soin intensif efficace et naturel.

L'inhalation maison : à toute vapeur !

Faites bouillir de l'eau chaude puis versez-la dans un bol.
Ensuite, versez dans l'eau chaude 3 gouttes d'HE de thym à linalol + 1 c. à s. d'HA d'eucalyptus globulus.
Penché au-dessus du bol, couvrez votre tête avec une serviette de bain afin de créer un sauna facial. Positionnez votre visage à 30 centimètres au-dessus du bol. Respirez profondément par le nez et par la bouche pendant au moins 10 minutes.

Faites cette inhalation humide, qui soulage immédiatement la gêne respiratoire, le soir. Elle vous permettra de respirer plus profondément, en libérant et désinfectant les voies nasales, et ainsi de mieux dormir.

À la suite de l'inhalation, évitez de sortir et restez bien au chaud en buvant, par exemple, une tisane au thym. En effet, la chaleur dilate les vaisseaux sanguins qui sont alors plus exposés, ce qui entraîne une sensibilité accrue au coup de froid. Avant de vous coucher, placez un mouchoir en papier sur votre table de nuit sur lequel vous aurez versé 4 gouttes d'HE de thym à linalol.

En cas de fragilité ou d'inflammation des bronches, adoptez le cataplasme à la farine de moutarde au thym et à l'eucalyptus. Efficace et bienfaiteur, il soulage rapidement. Faites attention toutefois à bien le préparer et à l'envelopper dans un linge en coton que vous réserverez à cet effet.

Cataplasme de Mamie Yoyotte

Mélangez dans un grand bol 2 c. à s. de farine de moutarde + 2 c. à s. de farine de lin + 1 c. à s. d'HA d'eucalyptus globulus + environ 2 c. à s. d'eau de source tiédie. Mélangez bien afin d'obtenir une pâte (le mélange ne doit surtout pas couler). Ajoutez ensuite 3 gouttes d'HE de thym à linalol puis mélangez à nouveau.
Hydratez bien votre peau avec une crème corporelle riche. Ensuite, enveloppez précautionneusement la pâte de farine de moutarde dans une gaze puis dans un linge en coton et appliquez le cataplasme sur la poitrine ou le milieu du dos. Laissez-le poser 15 minutes maximum. Retirez le cataplasme puis enveloppez-vous dans un pashmina ou un peignoir douillet. Consommez une tisane au thym et reposez-vous. Attention : retirez immédiatement ce cataplasme si vous ressentez une sensation de chaud trop importante.

Avant de vous mettre au lit et afin de vous aider à mieux respirer pendant la nuit, vaporisez 3 pulvérisations de spray respiratoire « Respir'tout » dans chaque coin de la chambre. Les fines molécules se dispersent alors dans la pièce et libèrent les voies respiratoires, ce qui vous évitera d'avoir le souffle court ou le nez bouché.

Spray respiratoire Respir'tout

Mélangez 30 gouttes d'HE de thym à linalol + 10 gouttes d'HE de litsée citronnée dans 20 ml d'HA d'eucalyptus globulus et 30 ml d'alcool à 70 °. Transvasez dans un flacon spray de 50 ml. Mélangez bien avant chaque vaporisation.

Bien protéger sa gorge

L'hiver rigoureux avec ses variations thermiques entre l'intérieur surchauffé et l'extérieur fragilise la gorge. Elle est alors irritée, et sujette aux infections diverses comme les angines, laryngites ou simples irritations. Il faut alors l'adoucir et la calmer avec une solution efficace qui agira tel un bouclier biologique contre les bactéries. Dès les premiers froids, protégez et soulagez votre gorge à l'aide d'un spray nomade à la propolis (substance résineuse récoltée par les abeilles sur les végétaux) et aux huiles essentielles.

Le secret de la Castafiore

Préparez une tisane avec 2 sachets ou 4 brins de thym dans 30 cl d'eau de source. Laissez infuser pendant 15 minutes. Réservez 4 c. à c. de cette infusion dans un bol et ajoutez 2 c. à c. d'huile végétale de sisymbre + 4 gouttes d'HE de thym à linalol + 1 c. à c. de miel de sapin + 15 gouttes de teinture de propolis. Mélangez le tout et transvasez dans un flacon spray de 20 ml. Vaporisez 2 à 3 fois par jour dans le fond de la gorge après avoir bien agité le flacon.

Le saviez-vous ?

L'huile végétale de sisymbre, aussi connue sous le nom d'« herbe aux chantres », est une plante aux petites fleurs jaunes, cousine de la moutarde. Elle est appréciée pour ses vertus médicinales bienfaitrices sur les cordes vocales qu'elle adoucit et renforce, permettant ainsi d'éviter les extinctions de voix. Cicatrisante et astringente, riche en acides gras essentiels, elle était aussi utilisée par les Grecs et les Romains en soin cutané pour embellir la peau toute l'année.

L'élixir de Caruso

Faites chauffer du lait de noisette ou du lait de soja. Versez dans une tasse puis ajoutez 1 c. à c. de miel de sapin + 1 c. à s. d'eau florale de camomille. À consommer de préférence le soir.

Faire face aux coups de pompe

Cet hiver, attention aux coups de pompe, aux baisses de tension, ou aux épisodes de fatigue. Notre corps doit être plus résistant que pendant les autres saisons pour faire face aux éléments qui nous poussent à puiser dans nos ressources afin de rester en pleine santé. Préserver et renforcer sa vitalité devient alors une priorité pour rester en bonne santé. Pour cela, pas de mystère, il faut avoir une hygiène alimentaire équilibrée, pratiquer une activité physique adaptée à la saison et faire attention aux facteurs entraînant du stress !

Tout schuss

Mélangez 15 gouttes d'HE de thym à linalol + 7 gouttes d'HE de cannelle écorce + 7 gouttes d'HE d'orange douce dans 50 ml de macérât huileux de fleurs d'arnica. Transvasez dans un flacon de 50 ml. En cure de 10 jours le matin, et en complément d'une cure de minéraux ou oligoéléments, massez-vous énergiquement le bas du dos à l'aide de cette synergie aromatique.

Non à la dépression hivernale

Le manque de luminosité nous rend d'humeur maussade cet hiver car il agit directement sur notre horloge interne et le taux de mélatonine qu'il bouscule. Nous sommes fatigués pendant la journée et souffrons parfois d'un sommeil agité la nuit. Il en résulte alors divers symptômes comme une fatigue chronique, une dépression saisonnière, des crises de boulimie, une baisse de la libido, des réveils difficiles et un besoin exagéré ou inhabituel en sommeil.

Tout feu, tout flamme

Mélangez 15 gouttes d'HE de litsée citronnée + 10 gouttes d'HE d'orange douce + 6 gouttes d'HE de thym à linalol dans 9 ml d'huile végétale d'amande douce. Transvasez dans un flacon roll-on de 10 ml.

Le matin après la douche, massez-vous le plexus solaire, le poignet gauche et les paumes de la main à l'aide de ce roll-on, puis inhalez profondément. Répétez 5 fois, et renouvelez ce rituel pendant la journée.

Les astuces santé de l'hiver

La balnéothérapie

Depuis la nuit des temps, les bains font partie intégrante des rituels santé de nombreuses civilisations : thermes romains, spas en Hongrie, bains revigorants dans les piscines naturelles en Scandinavie ou les onsens (bains dans les sources thermales chaudes) au Japon. Ces vertus sont multiples : antistress, il permet un meilleur sommeil ; tonique il favorise la récupération physique et respiratoire et aide à lutter contre les coups de froid. Considérés aujourd'hui comme peu écologiques, ils ont pourtant des vertus guérisseuses d'autant plus qu'ils sont enrichis d'huiles essentielles. Par exemple, quelques gouttes d'HE de thym à linalol dans une base de lait végétal suffisent pour libérer efficacement les voies respiratoires. Dans un bain chaud, la diffusion des huiles essentielles est efficace autant par la voie transcutanée que par les voies nasales. Attention toutefois, pour un bain aromatique pour les enfants en toute sécurité, privilégiez l'HA d'eucalyptus en hiver qui est inoffensif et efficace contre les maux respiratoires. Pour une nuit calme, utilisez l'eau florale de camomille dans le bain du soir de votre bébé ou de vos enfants.

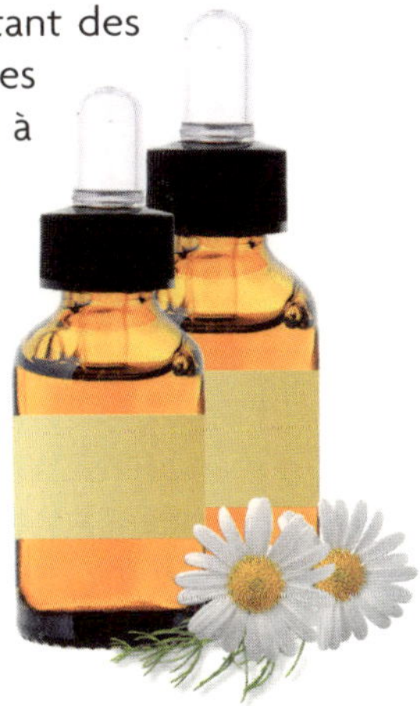

Versez 1 bouchon dans le bain de bébé ou jusqu'à 3 bouchons dans celui d'un enfant jusqu'à 3 ans. Votre bout de chou passera une nuit paisible, le nez ou les bronches dégagés.

Attention

Ne jamais verser les huiles essentielles directement dans le bain sans les avoir préalablement diluées (voir p. 10).

Faire le plein de lumière

Le déclin de la luminosité fragilise et perturbe notre horloge interne et notre équilibre moral : c'est le blues hivernal. Tout est commandé par notre cerveau : la glande pinéale sécrète la mélatonine (hormone du sommeil) pendant la nuit. La lumière du jour est enregistrée par la rétine qui sécrète cette hormone. Dès l'automne et le léger décalage horaire entre le jour et la nuit, la mélatonine n'est plus sécrétée au bon moment de la journée, ce qui déséquilibre notre horloge biologique interne, provoquant des somnolences et des nuits souvent saccadées. Le sommeil ainsi perturbé, nous accumulons de la fatigue et notre moral est en berne. Cet équilibre peut rapidement revenir à la normale grâce à des séances de luminothérapie pendant une dizaine de jours. À la maison, changez vos ampoules ! Pour une lumière du jour plus agréable, investissez dans une lampe puissante (10 000 lux minimum) et pratiquez des séances pendant lesquelles vos yeux sont dans le champ de lumière. Complétez cela avec un réveil simulateur d'aube qui diffuse des essences pour bien commencer la journée.

Trop Fort !

Grog énergétique sans alcool

Rien de tel qu'un grog « coup de fouet » pour repartir du bon pied et entretenir notre immunité !

DIFFICULTÉ	COÛT	PRÉPARATION	CONSERVATION
Facile	2 €	5 min	Non

Mon matériel
- 4 tasses de 25 cl

Dans mon panier - pour 4 tasses
- 1 l d'eau de source
- 2 clous de girofle
- 4 graines d'anis étoilé
- 1 goutte d'HE de thym à linalol
- 1 c. à c. d'HA d'eucalyptus globulus
- 2 c. à c. de miel de forêt

LA RECETTE

1 › Portez l'eau à ébullition avec les clous de girofle et l'anis étoilé. Hors du feu, laissez infuser 10 minutes puis filtrez.

2 › Incorporez l'HA d'eucalyptus.

3 › Délayez l'HE de thym à linalol dans le miel puis incorporez ce mélange à la tisane. Mélangez avant de déguster.

Mon rituel de santé
- Consommez cette boisson bien chaude afin de bénéficier au mieux de son action revigorante et respiratoire.
- Pour rendre ce moment gourmand, accompagnez votre boisson de spéculoos, dont le goût de cannelle en fera un parfait compagnon.

Mon conseil : consommez cette préparation dès les premiers symptômes du rhume ou du premier coup de froid, et faites-en profiter toute la famille !

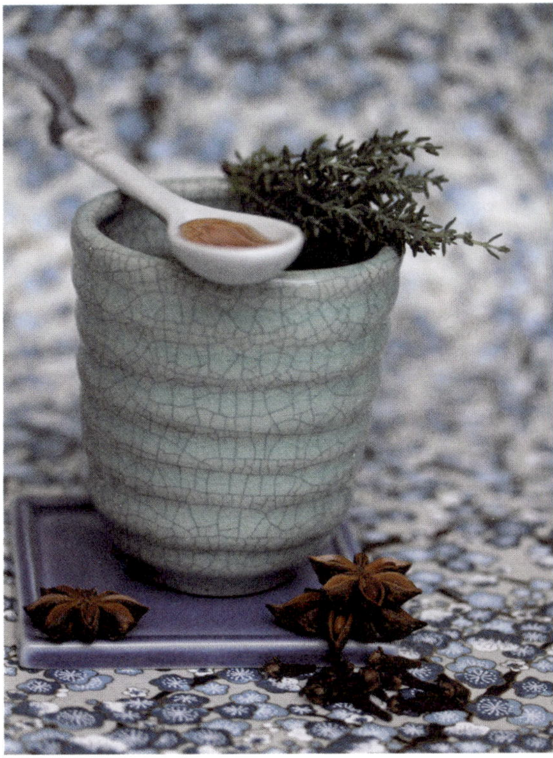

Recette Santé

Le bain d'Hildegarde

Bain « premiers refroidissements »

Les premiers signes d'un état grippal sont souvent la sensation de froid pénétrant et les courbatures. Dès ces premiers symptômes, immergez-vous dans un bain chaud aromatique qui renforcera vos défenses naturelles.

DIFFICULTÉ	COÛT	PRÉPARATION	CONSERVATION
Facile	3 €	7 min	Non

Mon matériel

- 1 bol

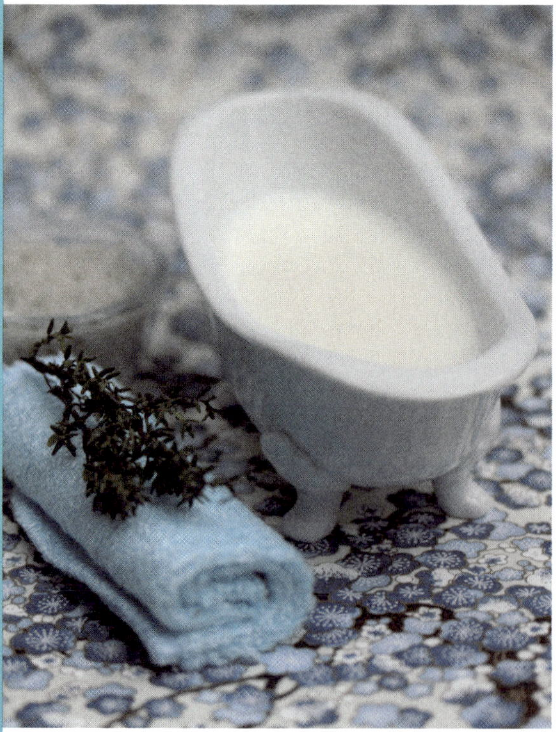

Dans mon panier

- 250 g de gros sel gris iodé
- 1 c. à s. de lait végétal
- 6 gouttes d'HE de thym à linalol
- 10 c. à s. d'HA d'eucalyptus globulus

LA RECETTE

1 › Faites couler l'eau du bain puis versez le gros sel. Brassez l'eau pour bien mélanger.

2 › Mélangez l'HE de thym à linalol, l'HA d'eucalyptus et le lait végétal dans le bol.

3 › Versez cette préparation dans l'eau du bain et mélangez une dernière fois.

Mon rituel de santé

Le soir, plongez-vous dans ce bain aromatique pendant au moins 15 minutes.

Mon conseil : pour optimiser les bienfaits de ce bain, renouvelez-le au moins 3 fois par semaine, et préparez le grog sans alcool pour compléter votre programme « anti-coup de froid » (voir p. 227).

La Dame aux camélias

Sirop pour la toux

Rien ne vaut une potion phyto-aromatique de grand-mère pour vaincre une toux grasse et incommodante.

DIFFICULTÉ	COÛT	PRÉPARATION	CONSERVATION
Facile	3 €	20 min	1 mois

Mon matériel

• 1 casserole • 1 flacon en verre ambré de 200 ml

Dans mon panier

- 15 cl d'eau de source
- 15 gouttes de teinture de propolis
- 1 c. à s. d'HA d'eucalyptus globulus
- 3 gouttes d'HE de thym à linalol
- 5 c. à s. de miel de sapin

LA RECETTE

1 › Faites bouillir l'eau de source dans la casserole.

2 › Mettez sur feu très doux puis ajoutez les cuillerées de miel de sapin et remuez doucement jusqu'à ce que le miel prenne la consistance d'un sirop.

3 › Dès que le liquide s'épaissit, retirez du feu et ajoutez l'HE de thym à linalol, la teinture de propolis, et l'HA d'eucalyptus.

4 › Mélangez puis transvasez dans le flacon en verre ambré pour mieux le protéger de la lumière.

Mon rituel de santé

Dès les premières toux, prenez 1 c. à c. de ce sirop 3 fois par jour.

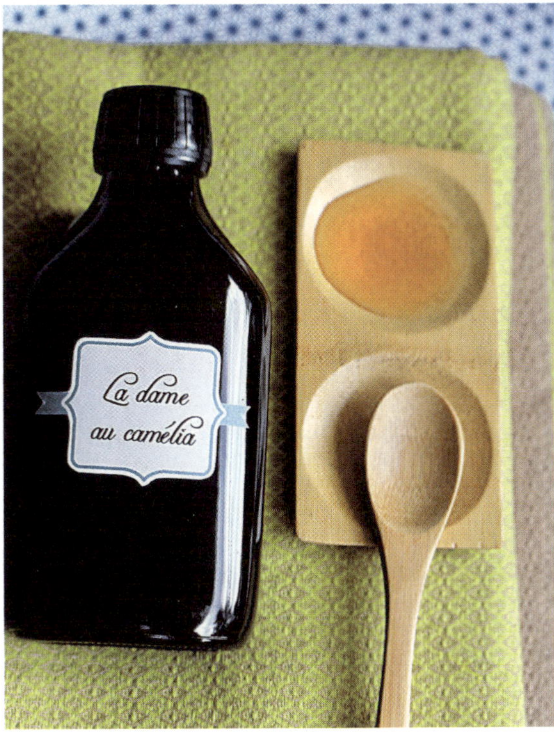

Douce voix

Pastilles de miel, thym et citron

Comment allier plaisir gourmand et santé pour calmer la toux et l'irritation de la gorge.

DIFFICULTÉ	COÛT	PRÉPARATION	CONSERVATION
Difficile	4 €	20 min	3 mois

Mon matériel

- 1 casserole à fond épais
- 1 plaque de cuisson ou 1 planche à découper (résistante à la température)
- 1 thermomètre à sucre

Dans mon panier

- 250 g de sucre blanc
- 15 gouttes de teinture de propolis
- 2 c. à s. de miel de sapin
- 1 c. à c. d'eau de source
- le jus d'½ citron non traité
- 6 gouttes d'HE de thym à linalol
- du sucre glace

LA RECETTE

1 › Mélangez le miel et l'HE de thym à linalol, puis dans la casserole à fond épais, mettez le miel aromatique ainsi obtenu avec le reste des ingrédients et laissez monter la température jusqu'à 160 °C précisément, que vous vérifierez à l'aide d'un thermomètre à sucre.

2 › Dès que la température est atteinte, versez le tout sur la plaque de cuisson ou la planche à découper.

3 › Attendez quelques minutes que le caramel se fige et refroidisse puis roulez-le en boudin long jusqu'à ce qu'il fasse 1 cm de diamètre environ (testez bien la température avant toute opération afin d'éviter de vous brûler).

4 › Avec des ciseaux de cuisine, formez des petits berlingots en coupant un coup à gauche et un coup à droite. Évitez que les berlingots ne se touchent et ne se collent les uns aux autres le temps qu'ils refroidissent.

5 › Enrobez-les d'un peu de sucre glace puis passez-les dans une fine passoire. Gardez-les dans une boîte métallique au style « vintage ».

Mon rituel de santé

Laissez fondre sous la langue le bonbon au miel aromatique.

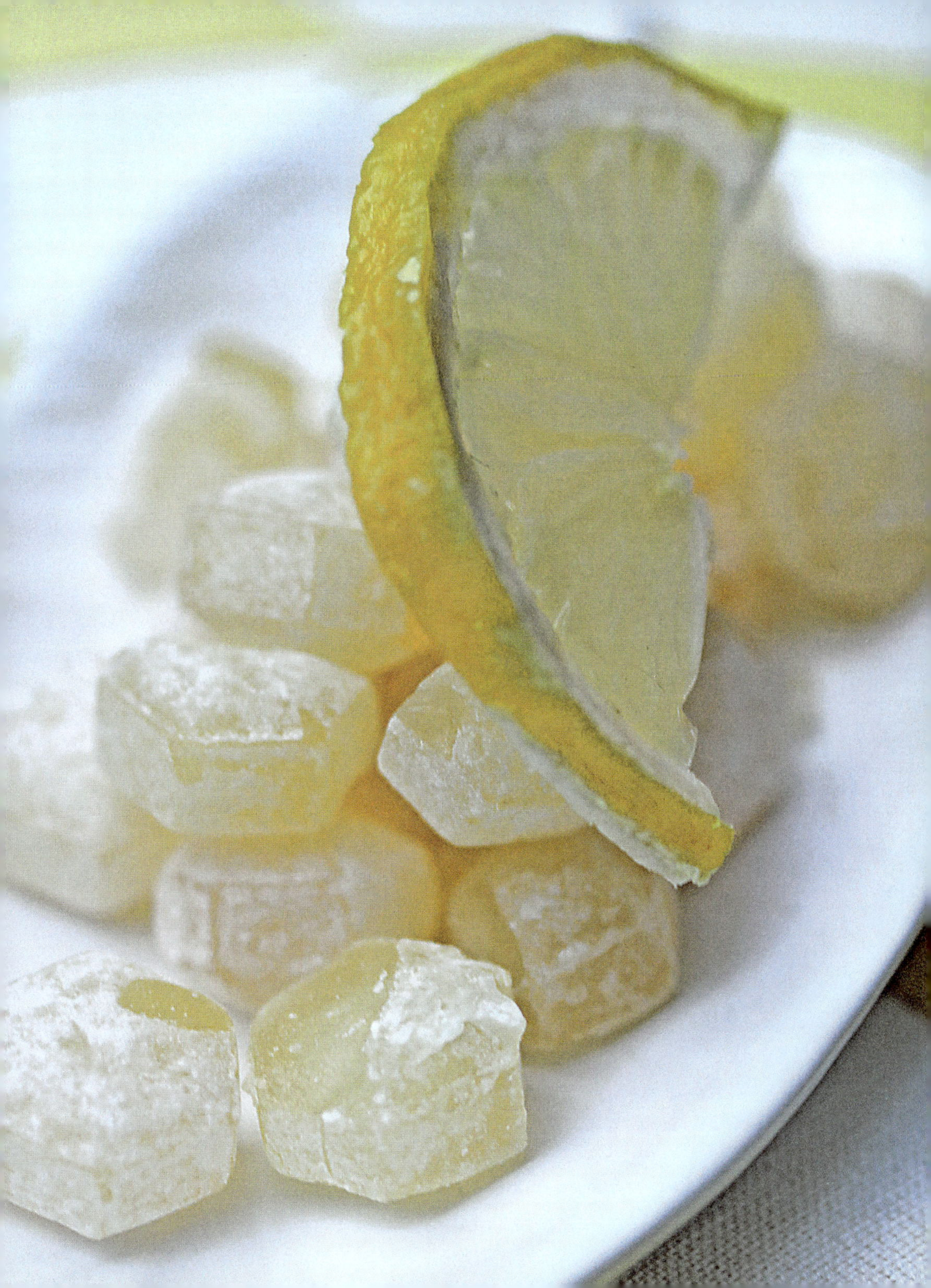

Recette Santé

Même pas mal !

Baume antidouleur

L'humidité et le froid ne font pas bon ménage avec les douleurs articulaires qui se réveillent et se font sentir au cœur de l'hiver. Il est alors important de soulager et de calmer les zones concernées en les massant avec un baume salvateur.

DIFFICULTÉ	COÛT	PRÉPARATION	CONSERVATION
Moyen	9 €	15 min	3 mois

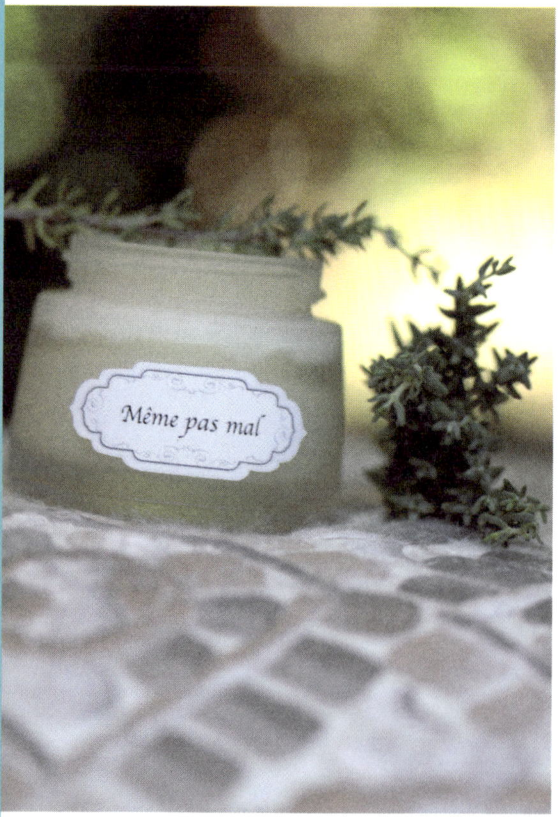

Mon matériel

• 1 pot de 100 ml • 1 bol • 1 mini-fouet ou 1 petite cuillère

Dans mon panier

- 10 g de cire d'abeille
- 30 g de beurre de karité
- 60 ml de macérât huileux de fleurs d'arnica
- 15 gouttes d'HE de litsée citronnée
- 12 gouttes d'HE de thym à linalol
- 7 gouttes de vitamine E

LA RECETTE

1 › Dans un bol, faites fondre au bain-marie le macérât huileux de fleurs d'arnica, la cire d'abeille et le beurre de karité.

2 › Une fois les ingrédients fondus, retirez du feu et réservez 5 minutes.

3 › Ajoutez ensuite les gouttes d'huiles essentielles et la vitamine E. Remuez soigneusement.

4 › Transvasez dans votre pot et réservez jusqu'à complet refroidissement.

Mon rituel de santé

Appliquez généreusement ce baume et massez-vous en mouvements doux sur la zone concernée dès que les douleurs se font sentir.

Côté bien-être

En hiver, nous sommes influencés par deux biorythmes bien distincts. Tout d'abord, la nature endormie nous invite à nous lover dans notre bulle douillette : le temps se dilate et nous ralentissons notre rythme, nous prenons le temps de nous chouchouter, d'écrire un journal et de faire le bilan de l'année. Mais cette même nature enneigée devient alors un terrain de jeu où se croisent les générations et les amis : ski, descentes en luge, bonhommes de neige animent nos week-ends ou nos vacances d'hiver. Les soirées ou les dimanches de froid sont parfois des prétextes pour se retrouver et créer des moments de convivialité joyeuse, comme si le froid nous incitait à tisser des liens plus chaleureux et à conjurer le sort d'une mélancolie saisonnière.

Mon aroma-kit idéal

L'HE de litsée citronnée est indispensable pour remonter le moral et chasser les idées sombres de cette saison. Dépression et déprime passagères sont balayées grâce à la légèreté et la fraîcheur de cette huile essentielle. Elle nous apporte une profonde sensation de libération et nous aide à dépasser une certaine psychorigidité. Calmante et sédative, elle équilibre notre sommeil et nous permet ainsi de faire des nuits réparatrices. Cette huile essentielle peut être utilisée en diffusion atmosphérique ou diluée dans une huile de massage neutre à hauteur de 2 à 5 % maximum, ou encore mélangée avec un peu de lait pour être incorporée dans l'eau d'un bain qui réveillera notre bonne humeur. Elle s'associe aussi parfaitement avec l'HE d'orange douce pour une synergie pétillante et revigorante qui vous fera oublier les journées sombres.

Le programme gagnant ?

Ralentir notre rythme, apprendre à nous écouter, faire le bilan afin de commencer la nouvelle année d'un bon pied et surmonter la dépression hivernale.

❋ **L'HE de thym à linalol** redonne la force intérieure qui nous permet de maintenir notre vitalité durant toute la saison, d'où son importance ! L'hiver peut être fatiguant car nous devons puiser dans nos ressources pour lutter contre le froid, les épidémies et les maux saisonniers. L'HE de thym à linalol est donc une alliée sûre qui nous aide aussi à acquérir ou à préserver notre équilibre moral en faisant fi des moments de déprime, de doutes ou des idées noires. Versez 2 gouttes d'HE de thym à linalol sur un mouchoir en papier pour un usage immédiat, puis inhalez en cas de stress ou de coup de pompe. Cette huile essentielle peut être utilisée seule ou en synergie avec l'HE de cannelle pour redonner de la force et raviver notre feu intérieur. En mélange dilué dans une base d'huile végétale d'amande douce, elle permet de se masser en effectuant des mouvements circulaires sur le plexus solaire et le bas du dos pour réveiller l'énergie vitale.

❋ **L'HE de cannelle écorce** réveille l'humeur, apporte joie, euphorie et fait fondre les idées noires comme neige au soleil. Tonique et antifatigue, elle aide à vaincre l'épuisement physique et mental. Gourmande et sucrée, elle réchauffe les émotions et nous enveloppe d'une aura bienfaitrice et réconfortante. Elle est idéale en diffusion atmosphérique diluée à hauteur de 2 %, et associée à l'HE d'orange douce, elle crée une ambiance conviviale, joyeuse et festive.

❋ Gourmande et pétillante, **l'HE d'orange douce** correspond bien à l'esprit chaleureux et festif dont est imprégnée cette saison. Procurant joie de vivre, esprit positif, douceur et tendresse, elle est comme un grand éclat de rire qui résonne pendant ces longs mois d'hiver. Seule ou accompagnée de l'HE de litsée citronnée, elle parfume les produits d'hygiène et s'utilise en diffusion atmosphérique pour créer une ambiance relaxante. À diluer à hauteur de 2 %.

Enfin, l'HE d'orange douce associée à l'HE de thym à linalol peut être mélangée dans une base d'huile végétale d'amande douce. Cette base de massage ainsi obtenue aide à regagner confiance en soi, et à apaiser les peurs et les doutes grâce à des massages sur le plexus solaire et sur le ventre en mouvements circulaires.

❋ **L'HA d'eucalyptus globulus** s'utilise pour les moments d'introspection de l'hiver : il nous insuffle son énergie libératrice et nous mène sur le chemin du recueillement et de la conscience de soi. Notre rythme effréné nous prive souvent d'une écoute attentive et constructive de notre Moi. Le temps du bilan arrivant, l'HA d'eucalyptus vous aidera dans vos bonnes résolutions. Par voie orale, il s'utilise seul en cure de 14 jours, à raison d'1 c. à c. le matin à jeun.

L'eau florale de camomille romaine est réconfortante et favorise une sensation de paix et de sérénité intérieure. Par voie orale, elle s'utilise en tisane du soir, idéale pour accompagner les moments de calme et de repos, à raison d'1 c. à s. dans une tasse d'eau chaude avec 1 c. à c. de miel de sapin. En brume d'oreiller, elle permet de se coucher avec une profonde sensation de tranquillité, offrant ainsi une nuit paisible et réparatrice.

Pour une brume d'oreiller calmante pour toute la famille, versez l'eau florale de camomille dans un flacon spray de 50 ml. Vaporisez 3 fois avant le coucher.

Les meilleurs complices bien-être de la saison

Le rituel des pierres chaudes est issu d'une tradition amérindienne qui consiste à positionner des pierres de basalte ou de marbre, préalablement chauffées à 50 °C, dans une bassine électrique prévue à cet effet. Les pierres sont ensuite placées sur des points énergétiques du corps afin de le revitaliser, le détoxifier, ou le soulager de tensions diverses (musculaires ou liées au stress). On commence le soin en plaçant les pierres chaudes le long de la colonne vertébrale : elles relaxent les muscles, dénouent les tensions et ouvrent les pores. Ensuite, le corps est enduit d'une huile végétale aromatique et les pierres sont glissées en effleurage le long des méridiens puis posées quelques secondes sur un point énergétique.

Mon conseil

À la maison, prévoyez des pierres en basalte car elles diffusent la chaleur de façon continue. Évitez les autres qualités de pierre qui peuvent être trop rapidement chaudes, voire brûlantes. N'appliquez jamais une pierre chaude sans avoir testé au préalable sa température sur la peau nue. Enveloppez votre pierre dans un linge fin en coton protecteur pour bénéficier de sa chaleur en toute sécurité.
Dès que la chaleur vous convient, placez-la directement sur la peau.

Les bougies de massage sont des accessoires de relaxation hédonistes par excellence. Écologiques, pures et naturelles, riches en huile végétale et en huiles essentielles, elles s'utilisent pour parfumer la maison, mais aussi en soin relaxant antistress à utiliser à deux ! N'oublions pas que l'hiver, c'est l'occasion de fêter la Saint-Valentin ! Réservez-vous une soirée avec votre amoureux et boostez votre capital sensualité. Faites-le fondre de plaisir en allumant la bougie de massage comme une bougie classique. Dès que la cire végétale est fondue, versez-la dans vos mains puis massez voluptueusement votre partenaire.

Les priorités bien-être de l'hiver et leurs solutions

Ralentir et pratiquer la pleine conscience

Cet hiver, écoutons notre corps et ralentissons notre cadence pour nous accorder un peu de temps. Loin d'hiberner ou de nous renfermer sur nous-mêmes, c'est le moment de savourer l'instant présent et de profiter pleinement de chaque minute de la journée dans un état de pleine conscience. Être à l'écoute de son corps, de ses émotions et de ses besoins est primordial pour s'assurer un bien-être optimal quotidien et une bonne santé. Sachez reconnaître ce qui est bon ou non pour vous et faites des choix en conséquence, sans abuser de votre énergie vitale qui vous mènerait à un stress dévastateur.

Mélange diffuseur Félicité absolue

Mélangez 3 ml d'HE de litsée citronnée + 3 ml d'HE d'orange douce + 4 ml d'HE de thym à linalol puis transvasez dans un flacon de 10 ml en verre ambré qui met la synergie aromatique à l'abri de la lumière et permet une meilleure conservation du produit. Utilisez une pipette stérile et graduée pour effectuer votre dosage. Versez quelques gouttes de ce mélange pur dans un diffuseur électrique en suivant les instructions et recommandations du fabricant. Octroyez-vous un moment de calme.

Roll-on Je m'aime

Mélangez 6 gouttes d'HE de litsée citronnée + 6 gouttes d'HE d'orange douce dans une base d'huile végétale d'amande douce. Transvasez dans un flacon roll-on de 10 ml et appliquez sur le plexus solaire et le poignet gauche, ou bien humez cette fragrance et détendez-vous en respirant profondément. Inspirez par le nez longuement puis expirez par la bouche lentement en imaginant que vous rejetez toutes les tensions de votre corps. Répétez 9 fois.

Ne pas se laisser aller

En cette saison, le moral peut être en berne et nous pouvons connaître des moments de mélancolie ou d'abattement passager. Le manque de luminosité, d'exercice physique en plein air ou le confinement dans un espace clos surchauffé peuvent nous faire craquer. Alors pour faire face à l'adversité et ne pas se laisser aller, faites le plein de vitamines...

Gel douche pour esprits positifs

Mélangez 10 gouttes d'HE de litsée citronnée + 7 gouttes d'HE d'orange douce dans 99 ml de base lavante neutre. Transvasez dans un flacon de 100 ml. Mélangez avant utilisation. Utilisez le matin sous la douche une noisette généreuse de ce mélange et faites mousser sur l'ensemble du corps puis rincez abondamment.

Le moral dans les chaussettes

Mélangez 10 gouttes d'HE de litsée citronnée + 9 gouttes d'HE de thym à linalol dans une base d'huile végétale. Transvasez dans un flacon de 30 ml et mélangez avant chaque utilisation. Le soir, massez vos pieds avec cette synergie aromatique, puis enveloppez-les dans des chaussettes à bouclettes hyper douillettes durant toute la nuit.

Une après-midi au sauna entre copines

Les dimanches pluvieux et froids sont parfois les bienvenus pour aller faire un sauna en solo ou entre copines. Profitez de ces moments où les éléments climatiques sont un peu hostiles pour vous faire plaisir bien au chaud et créer un moment de convivialité joyeuse et animée. Le sauna est formidable en cette saison pour libérer et soulager les voies respiratoires.

Tisane d'hiver respiratoire

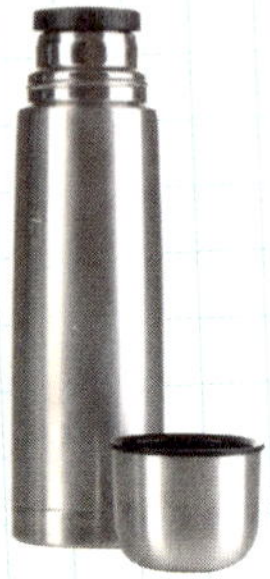

Faites bouillir ½ l d'eau de source et versez-la dans une bouteille isotherme. Mélangez 1 goutte d'HE de thym à linalol dans 1 c. à s. de miel de sapin puis ajoutez 2 c. à s. d'HA d'eucalyptus globulus. Versez dans la bouteille et consommez votre tisane chaude entre deux séances au sauna.

Friction sauna revigorant

Mélangez 10 gouttes d'HE de thym à linalol dans une base de macérât huileux de fleurs d'arnica puis transvasez dans un flacon de 50 ml. Avant votre séance au sauna, frictionnez-vous le corps avec cette synergie. Après votre séance, prenez une douche bien fraîche pour réveiller et tonifier votre corps. Vous ressentirez une profonde sensation de bien-être et de vitalité.

Les astuces bien-être de l'hiver

Le coussin de riz chauffant

Cet accessoire, fait maison ou non, est facile à réaliser et un véritable remède doudou. Il apaise le stress et la nervosité, et soulage les petites douleurs de l'hiver ou les tensions musculaires. Appliquez-le sur le cou, le ventre, le bas du dos, et sur toutes les parties du corps dans lesquelles se nichent vos petites douleurs. Gardez-le pendant au moins 15 minutes et retirez-le lorsque vous ne sentez plus la chaleur s'en dégager.

Pour fabriquer votre coussin de riz, choisissez du tissu en coton et découpez un rectangle de 20 x 15 cm. Préparez un second rectangle de 17 x 21 cm pour la pochette extérieure qui contiendra le riz cru. Cousez et fermez les deux pochettes tout le long puis cousez une fermeture éclair sur un côté de chacune d'elles.

Pour l'utilisation, remplissez à ⅓, voire aux ⅔, le coussin intérieur de riz cru puis fermez-le. Placez ensuite ce coussin dans l'enveloppe extérieure que vous fermerez.

Placez le coussin dans le four à micro-ondes pendant 2 minutes puis posez-le directement sur la partie du corps que vous souhaitez relaxer ou soulager. Vous pourrez changer le riz tous les 3 ou 4 passages au four environ. Ce coussin magique s'emporte avec soi au bureau pour une petite pause détente lors du déjeuner !

Les bougies auriculaires Hopi

Les bougies auriculaires Hopi sont deux tubes de toile de lin enduits de cire d'abeille. Elles purifient le conduit auditif et libèrent les voies respiratoires (sinus et gorge principalement), elles calment, apportent une profonde sensation de détente et équilibrent l'énergie vitale. Pour bien les utiliser, il est nécessaire d'être deux : la personne recevant le soin s'allonge sur le côté, la tête confortablement positionnée sur un coussin, son visage protégé par un linge et par la main bienveillante du « thérapeute ». Calez la bougie dans l'oreille puis allumez-la. Coupez ensuite délicatement la toile de lin brûlée au fur et à mesure. Dès que la flamme arrive à hauteur d'une dizaine de centimètres de l'oreille, retirez la bougie puis éteignez-la. Vous pouvez ensuite parfaire délicatement le nettoyage de l'oreille avec un coton-tige imbibé de 3 à 4 gouttes de macérât huileux de fleurs de calendula. Les bougies Hopi s'utilisent dans chaque oreille à raison d'une fois par mois, pendant 3 mois.

L'automassage aromatique de l'hiver

Le massage aux huiles tiédies est un pur bonheur de réconfort et de bien-être cet hiver. Les huiles végétales aident à détoxifier, dénouer les tensions musculaires, évacuer le stress, et revitaliser le corps et l'esprit.

Pour ce faire, chauffez au bain-marie 80 ml d'huile de sésame et 20 ml d'huile de moutarde. Ajoutez 5 gouttes d'HE d'orange douce + 5 gouttes d'HE de thym à linalol. Transvasez ensuite dans un bol.

Les mouvements du massage sont effectués en 5 frictions d'une extrémité d'un membre à l'autre, puis en mouvements circulaires sur les articulations. On commence le massage par le haut du corps du côté gauche, puis du côté droit. Ensuite, le buste et la jambe gauche, puis la jambe droite.

- Positionnez-vous debout sur un drap de bain.
- Rassemblez votre énergie en frottant les paumes de vos mains et placez-les quelques secondes sur votre ventre. Ensuite, prenez généreusement de l'huile tiède et frictionnez-vous la nuque puis chaque épaule en

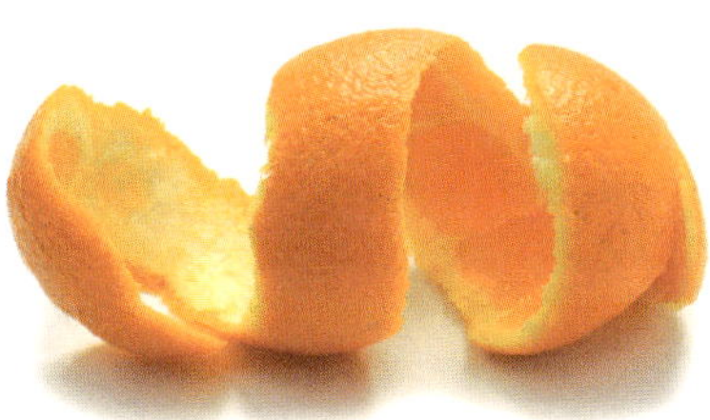

mouvements de la nuque vers l'articulation de l'épaule. Frictionnez énergiquement le bras gauche puis le coude en mouvements circulaires. Faites de même avec le bras droit.

- Massez-vous la poitrine en mouvements circulaires en partant du centre de celle-ci avec les mains dos à dos (les paumes des mains dirigées vers l'extérieur), puis remontez jusqu'aux aisselles. Recommencez 5 fois.
- Massez votre ventre en mouvements circulaires dans le sens des aiguilles d'une montre puis posez vos deux mains quelques secondes sur le nombril. Faites glisser vos mains sur la hanche gauche.
- Effectuez un mouvement circulaire avec la main gauche puis en friction sur la cuisse gauche avec les deux mains et en mouvements circulaires sur le genou.
- Asseyez-vous, pliez la jambe gauche et continuez de frictionner le bas de la jambe, puis effectuez des mouvements circulaires sur les chevilles et, enfin, frictionnez le pied, du talon vers les orteils.
- Continuez en massant la jambe droite en suivant la même méthode.
- Pour terminer, tapez légèrement vos pieds par terre. Tamponnez l'excédent d'huile végétale sur la peau puis essuyez-vous plus énergiquement pour dynamiser la circulation sanguine et revitaliser l'énergie vitale.

Le kif bien-être de l'hiver

Cette saison est souvent l'occasion de faire le bilan de l'année : tourner la page des événements plus ou moins douloureux puis focaliser ses pensées sur les événements positifs ou heureux qui ont illuminé notre année. C'est un moment opportun de réflexion, de prise de conscience, qui permet d'avancer plus sereinement sur notre chemin de vie et de concrétiser, en toute conscience, ce qui est bon pour notre bien-être. Le soir, pourquoi ne pas prendre le temps d'écrire dans votre journal ? Allumez une bougie aromatique et laissez les effluves guider vos pensées et vos souvenirs sur cette année passée. Ces moments de réflexion vous aideront aussi à mieux vous concentrer sur l'avenir, vous apprendront à tourner la page sur ce qui a été moins heureux, et à prendre une distance saine par rapport aux choses de la vie.

Félicité

Bougie hivernale pour moment de pure sérénité

L'hiver est aussi synonyme de célébration et de moments remplis de joie et de convivialité.

DIFFICULTÉ	COÛT	PRÉPARATION	CONSERVATION
Facile	11 €	20 min	6 mois

Mon matériel

• 1 verre de 250 ml • 1 mèche pour bougie cirée avec socle • 1 mini-fouet ou 1 petite cuillère • 1 bol • 1 balance de cuisine électronique

Dans mon panier - pour une bougie de 200 g

- 100 g de cire d'abeille blanche
- 90 g d'huile végétale d'amande douce
- 5 g d'HE d'orange douce (2,5 c. à c.)
- 3 g d'HE de litsée citronnée (1,5 c. à c.)

LA RECETTE

1 › Versez la cire d'abeille et l'huile d'amande douce dans un bol, puis faites fondre l'ensemble au bain-marie à feu doux.

2 › Une fois tous les ingrédients fondus, retirez votre bol du feu puis ajoutez les huiles essentielles. Mélangez soigneusement pour homogénéiser l'ensemble.

3 › Coulez la préparation dans le verre à bougie.

4 › Placez sans attendre la mèche au centre en vous assurant que le socle en métal touche le fond du verre.

5 › Laissez durcir la bougie à température ambiante en veillant à ce que la mèche reste bien au centre du verre.

Mon rituel de bien-être

• Le soir, prenez 10 minutes pour faire une pause silencieuse.

• Respirez profondément et laissez-vous transporter par la fragrance douce et calmante de la bougie. Imprégnez votre esprit de pensées positives.

Mon conseil : choisissez un verre à bougie joliment décoré. Cette bougie est aussi parfaite pour un petit cadeau de Noël bien-être.

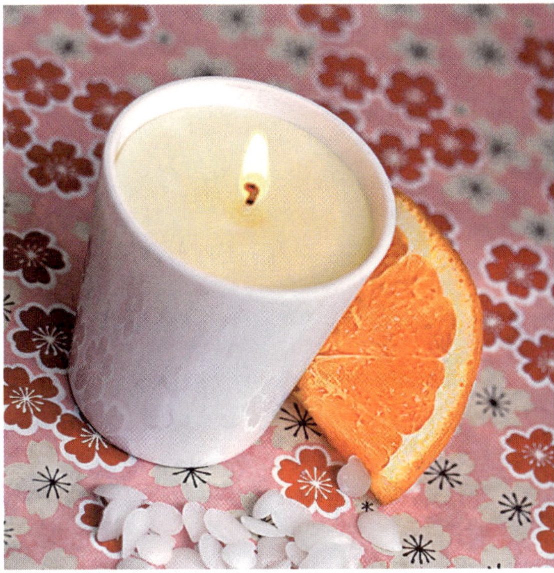

Le Grand Bleu

Pastilles respiratoires effervescentes pour le bain

Oubliez le froid du dehors et plongez dans l'eau bleue pétillante et guérisseuse pour un inoubliable moment de bien-être.

DIFFICULTÉ	COÛT	PRÉPARATION	CONSERVATION
Moyen	4 €	30 min	2 mois

Mon matériel

• 1 saladier • 1 cuillère parisienne • 1 boîte hermétique ou 1 bocal en verre

Dans mon panier - pour 20 petites pastilles

- 25 g d'acide citrique
- 25 g de bicarbonate de soude
- 25 g de maïzena
- 4 c. à s. d'HA d'eucalyptus globulus
- 4 gouttes d'HE de thym à linalol
- colorant alimentaire (optionnel)

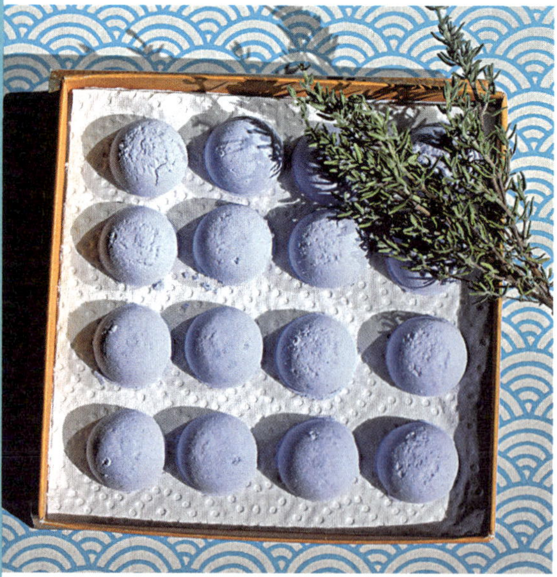

LA RECETTE

1 › Dans le saladier, mélangez l'acide citrique, le bicarbonate de soude et la maïzena.

2 › Ajoutez les huiles essentielles et, si vous le souhaitez, quelques gouttes de colorant alimentaire (optez pour une couleur bleue).

3 › Pulvérisez l'HA d'eucalyptus petit à petit (par 2 pulvérisations à la fois) afin de ne pas rendre votre pâte effervescente dans le saladier.

4 › Réalisez les pastilles à l'aide de la cuillère parisienne que vous remplirez de la préparation en la tassant bien. Démoulez délicatement. Renouvelez l'opération autant de fois que nécessaire.

5 › Laissez sécher au moins 12 heures. Conservez vos pastilles dans une boîte hermétique.

Mon conseil : mettez 2 pastilles dans l'eau bien chaude du bain et appréciez le spectacle !

Bonne nuit les petits

Huile aromatique pour s'endormir facilement

Grâce à ce roll-on aromatique, le marchand de sable sera désormais en service à toute heure ; alors endormez-vous paisiblement !

DIFFICULTÉ	COÛT	PRÉPARATION	CONSERVATION
Facile	3 €	5 min	3 mois

Mon matériel

• 1 roll-on de 10 ml

Dans mon panier

• 9 ml d'huile végétale d'amande douce
• 20 gouttes d'HE de litsée citronnée
• 10 gouttes d'HE d'orange douce

LA RECETTE

1 › Mélangez les huiles essentielles dans la base d'huile végétale d'amande douce.

2 › Transvasez le tout dans le flacon roll-on.

3 › Mélangez avant chaque utilisation.

Mon rituel de bien-être

• Le soir, avant le coucher, appliquez ce roll-on sur les tempes, le front et le poignet gauche. Massez brièvement la paume de la main, frottez énergétiquement les deux mains, puis humez profondément la fragrance.
• Fermez les yeux, prenez de longues et calmes inspirations. Expirez doucement. Recommencez 3 fois... vous dormez déjà !

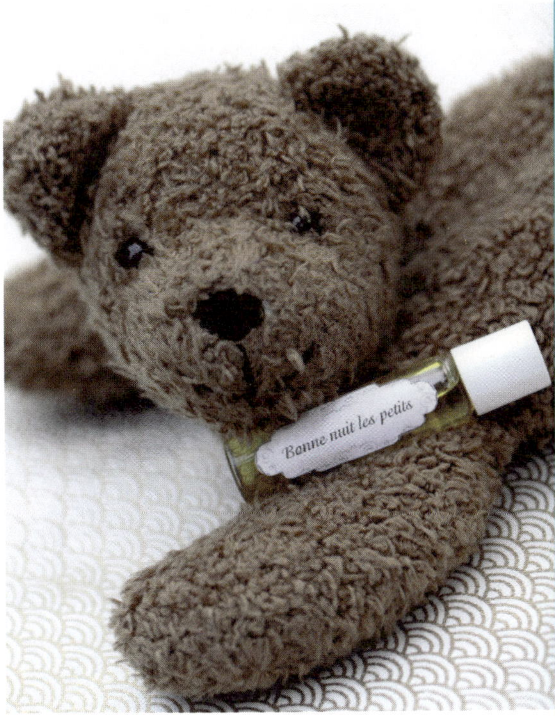

Thé Caravane

Thé épicé pour un goûter haut en saveur

Réinventez l'heure du goûter et surprenez vos proches avec ce thé aux épices qui se mariera à merveille avec un cake maison.

DIFFICULTÉ	COÛT	PRÉPARATION	CONSERVATION
Facile	4 €	10 min	6 mois

Mon matériel

• 1 saladier • 1 boîte en métal

Dans mon panier

- 150 g de thé noir en vrac
- 5 gouttes d'HE d'orange douce
- 3 gouttes d'HE de cannelle écorce
- 10 fruits d'anis étoilé ou badiane
- 10 graines de cardamome

LA RECETTE

1 › Dans votre saladier, mélangez le thé noir, l'anis étoilé et la cardamome, que vous aurez au préalable concassés en petits morceaux. Ajoutez ensuite les gouttes d'huiles essentielles et mélangez avec une cuillère en bois pour bien homogénéiser.

2 › Versez dans votre boîte et réservez quelques jours afin que les épices et les huiles essentielles délivrent tous leurs arômes.

Mon rituel de bien-être

- L'après-midi, pour un goûter gourmand et savoureux, préparez votre thé comme à l'accoutumée.
- Consommez chaud avec un nuage de lait végétal et 1 c. à c. de miel de forêt.

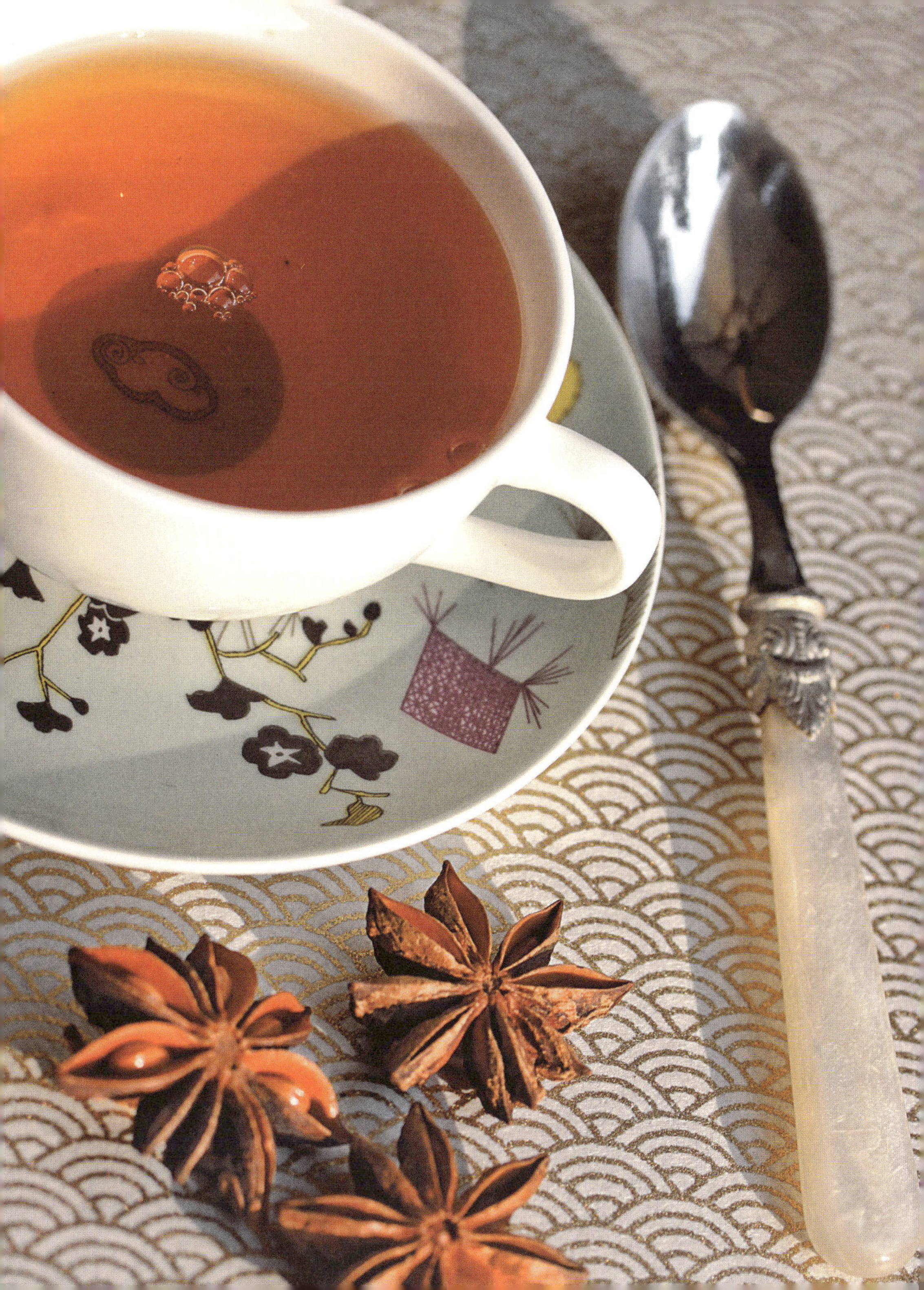

La boîte de Pandore

Huile de massage sensuelle pour Valentins endiablés

L'hiver est aussi la célébration des amoureux... Débridez votre libido peut-être un peu endormie par la grisaille de la saison.

DIFFICULTÉ	COÛT	PRÉPARATION	CONSERVATION
Facile	9 €	5 min	6 mois

Mon matériel

• 1 flacon de 100 ml • 1 bol

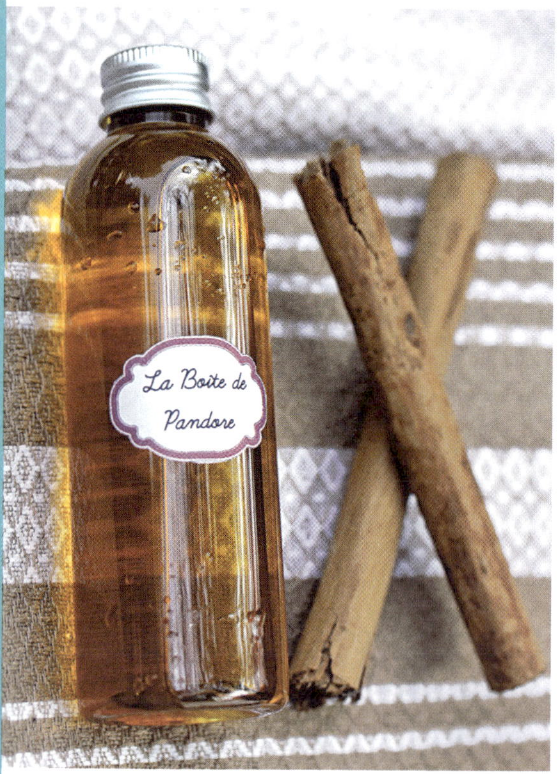

Dans mon panier

- 95 ml d'huile végétale d'amande douce
- 1 c. à c. de miel de forêt
- 20 gouttes d'HE d'orange douce
- 10 gouttes d'HE de cannelle écorce

LA RECETTE

1 › Dans un bol, mélangez les huiles essentielles, le miel, puis l'huile végétale d'amande douce.

2 › Transvasez avec précaution dans le flacon de 100 ml.

3 › Agitez vigoureusement.

Mon rituel de bien-être

• Massez votre amoureux langoureusement avec de longs mouvements en effleurages doux et légers sur l'ensemble du corps (en évitant toutefois les zones trop intimes).

• Allumez une bougie aromatique, et dressez une assiette avec des douceurs à déguster nonchalamment entre amoureux.

Côté beauté

En hiver, la vie fonctionne souvent au ralenti, le métabolisme cutané diminue, la circulation sanguine périphérique s'affaiblit. Le froid, le vent et la neige agressent la couche cornée, la fragilisent et assèchent la peau. Le chauffage et les chocs thermiques renforcent ces agressions qui peuvent se traduire par une desquamation et des rougeurs diffuses. La peau se « ferme » pour conserver la chaleur interne du corps. Sans soleil, la vitamine D se fixe plus difficilement, ce qui explique le ralentissement du renouvellement cellulaire et la perte d'éclat. Moins réceptif, l'épiderme doit, tout comme la terre, se reposer et recevoir des soins de qualité.

L'aroma-box idéale

L'HE d'orange douce présente un triple intérêt cosmétique : elle diffuse tout d'abord ses propriétés en apportant à la peau une touche de vitalité, importante en cette saison hivernale, et soulage les irritations du cuir chevelu. Elle sublime par ailleurs les soins du corps et du visage en apportant son parfum d'orange typique, frais, suave et fruité, tout en donnant une touche très gourmande à vos soins maison. Enfin, en favorisant la sérénité, elle réveille les sens en douceur et nous met de bonne humeur. On voit d'ailleurs apparaître sur le marché des cosmétiques « happy », formulés notamment avec de l'HE d'orange douce ou de bergamote, qui, en plus de nous rendre belles, boostent notre moral.

Cette HE d'orange est idéale diluée dans une crème ou un masque tonifiant fruité, dans des gels douche aux agrumes et, bien évidemment, dans des parfums en note de tête, pour apporter son odeur douce, sucrée et zestée. Diluez-la à hauteur de 2 % maximum (environ 70 gouttes pour un flacon de 100 ml) pour un soin visage et 5 % maximum (environ 175 gouttes pour un flacon de 100 ml) pour un soin corps ou cheveux.

L'HE de thym à linalol est un antiseptique général cutané puissant, bien toléré par la peau (à condition toutefois d'avoir la main légère). Elle sera d'un grand secours pour assainir les peaux acnéiques et chargées en cette saison. Elle pourra être utilisée en sauna facial, diluée dans une crème ou une huile végétale. Diluez-la à hauteur de 0,5 % maximum (environ 17 gouttes pour un flacon de 100 ml).

- **L'HE de cannelle écorce** est idéale en soin du corps cocooning et gourmand. En raison de son pouvoir dermocaustique, il est toutefois important de la doser avec la plus grande parcimonie. Elle sera parfaite dans des crèmes ou beurres corporels, diluée à hauteur de 0,2 % maximum (environ 7 gouttes pour un flacon de 100 ml).

- **L'HE de litsée citronnée**, anti-infectieuse, peut être incorporée dans des soins pour peaux grasses ou acnéïques. Elle se révèle par ailleurs très appropriée pour faire vos propres parfums grâce à ses notes intenses, à la fois fruitées et suaves, rappelant le citron, avec une légère tonalité florale sous-jacente. Diluez-la à hauteur de 1 % maximum (environ 35 gouttes pour un flacon de 100 ml).

  Attention toutefois, l'HE de litsée citronnée peut être irritante pour les peaux sensibles ou abîmées. Faites un test avant usage dans le pli du coude.

- Outre ses propriétés antibactériennes, **l'HA d'eucalyptus globulus** est particulièrement intéressant pour ses vertus antiseptique et rafraîchissante. Il est ainsi réputé pour le soin des yeux irrités et se révèle efficace pour traiter les orgelets, fréquents en cette saison. Antioxydant et stimulant, il est idéal pour protéger les peaux d'un vieillissement prématuré dû à l'hiver.

- **L'eau florale de camomille romaine** est un actif excellent pour les rougeurs, les irritations et les réactions allergiques, fréquentes en cette saison. C'est l'alliée idéale des soins pour peaux sensibles, allergiques ou irritées. Elle peut être appliquée pure en vaporisation sur la peau du visage ou du cou, après l'avoir nettoyée, ou incorporée dans des cosmétiques maison (lait apaisant, crème peau sensible, démaquillant douceur biphasé).

  Diluez l'eau florale à hauteur de 2 % maximum (environ 70 gouttes pour un flacon de 100 ml) pour un soin visage, et 5 % maximum (environ 175 gouttes pour un flacon de 100 ml) pour un soin corps ou cheveux.

Les meilleurs complices beauté de la saison

- **Le miel**, c'est bien connu, est la substance sucrée produite par les abeilles à partir du nectar de fleurs qu'elles récoltent et entreposent dans les alvéoles de la ruche. Ce nectar est composé d'eau et de glucides qui apportent douceur et hydratation à la peau et aux cheveux ; de vitamines qui nourrissent la peau et lui apportent les éléments dont elle a besoin ; d'antibiotiques naturels et d'enzymes, telle la glucose oxydase, qui stimulent la cicatrisation par production de petites quantités régulières de peroxyde d'hydrogène. C'est un véritable booster d'hydratation, qui nourrit la peau et la protège durablement. Un trésor de toute beauté pour l'hiver !

Allié de choix en cette saison froide, **le beurre de cacao** est un puissant antioxydant, qui lutte contre les effets néfastes du temps, stimule la synthèse du collagène et redonne élasticité et tonus à la peau. Nourrissant et protecteur, son action apaisante est particulièrement recherchée en cette saison. Quant à sa fragrance gourmande chocolatée, elle parfume délicieusement vos cosmétiques maison.

L'huile de germes de blé, obtenue par pression à froid des germes du blé, est riche en vitamine E et en acides gras essentiels (oméga 6). Très nourrissante et protectrice, elle peut être utilisée seule ou avec des huiles essentielles. C'est un excellent soin intensif de saison pour les peaux sèches à très sèches. Elle est également idéale pour soigner les crevasses, fréquentes en hiver. Vous pourrez l'utiliser pure en sérum, ou formulée dans une crème maison.

L'huile de calophylle inophyle, remarquable pour son action bénéfique sur la peau, est issue du calophyllum, arbre baptisé *tamanu* par les Tahitiens et *fohara* par les Malgaches. Très aromatique, elle est traditionnellement utilisée pour soigner bon nombre d'affections dermatologiques (eczéma, psoriasis, zona...). Elle possède par ailleurs des actifs très puissants, reconnus pour faciliter la circulation sanguine et donc limiter la couperose en cette saison froide.

L'avoine est une céréale aux nombreuses vertus, riche en principes actifs apaisants et antioxydants tels que des protéines, glucides, lipides et du bêta-glucane, un polysaccharide aux propriétés anti-inflammatoires et

Dormir comme une marmotte

En cette saison plus que jamais, le premier soin de beauté est la qualité et la durée de votre sommeil. Des chercheurs suédois ont scientifiquement prouvé ce que vous saviez déjà : il existe une relation étroite entre le sommeil et l'apparence physique. Donc pour être belle, dormez bien !

antioxydantes. La farine d'avoine colloïdale (broyée très finement) apaise les démangeaisons de la peau. L'industrie cosmétique y a d'ailleurs largement recours. Vous pourrez l'utiliser en bains émollients et adoucissants, en masques ou en cataplasmes, ou comme actif dans vos soins hydratants et réparateurs.

La banane est riche en antioxydants, notamment en provitamine A et en vitamine C. Sa teneur en sucres et en mucilages lui confère des propriétés nourrissantes et adoucissantes exceptionnelles. Utilisée en masque, pure ou mélangée avec une huile végétale et/ou des huiles essentielles, elle est idéale pour le soin des peaux et cheveux secs. C'est le fruit cocooning et beauté star de cette saison hivernale.

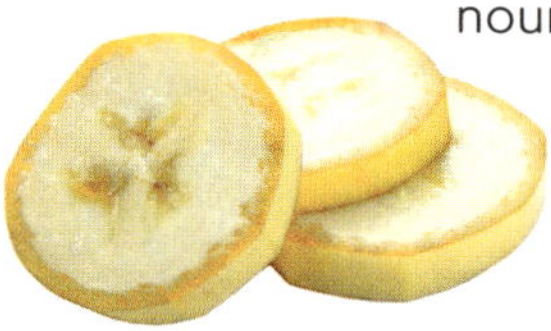

Les soins à privilégier

Pour que la peau puisse faire face aux vives agressions de l'hiver, les soins doivent lui apporter le confort dont elle a besoin, tout en luttant contre les signes de vieillissement prématuré. Certes, la peau hiberne, mais pas question pour autant de mettre sa beauté en berne ! Pas de sollicitations puissantes, mais des crèmes plus riches en lipides, pour toutes les peaux. Les priorités absolues : surprotéger la peau en la nourrissant et en faisant face aux petits ou grands désagréments de la saison comme la peau sèche qui tiraille ou les rougeurs diffuses.

Les soins protecteurs

L'hiver est une saison qui ne ménage pas notre peau. Il faut donc choisir des soins qui sauront la protéger sans lui apporter un stress supplémentaire. Limitez l'utilisation de gommages trop abrasifs et bannissez l'alcool des formulations qui bien souvent l'assèchent. Misez sur les textures riches et cocooning, les masques velours et les bains 5 étoiles agrémentés de laits aromatiques, de miel, d'avoine ou de plantes. Jouez au maximum la carte de la protection et votre peau vous en sera pleinement reconnaissante à l'arrivée des beaux jours.

La cold cream

La cold cream est un cérat cosmétique utilisé comme base de préparation pharmaceutique. À l'origine, elle était composée de cire blanche, d'huile d'amande, d'eau, d'essence de rose, de teinture de benjoin et de blanc de baleine !

Elle était surtout utilisée pour cicatriser les blessures, mais aussi comme pommade pour les lèvres. Contrairement à ce que l'on pourrait penser, elle doit son nom à la sensation de fraîcheur qu'elle laissait sur la peau à l'application. C'est à Galien, célèbre médecin grec de l'Antiquité au IIe siècle, que la formule de l'actuelle cold cream doit sa paternité.

Rassurez-vous, aujourd'hui, les cold cream nouvelle génération ne contiennent plus de blanc de baleine et présentent les mêmes propriétés nourrissantes et hydratantes que les cold cream traditionnelles, mais avec des textures innovantes plus agréables, apportant un plus grand confort d'utilisation et protégeant des agressions hivernales.

Les crèmes corps ultra-riches

Vou l'avez compris, ce n'est pas parce que notre corps est emmitouflé dans des pulls, collants ou pantalons épais et que l'on ne voit généralement pas (ou presque) un centimètre de notre peau, qu'il faut oublier d'en prendre soin ! Le risque est qu'elle devienne rêche et rugueuse, qu'apparaissent des ridules de déshydratation et que des tiraillements se fassent sentir. Alors, misez sur les baumes onctueux ou sur les crèmes très nourrissantes de type « eau dans huile », formulées avec une majorité d'huiles végétales.

Les priorités beauté de l'hiver et leurs solutions

Pour être sur votre 31 en plein cœur de l'hiver, placez votre peau sous le signe de la vigilance et de la haute protection ! Évitez certains ingrédients trop abrasifs ou irritants, mais choisissez aussi les ingrédients les plus doux et nourrissants pour éviter la peau de croco et le moral en berne.

S'envelopper de douceur

Le froid nous donne bien souvent des envies de douceur comme une gourmandise ou le moelleux d'un plaid ultra-doux. Il en va de même pour notre peau qui, agressée par la rudesse du vent et des températures, ressent le vif besoin d'être dorlotée. Offrez-lui de vrais festins cosmétiques, par des masques cocooning, qui vont la gorger d'actifs nourrissants et adoucissants, avec par exemple de la banane, du miel, de la pomme, du fromage blanc à 40 % de matières grasses ou des huiles végétales adaptées aux besoins de la saison.

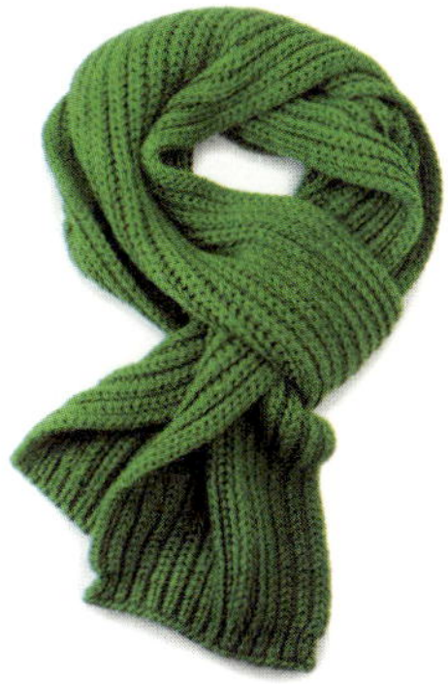

Et pour le reste du corps, pensez également à prendre des bains très doux et nourrissants en rajoutant du lait d'avoine, d'amande, ou du miel. Vous pourrez également réaliser des savons ou des gels douche « seconde peau ».

Masque protecteur des grands froids

Dans un bol, mélangez 1 c. à s. de miel, 1 c. à s. de crème fraîche, 1 jaune d'œuf et 2 gouttes d'HE d'orange douce. Appliquez sur le visage parfaitement démaquillé ou nettoyé. Laissez agir 10 bonnes minutes puis rincez à l'eau tiède ou avec une eau florale de camomille. Prenez le temps de faire ce masque une fois par semaine.

Bain Divine caresse

Dans un bol, mélangez 1 c. à s. d'argile blanche, 1 c. à s. de poudre d'avoine finement broyée (avoine colloïdale), 1 c. à c. de miel liquide, 1 c. à s. d'HA de camomille romaine. Versez cette préparation dans l'eau chaude du bain et appréciez.

Gel douche Doupido miel et orange

Dans une jatte, mélangez soigneusement 250 ml de base lavante neutre bio avec 1 c. à s. de miel liquide. Ajoutez 6 gouttes d'HE d'orange et mélangez à nouveau. Transvasez dans un flacon propre et utilisez sous la douche.

Nourrir durablement sa peau

Ce n'est pas une surprise, la première menace de l'hiver, c'est le froid. Avec la baisse brutale des températures, c'est le film hydrolipidique (qui maintient l'écosystème cutané) qui est directement fragilisé, entraînant déshydratation, dessèchement et tiraillements. L'objectif est donc de protéger ce film par des soins appropriés.

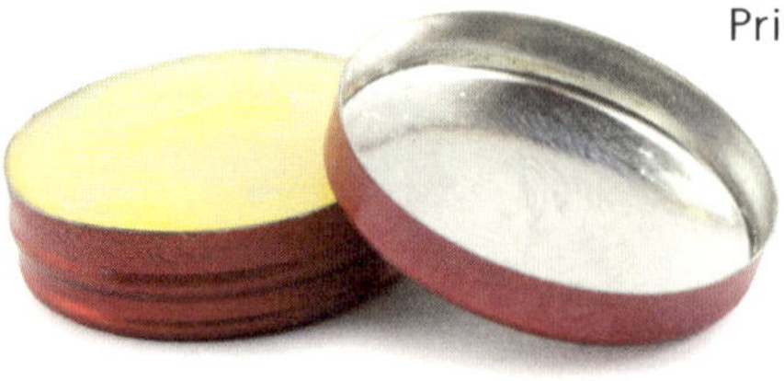

Privilégiez les sérums végétaux et les crèmes « doudoune », type cold cream (voir p. 250) ou trituration de karité (un mélange de karité et d'huile végétale), riches en acide linoléique (acide gras polyinsaturé appartenant à la famille des omégas 6).

Il permet de limiter les pertes en eau de la peau, tout en présentant des qualités adoucissantes et nutritives. Les huiles d'olive, d'avocat, de noix du Brésil ou de germes de blé sont vivement recommandées. N'hésitez pas à y ajouter quelques gouttes d'HE d'orange qui permettront en plus de tonifier la peau.

Crème ultra-riche express

Dans un bol, mélangez 2 c. à s. de karité, 1 c. à s. de crème fraîche épaisse, 1 c. à c. d'huile de germes de blé et 2 gouttes d'HE d'orange douce. Appliquez le soir après la douche sur une peau propre et faites bien pénétrer.

Sérum hivernal

Dans un bol, mélangez 50 ml d'huile de germes de blé et 6 gouttes d'HE d'orange douce. Transvasez dans un flacon et appliquez une petite noisette le soir sur le visage en évitant le contour des yeux.

Changer de crémerie

Le démaquillage est l'étape clé d'un rituel de beauté dans les règles de l'art. Il est indispensable que la galénique utilisée (ou formule) soit adaptée à notre type de peau mais aussi à la saison. Optez pour des galéniques à la fois généreuses et respectueuses de la flore cutanée, comme les huiles ou les laits démaquillants, et réservez les eaux micellaires pour des saisons plus propices, comme le printemps. N'hésitez pas d'ailleurs à les réaliser vous-même ; cela vous permettra de faire du « sur mesure ».

Démaquillant Ruche de Noël

Dans un bol, mélangez 4 c. à s. de lait d'amande, 2 c. à s. d'huile de germes de blé, 1 c. à c. de miel. Transvasez la préparation dans un flacon de 100 ml. Appliquez sur un coton ou un linge propre et renouvelez jusqu'à ce que tout le maquillage soit ôté. Évitez de rincer afin de conserver les propriétés de ce démaquillant.

Liniment douceur

Dans un bol, mélangez soigneusement 25 ml d'huile de germes de blé avec 25 ml d'eau de chaux et 4 gouttes d'HE d'orange. Transvasez dans un flacon de 50 ml. Appliquez sur un coton ou un linge propre et renouvelez jusqu'à ce que tout le maquillage soit ôté.

Passer au vert

Les écarts de température entre l'extérieur et l'intérieur se font de plus en plus intenses. Les intérieurs des maisons et des voitures ont tendance à être surchauffés, alors que, dehors, le vent glacial sévit… Résultat, certaines peaux hypersensibles affichent une couleur rouge écarlate, notamment sur les pommettes : c'est ce que l'on appelle la fameuse « couperose ». Si vous y êtes sujets, utilisez l'HA de camomille romaine pour apaiser la peau, puis l'huile de canophylle inophyle en sérum en traitement préventif.

Masque anticouperose

Dans un bol, mélangez avec une cuillère en bois 2 c. à s. d'argile rose avec 1 c. à s. d'huile de canophylle inophyle, 1 c. à c. d'HA de camomille romaine et 1 goutte d'HE d'orange douce. Appliquez en masque sur le visage en évitant le contour des yeux. Laissez poser 15 à 20 minutes puis retirez avec un coton imbibé d'HA de camomille.

Mettre ses lèvres sous protection rapprochée

Parce qu'elles sont dépourvues de glandes sébacées, les lèvres sont hyper-réactives aux changements de température, au froid et au vent. Elles s'abîment rapidement, s'assèchent et finissent par gercer. Pour les préserver en cette saison, ayez toujours sur vous un baume à lèvres, à base d'une huile et de beurre végétal, ainsi que d'une goutte d'huile essentielle adaptée.

Soin pyjama des lèvres

Mélangez ½ c. à c. de miel avec 1 c. à c. de crème fraîche. Appliquez le soir en couche épaisse sur les lèvres et laissez poser 20 minutes. Retirez l'excédent avec un tissu propre.

Lèvres de miel

Faire fondre au bain-marie 1 c. à c. d'huile de germes de blé + 1 c. à c. de beurre de cacao + 1 g de cire d'abeille + 1 g de miel d'acacia + 1 goutte d'HE d'orange douce + 2 gouttes de vitamine E, en prenant soin de bien mélanger les ingrédients. Coulez votre préparation dans un pot et réservez jusqu'à complet refroidissement.

Oxygéner sa peau

L'hiver, mal oxygéné et dénutri, l'épiderme s'épaissit, les cellules mortes s'accumulent, les vaisseaux capillaires de surface se fragilisent et des dépôts de mélanine apparaissent. Fragilisé, l'épiderme se déshydrate et perd de sa souplesse et de son élasticité. Cependant, n'oubliez pas de sortir vous balader, et ce, quelles que soient les conditions météo. Privilégiez les balades en forêt de pins ou en bord de mer, où l'ionisation négative est particulièrement importante. Votre peau, mieux oxygénée, retrouvera éclat et vitalité.

Faire des pieds et des mains

La peau des mains et des pieds, souvent délaissée et malmenée en hiver, n'est pas assez nourrie ou hydratée. Pour ne rien arranger, lorsqu'il fait très froid, le corps a tendance à réduire la circulation sanguine des extrémités (mains, pieds) pour éviter les pertes de chaleur. D'où l'apparition de gerçures et de crevasses, aussi disgracieuses que désagréables.

Afin d'éviter l'apparition des crevasses sur les mains, il est vivement conseillé d'appliquer régulièrement des corps gras à pénétration facile et rapide, additionnés d'huiles essentielles cicatrisantes, circulatoires et réparatrices, et/ou d'appliquer une émulsion riche en actifs appropriés.

Peau douce

Versez de l'eau chaude dans une bassine, ajoutez 3 c. à s. de poudre d'avoine colloïdale, 4 c. à s. d'huile d'amande douce dans laquelle vous aurez mélangé au préalable 1 goutte d'HE de cannelle écorce et 1 goutte d'HE d'orange. Faites trempette 15 minutes, puis essuyez soigneusement vos pieds avec un linge propre.

Petons en détresse !

Mélangez 1 c. à s. de beurre de karité avec 1 c. à s. d'huile de germes de blé, 1 goutte d'HE d'orange douce et 1 goutte d'HE de thym à linalol. Appliquez sur les pieds bien propres en les massant puis enfilez des chaussettes que vous garderez toute la nuit.

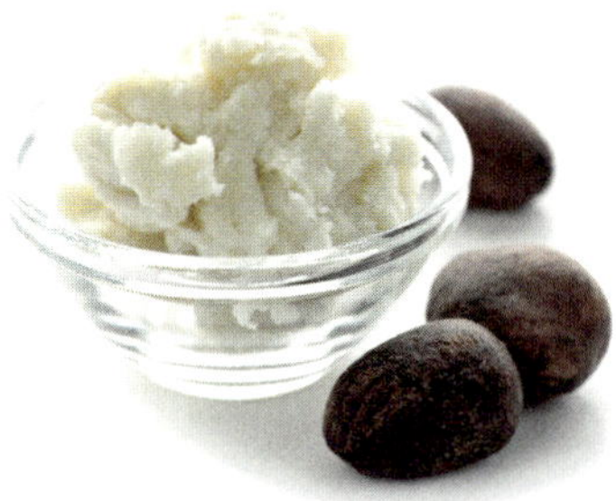

Le festin des reines

Masque hivernal adoucissant et nourrissant

Chouchouter sa peau, la nourrir durablement, lui faire la fête en cette saison si délicate. Telle est la mission de ce masque onctueux, qui devrait séduire les plus gourmands d'entre vous. L'hiver n'a décidément pas que des mauvais côtés !

DIFFICULTÉ	COÛT	PRÉPARATION	CONSERVATION
Facile	4 €	5 min	Non

Mon matériel

• 1 bol • 1 mini-fouet ou 1 petite cuillère

Dans mon panier

- 1 c. à c. de miel bio
- ½ banane
- 1 c. à c. d'huile de germes de blé
- 2 c. à s. de crème fraîche épaisse
- 2 gouttes d'HE d'orange douce
- 1 c. à c. de poudre d'avoine colloïdale
- 1 c. à c. d'HA de camomille romaine

LA RECETTE

1 › Dans votre bol, écrasez la chair d'une moitié de banane puis ajoutez successivement la crème fraîche, l'huile de germes de blé, le miel, l'HA, la poudre d'avoine et mélangez soigneusement.

2 › Complétez par l'ajout des gouttes d'HE d'orange puis mélangez une dernière fois.

Mon rituel de beauté

Appliquez ce masque sur le visage en évitant le contour des yeux et laissez poser 10 à 15 minutes. Retirez ensuite à l'eau fraîche pour une peau douce et nourrie.

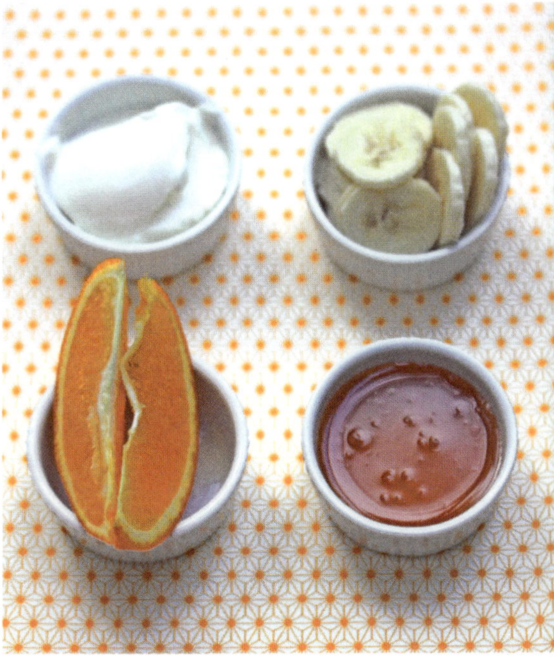

Recette Beauté

La crème moufle

Crème mains protectrice et réchauffante cannelle et orange

Les mains sont, avec le visage, l'une des parties du corps les plus exposées aux agressions extérieures. Sollicitées tout au long de l'année, elles souffrent particulièrement l'hiver et nécessitent des soins adaptés pour rétablir l'équilibre du film hydrolipidique. Voici une recette spécialement adaptée à leurs besoins !

DIFFICULTÉ	COÛT	PRÉPARATION	CONSERVATION
Moyen	4 €	40 min	2 mois

Mon matériel

- 1 pot ou 1 tube de 50 ml • 2 bols
- 1 mini-fouet • 1 balance de cuisine électronique

Dans mon panier

- 18 g d'eau florale de camomille romaine
- 9 g d'huile végétale de germes de blé
- 2,5 g de cire émulsifiante
- 10 gouttes d'HE d'orange douce
- 7 gouttes d'extrait de pépins de pamplemousse
- 3 gouttes de vitamine E
- 2 gouttes d'HE de cannelle écorce

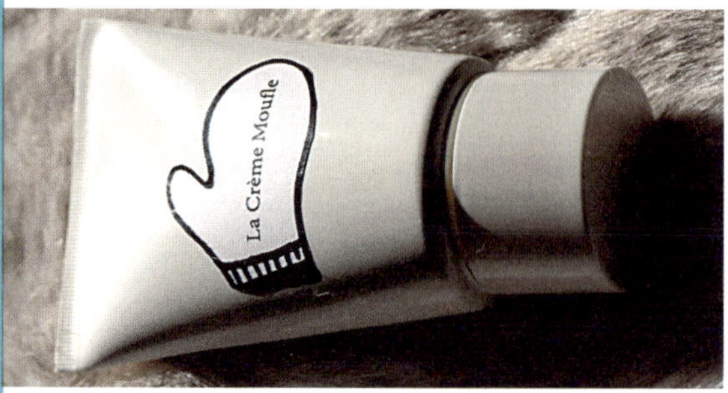

LA RECETTE

1 › Transvasez dans un 1er bol l'eau florale de camomille romaine, puis faites chauffer au bain-marie. Retirez du feu lorsqu'elle commence à frémir (environ 70 °C).

2 › Transvasez dans le 2d bol l'huile de germes de blé et la cire émulsifiante, puis faites chauffer au bain-marie. Retirez du feu lorsque la cire est entièrement fondue (environ 70 °C).

3 › Versez lentement le contenu du second bol dans le premier, sans cesser de mélanger vigoureusement.

4 › Ajoutez le reste des ingrédients en mélangeant bien entre chaque ajout.

5 › Laissez reposer 24 heures votre crème au réfrigérateur afin qu'elle prenne sa texture idéale.

Mon conseil : pour cette recette, nous avons utilisé la cire « *Cetearyl wheat straw glycosides (and) cetearyl alcohol* » (association d'alcools gras d'origine végétale et de dérivés de sucre issus de la paille de blé).

Le sérum de la belle endormie

Démaquillant soin biphasé nuit

Tout comme la nature se met en veille durant l'hiver, notre peau sommeille et a besoin d'être stimulée pour garder sa fraîcheur et sa beauté. Ce soin biphasé vous permettra de lui rendre toute sa sublime...

DIFFICULTÉ	COÛT	PRÉPARATION	CONSERVATION
Facile	4 €	10 min	3 mois

Mon matériel

• 1 flacon de 100 ml • 1 mini-fouet ou 1 petite cuillère • 2 bols

Dans mon panier

- 25 ml d'HA d'eucalyptus globulus
- 20 ml d'HA de camomille romaine
- 5 ml de glycérine
- 48 ml d'huile de germes de blé
- 15 gouttes d'HE d'orange douce
- 20 gouttes d'extrait de pépins de pamplemousse
- 7 gouttes de vitamine E

LA RECETTE

1 › Dans un bol, mélangez les HA, la glycérine et l'extrait de pépins de pamplemousse.

2 › Dans l'autre bol, mélangez l'huile de germes de blé, l'HE d'orange douce et la vitamine E.

3 › Versez le contenu des bols dans votre flacon.

Mon rituel de beauté

• Véritable 2 en 1, ce soin biphasé démaquille en douceur la peau et les yeux, tout en apportant protection et vitalité.

• Agitez bien le flacon avant utilisation puis appliquez le sérum à l'aide d'un coton. Ne le rincez pas pour profiter de tous ses bienfaits.

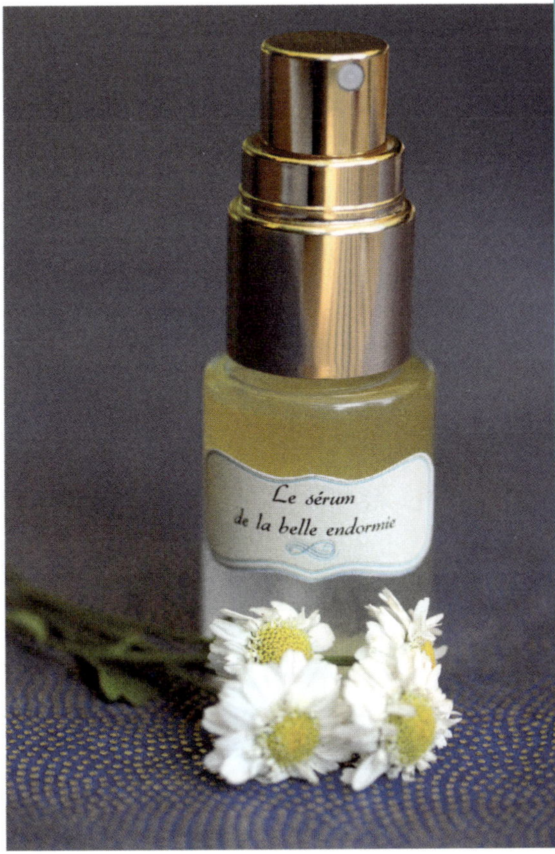

La crème « doudoune »

Cold cream des premiers frimas

En cette saison, exit les crèmes légères et les formulations contenant majoritairement de l'eau ; bonjour les crèmes cocooning qui nous enveloppent d'une douceur exquise et nous font la peau toute douce !

DIFFICULTÉ	COÛT	PRÉPARATION	CONSERVATION
Moyen	7 €	25 min	3 mois

Mon matériel

• 1 pot de 50 ml • 2 bols • 1 mini-fouet ou 1 petite cuillère • 1 balance de cuisine électronique ou 1 petite cuillère

Dans mon panier

- 5 g de cire d'abeille (2 c. à c.)
- 2 g de glycérine végétale (½ c. à c.)
- 25 ml d'huile végétale de germes de blé
- 20 ml d'HA de camomille romaine
- 7 gouttes d'HE d'orange douce
- 4 gouttes de vitamine E
- 10 gouttes d'extrait de pépins de pamplemoussse

LA RECETTE

1 › Transvasez l'huile de germes de blé et la cire dans le 1er bol (phase A).

2 › Dans le 2d bol, versez l'HA de camomille romaine et la glycérine (phase B).

3 › Faites chauffer séparément au bain-marie les deux bols à 70 °C environ. Lorsque tous deux sont à la même température, retirez-les du bain-marie puis versez lentement la phase B dans la phase A sans cesser de remuer vigoureusement pendant environ 3 minutes. Le mélange blanchit et s'homogénéise.

4 › Sans cesser de remuer, placez le bol dans un fond d'eau froide afin d'accélérer le refroidissement et la prise de l'émulsion pendant encore 3 minutes environ. Terminez au mini-fouet si la préparation devient trop épaisse.

5 › Ajoutez enfin le reste des ingrédients en mélangeant bien entre chaque ajout.

6 › Transvasez la préparation dans votre pot.

Mon rituel de beauté

Cette crème protectrice s'applique sur l'ensemble du visage. Elle protège, nourrit et répare la peau en profondeur. Elle convient tout particulièrement aux peaux sèches à très sèches.

Mon conseil : si vous n'avez pas de thermomètre, sachez que la phase A est prête lorsque la cire est fondue et la phase B lorsque le mélange arrive à ébullition.

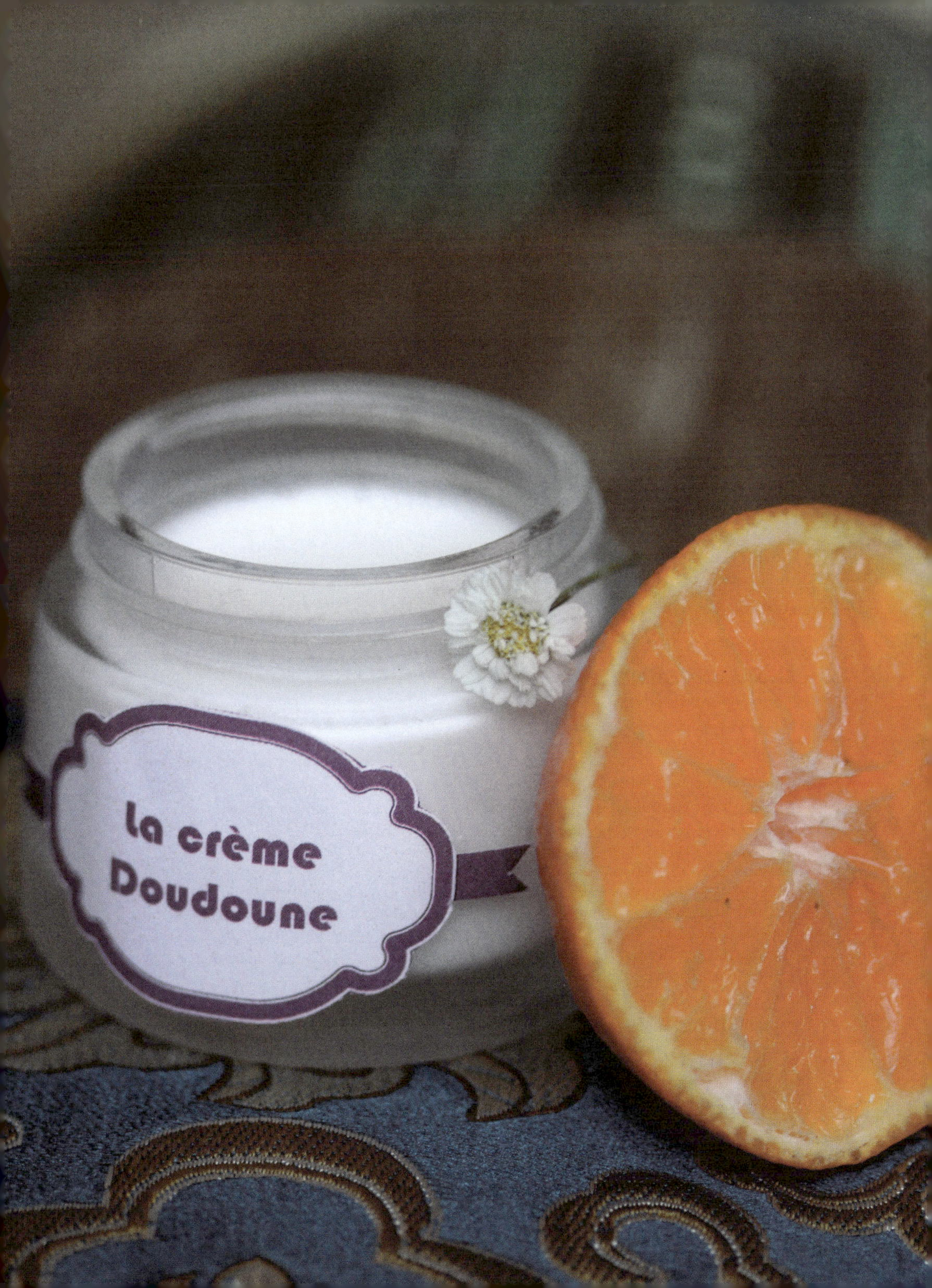
La crème
Doudoune

Recette Beauté

La valse des flocons

Accord fruité, aromatique et épicé

Lovée dans votre canapé, vous observez le spectacle féerique de la neige qui vous offre sa première danse de la saison. Les effluves de ce parfum, à la fois gourmand et réconfortant, viennent réchauffer et sublimer ce moment de paresse.

DIFFICULTÉ	COÛT	PRÉPARATION	CONSERVATION
Facile	5 €	10 min	9 mois

Mon matériel

• 1 éprouvette de 10 ml • 1 mini-fouet ou 1 petite cuillère • 1 bol • 1 flacon spray de 15 ml

Dans mon panier

• 9 ml d'alcool à 90 ° ou de vodka (soit 2 c. à c.)

• 30 gouttes d'HE d'orange douce + 15 gouttes d'HE de thym (notes de tête)

• 1 c. à c. d'eau florale de fleur d'oranger (soit 4 ml) (notes de cœur)

• 15 gouttes d'HE de cannelle (notes de fond)

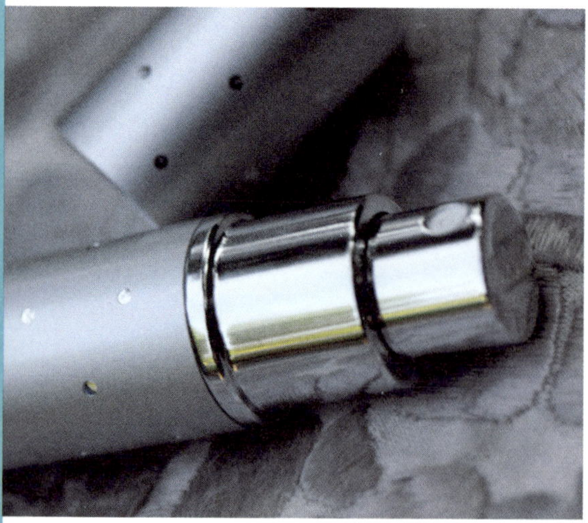

LA RECETTE

1 › Mettez dans votre bol l'alcool à 90 ° ou la vodka.

2 › Ajoutez ensuite l'eau florale et les gouttes des différentes huiles essentielles ; remuez soigneusement entre chaque incorporation.

3 › Versez dans le flacon.

Mon rituel de beauté

Tous les matins, secouez énergiquement votre flacon, puis vaporisez-le dans votre cou et, par petites touches, sur vos cheveux.

Mon conseil : n'hésitez pas à oublier quelques jours votre parfum, afin que « le jus » gagne en maturité.

Côté cuisine

La cuisine d'hiver est à l'image de nos envies en cette saison : chaude, réconfortante, gourmande et généreuse. Notre organisme est en effet programmé pour stocker durant l'hiver et faire des réserves de nutriments et de vitamines. Pour faire face à la baisse des températures et maintenir notre température interne constante à 37 °C, nous sommes spontanément attirés par des aliments plus caloriques. Mais il ne s'agit pas de manger n'importe quoi ! L'objectif est de réchauffer l'organisme sans pour autant surcharger le système digestif, ce qui aurait pour effet contraire de gaspiller inutilement de l'énergie et d'épuiser nos défenses immunitaires. Pour garder une alimentation équilibrée et variée, misez sur une cuisine gaie et colorée. Ce n'est pas parce que le froid s'installe que la cuisine doit devenir triste et fade. Au contraire, une farandole d'ingrédients colorés, sains et frais, viendront égayer le contenu de votre assiette. Misez sur les épices, les huiles essentielles et les hydrolats aromatiques qui sauront sublimer votre cuisine hivernale et créer des accords inoubliables.

L'aroma-chef idéal

L'HE de litsée citronnée apporte une touche d'exotisme très originale à vos plats salés et sucrés. Elle fera merveille avec :

- le chocolat ;
- les marmelades, confitures et gelées de fruits ;
- les crumbles sucrés ;
- les cakes sucrés ;
- les fruits cuits de saison comme la poire ou la pomme ;
- les fruits de mer et les poissons blancs.

L'HE de thym à linalol, une variété de thym très doux, est idéale pour la cuisine. Son parfum aromatique et délicat donne du caractère à vos recettes et il n'est pas sans évoquer, avec une certaine nostalgie, le doux parfum de la Provence en été. Une seule goutte suffit à sublimer un plat. Elle fera merveille avec :

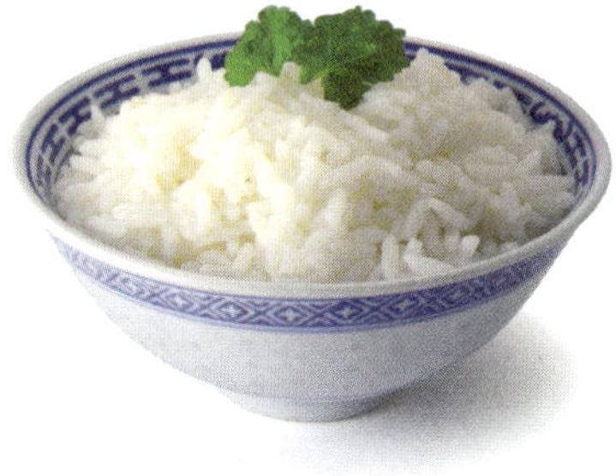

- les poissons (crus ou cuits) ;
- les sauces aromatiques ;
- l'eau de cuisson des pâtes, du riz, de la polenta, des légumes secs ou des pommes de terre ;
- les potages de légumes (comme la soupe aux choux) ;
- les ragoûts ou les jus de viande ;
- le chocolat et les préparations sucrées ;
- les compotes de saison (pommes, poires ou marrons) ;
- les confitures de fruits de saison ;
- les gâteaux (macarons, madeleines, cakes, génoises...) ;
- la crème pâtissière ou les entremets ;
- les cocktails de saison ;
- les glaces lactées.

L'HE de cannelle écorce est très intéressante en cuisine, pour qui sait l'utiliser avec la plus grande parcimonie (une seule goutte suffit pour parfumer une grande quantité de préparation culinaire). Son parfum est suave et sucré. Idéalement, mieux vaut la diluer au préalable dans de l'alcool bio (dilution au 1/10e). Son parfum est en effet beaucoup plus puissant que celui de la cannelle en poudre ou en bâton. Elle fera merveille avec :

- les vins aux épices ;
- les viandes (agneau ou volaille) ;
- les farces ;
- les bouillons ;
- les currys ;
- l'eau de cuisson du riz ;
- les fruits de saison (pomme, poire, orange...) ;
- les glaces maison ;
- les sirops ;

- les crèmes et entremets ;
- les beignets ;
- la semoule ou le riz au lait ;
- la brioche ;
- de nombreux gâteaux comme le traditionnel pain d'épices.

L'eau florale de camomille romaine, lorsqu'elle est de bonne qualité, possède un parfum qui nous rappelle la douceur du miel. Elle se marie à merveille avec :

- les fromages blancs et yaourts (1 c. à c.) ;
- les desserts lactés (riz au lait ou semoule) ;
- les salades de fruits ;
- la pâte à crêpes ;
- les infusions, les boissons ou les cocktails maison ;
- les laits chauds relaxants et réconfortants ;
- les glaces maison ;
- un grand nombre de pâtisseries.

L'eau florale d'eucalyptus globulus n'est pas très utilisée en cuisine. Elle permet cependant de faire des boissons chaudes énergisantes et revitalisantes (à raison d'1 c. à c. par litre de liquide), comme un lait d'avoine ou de riz chaud revigorant.

Recettes express

Petits flans de parmesan au thym

Préchauffez votre four à 150 °C. Dans une jatte, mélangez 4 œufs, 2 jaunes, 25 cl de crème fleurette et 75 g de parmesan râpé. Ajoutez 1 goutte d'HE de thym à linalol et remuez à nouveau. Faites cuire 30 minutes au four dans un bain-marie. Servez avec une salade verte.

Huile aromatique au thym

Dans un grand bol, mélangez 30 cl d'huile d'olive de qualité avec 8 gouttes d'HE de thym à linalol. Transvasez dans un pot en verre hermétique et conservez à l'abri d'une trop forte lumière.

Sucre cannelle-orange

Ajoutez 1 goutte d'HE de cannelle écorce et 3 gouttes d'HE d'orange douce dans 300 g de cassonade. Mélangez soigneusement pour bien homogénéiser le parfum et conservez dans un pot en verre.

Cake à l'orange

Dans une jatte, fouettez 3 œufs avec 120 g de sucre roux. Quand le mélange devient mousseux, ajoutez peu à peu 180 g de farine et 150 g de beurre fondu. Incorporez ½ sachet de levure chimique, 4 à 6 gouttes d'HE d'orange douce, puis mélangez délicatement. Versez dans un moule à cake et faites cuire 35 minutes à 180 °C.
Pour les plus gourmands, n'hésitez pas à rajouter un glaçage ; pour cela, faites fondre à feu doux dans une casserole 125 g de sucre glace avec le jus d'une orange. Laissez épaissir puis étalez le glaçage sur le dessus du cake à l'aide d'un pinceau de cuisine. Réservez.

Mousse au chocolat à la cannelle

Cassez 4 œufs en séparant les blancs des jaunes. Faites fondre 200 g de chocolat au bain-marie, puis ajoutez 50 g de beurre, 1 goutte d'HE de cannelle écorce, puis, l'un après l'autre, les jaunes d'œuf. Montez les blancs en neige et incorporez-les délicatement en aérant bien la préparation à l'aide d'une maryse. Réservez un minimum de 3 heures au réfrigérateur.

Truffes chocolat-orange

Cassez 200 g de chocolat noir pâtissier en morceaux dans un saladier. Dans une casserole, faites chauffer à feu doux 150 ml de crème fleurette et 25 g de beurre. Hors du feu, ajoutez 4 gouttes d'HE d'orange et mélangez soigneusement. Versez cette préparation sur le chocolat et remuez bien jusqu'à ce que la texture soit bien lisse. Réservez plusieurs heures au réfrigérateur. Lorsque la pâte est bien prise, versez 50 g de cacao dans une assiette creuse. Prélevez de petites boules de chocolat et formez-les dans vos mains. Roulez-les ensuite dans le cacao et gardez au frais jusqu'au service.

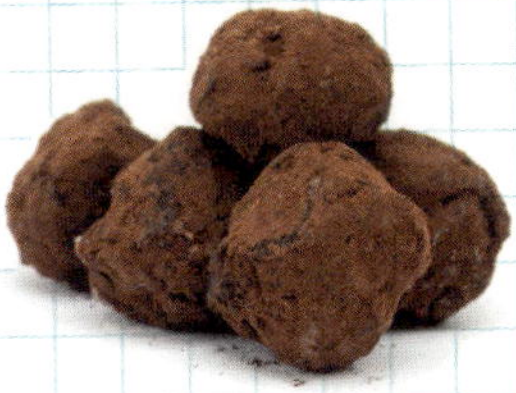

Lait d'amande à la camomille

Ajoutez 1 c. à c. d'eau florale de camomille romaine dans 15 cl de lait d'amande chaud. Dégustez 1 heure avant l'heure du coucher.

Crumble poire-verveine

Dans un grand saladier, versez 100 g de farine, 100 g de beurre ramolli coupé en dés et 100 g de cassonade. Travaillez la préparation avec vos doigts afin d'obtenir une pâte sablonneuse. Pelez 4 poires, retirez leurs pépins et coupez-les en morceaux de même taille, puis disposez-les dans un plat. Délayez 1 goutte d'HE de verveine dans 1 c. à s. de jus de citron puis versez sur les poires. Émiettez la pâte à crumble sur les fruits pour bien les recouvrir. Enfournez 45 minutes à 180 °C.

Les astuces cuisine d'hiver

Réinventer la soupe

Considérée longtemps comme le plat du pauvre, la soupe a depuis quelque temps retrouvé ses lettres de noblesse. Elle se décline désormais sous de nombreuses versions et est devenue le plat culte et tendance de l'hiver. Qu'elle soit gourmande, réconfortante, vitaminée, généreuse ou exotique, la soupe prend à la fois soin de nos papilles et de notre santé. Non contente de nous rassasier, elle peut également booster notre vitalité et nos défenses immunitaires. Cuisinées maison, elles n'en seront que meilleures, et contrairement à ce que l'on pourrait croire, elles ne demandent bien souvent pas un temps de préparation très long. Pensez à les personnaliser avec les huiles essentielles de cannelle ou d'orange douce. Un *must* aromatique en cette saison !

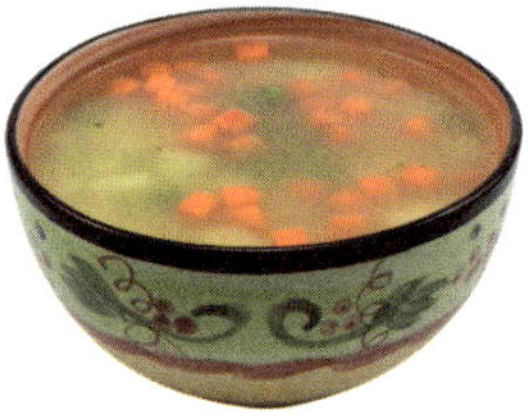

Velouté de carotte orange-cannelle

Après avoir épluché 500 g de carottes, faites-les cuire pendant 30 minutes dans 75 cl d'eau. Mixez-les ensuite avec 2 yaourts nature, 1 goutte d'HE de cannelle écorce et 2 gouttes d'HE d'orange. Salez, poivrez et servez sans plus attendre.

Réchauffer l'hiver

L'hiver, lorsque les températures sont négatives et que le vent se déchaîne, nous éprouvons le besoin de nous réchauffer psychologiquement comme physiquement. Certaines épices, dites « réchauffantes », comme la cannelle ou le gingembre, sont alors idéales pour nous réconforter. Elles soutiennent l'organisme contre les infections, stimulent l'appareil digestif et favorisent la combustion des graisses et des sucres. De véritables atouts lorsque tout tourne au ralenti en cette saison froide. Si vous n'avez pas d'épices sous la main, pensez aux huiles essentielles. Elles seront de précieuses alliées pour traverser l'hiver en toute sérénité.

Retrouver le goût de l'enfance

L'hiver est la saison idéale pour cuisiner nos madeleines de Proust favorites. Une bien jolie façon de raviver en nous le souvenir de l'enfance et des êtres qui nous sont chers. Un bol de chocolat chaud à l'ancienne, un chausson aux pommes qui sent bon la cannelle, un riz au lait onctueux, de délicieuses crêpes parfumées... Rien ne vous empêche de les agrémenter de quelques gouttes d'huiles essentielles.

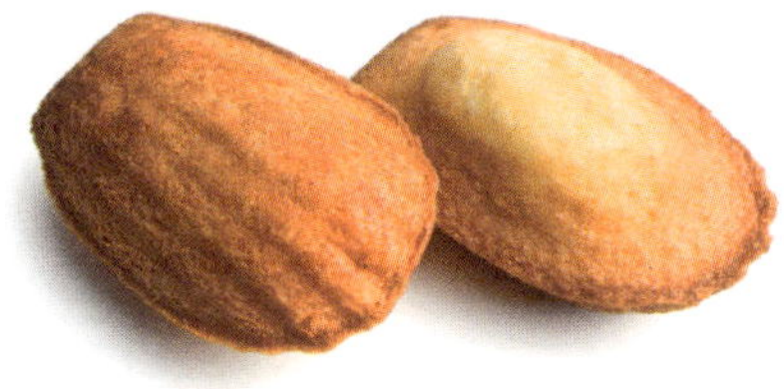

Mise en bouche aromatique

Sablés apéritifs au thym et parmesan

Surprenez vos amis avec ces petites douceurs aromatiques salées. Un excellent moyen de mettre les papilles en éveil avant le début des agapes.

DIFFICULTÉ	COÛT	PRÉPARATION	CUISSON
Facile	6 €	20 min	12 min

Mon matériel

• 1 jatte • du film alimentaire

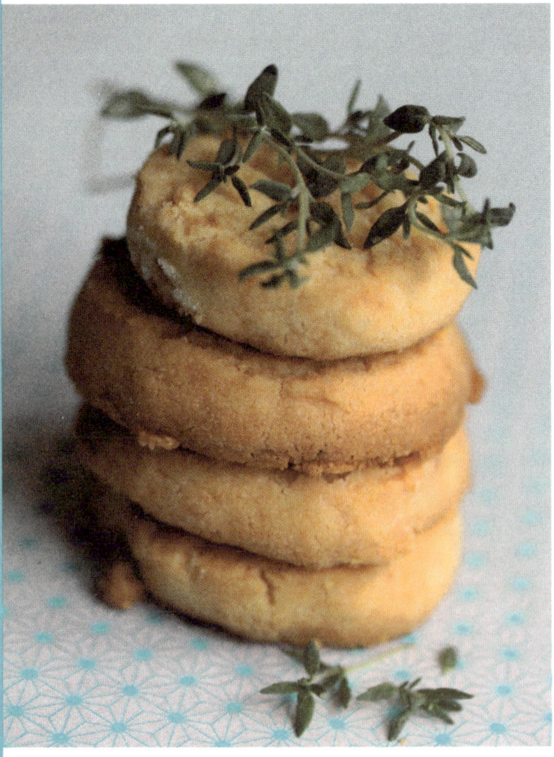

Dans mon panier - pour 6 personnes

- 70 g de parmesan râpé de qualité
- 130 g de farine
- 1 jaune d'œuf
- 100 g de beurre doux
- 4 gouttes d'HE de thym à linalol
- sel et poivre

LA RECETTE

1 › Sortez le beurre afin qu'il soit à température ambiante.

2 › Dans une jatte, mélangez le parmesan, le beurre coupé en petits cubes et la farine. Salez et poivrez.

3 › Lorsque le mélange devient sableux, ajoutez le jaune d'œuf, dans lequel vous aurez préalablement délayé 2 gouttes d'HE de thym à linalol.

4 › Avec la pâte obtenue, formez des boudins d'environ 2 cm de diamètre que vous protègerez à l'aide du film alimentaire avant de les placer 1 heure au réfrigérateur.

5 › Préchauffez le four à 180 °C.

6 › Après avoir retiré le film alimentaire, coupez les boudins en tranches de 1 cm d'épaisseur et disposez-les sur une plaque de cuisson. Enfournez 10 à 12 minutes.

7 › Laissez tiédir avant de servir.

Mon conseil : présentez ces petites gourmandises salées dans un joli bol en bambou ou en porcelaine.

Nage libre

Filet de turbo au thym et sa chantilly à la verveine citronnée

C'est fou comme une goutte d'huile essentielle peut sublimer un poisson... Revisitez ici le turbo dans une version exotique des plus surprenantes. Vos papilles vous remercieront !

DIFFICULTÉ	COÛT	PRÉPARATION	CUISSON
Moyen	14 €	20 min	8-10 min

Mon matériel

• 1 cul-de-poule • 1 poêle antiadhésive
• 1 batteur électrique

Dans mon panier - pour 4 personnes

• 4 filets de turbo
• 30 cl de crème fraîche liquide entière
• 1 c. à s. d'huile d'olive aromatique au thym
• 1 goutte d'HE de litsée citronnée
• sel et poivre
• fleur de sel

LA RECETTE

1 › Préparez l'huile aromatique selon la recette p. 266.

2 › Mélangez l'HE de litsée citronnée et la crème dans un cul-de-poule et placez-les 10 minutes au congélateur.

3 › Montez la crème fraîche aromatisée en chantilly à l'aide du batteur électrique.

4 › Chauffez 1 c. à s. d'huile au thym dans votre poêle puis faites revenir les filets de turbo pendant environ 8 minutes à feu moyen. Salez et poivrez.

Mon conseil : dressez les filets dans les assiettes bien chaudes. Servez la chantilly dans un ramequin placé sur l'assiette afin d'éviter qu'elle ne chauffe. Accompagnez ce poisson de légumes verts ou de galettes de pomme de terre.

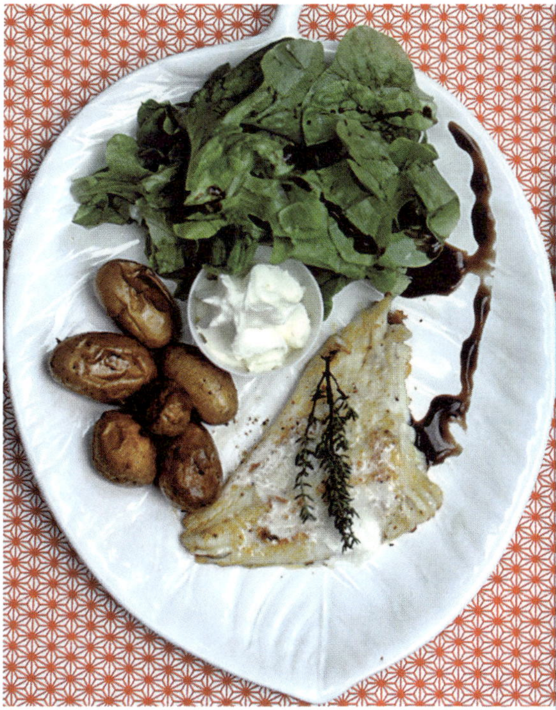

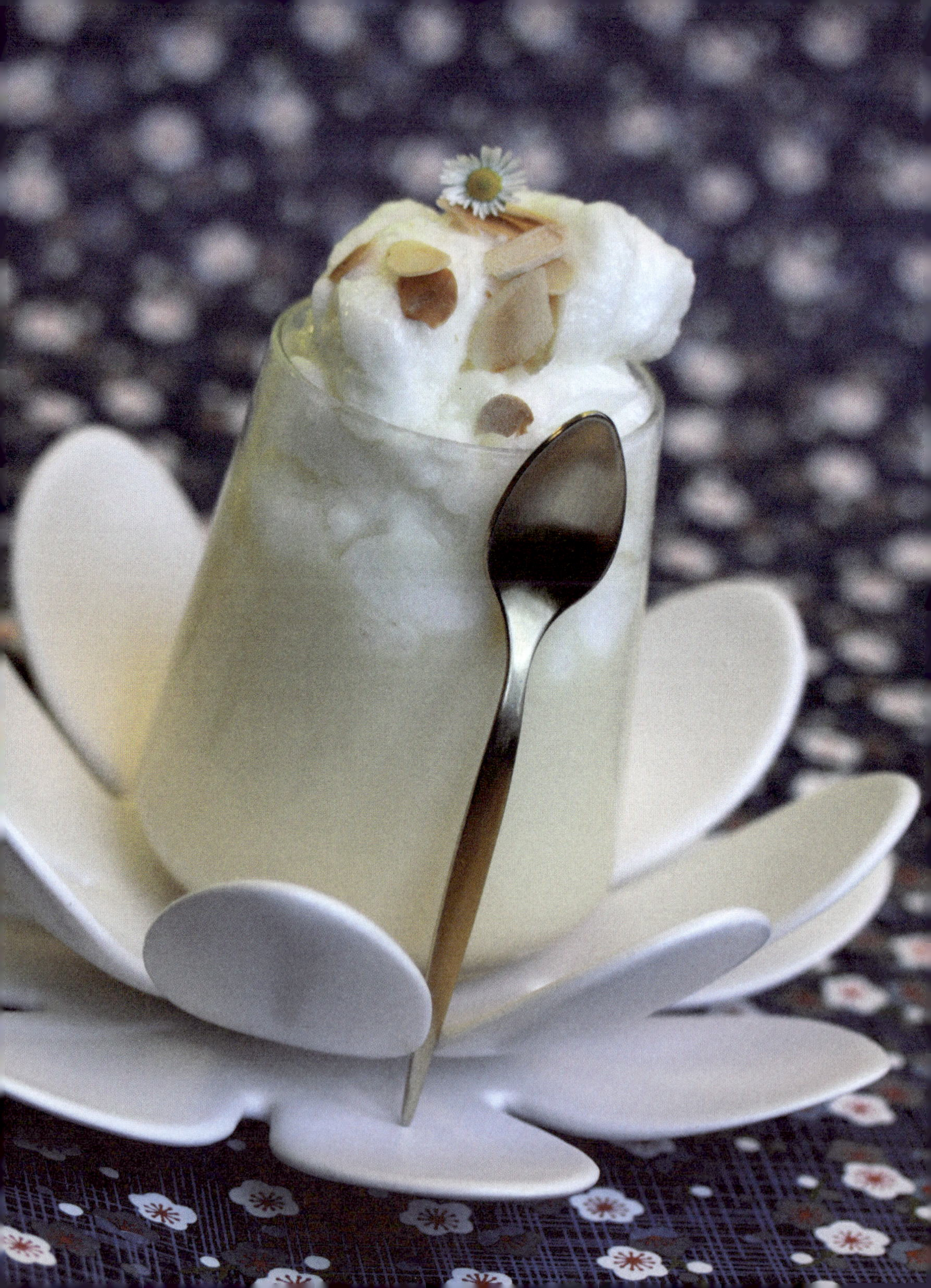

Îles paradisiaques

Îles flottantes à la camomille romaine

Réinterprétez ce grand classique de la cuisine française avec une touche originale à la fois miellée et florale. Dégustée le soir, vous dormirez ensuite comme un bébé.

DIFFICULTÉ	COÛT	PRÉPARATION	CUISSON
Moyen	3 €	30 min	10 min

Mon matériel

• 1 casserole • 1 jatte • 2 bols
• 1 grand plat creux ou 4 jolis verres individuels • du papier absorbant

Dans mon panier - pour 4 personnes

- 5 œufs
- 60 cl de lait
- 60 g de sucre roux
- 1 c. à. s. de miel de qualité
- 3 c. à s. d'HA de camomille romaine
- 4 fleurs de camomille séchées

LA RECETTE

Pour la réalisation de la crème anglaise

1 › Portez le lait à ébullition. Hors du feu, ajoutez l'HA de camomille romaine et le miel puis mélangez.

2 › Cassez les œufs en séparant les blancs des jaunes.

3 › Fouettez les jaunes d'œufs avec le sucre jusqu'à ce que le mélange blanchisse.

4 › Versez le lait chaud, mélangez et faites cuire jusqu'à ce que la crème nappe la cuillère. Versez dans une jatte et laissez refroidir.

Pour la réalisation des blancs d'œuf

1 › Portez à ébullition une grande casserole d'eau frémissante.

2 › Pendant ce temps, montez les blancs en neige.

3 › Prélevez ces derniers à l'aide d'une cuillère à soupe puis déposez-les délicatement dans l'eau et laissez pocher pendant 30 secondes de chaque côté.

4 › Égouttez-les sur du papier absorbant.

5 › Posez les îles flottantes sur la crème et réservez au frais pendant au moins 3 heures.

6 › Servez frais.

Mon conseil : vous pouvez présenter ces îles flottantes de manière individuelle dans de jolis verres à cocktail. Décorez-les avec une fleur de camomille séchée.

Esprit de Noël

Pain d'épices aromatique

Le pain d'épices est sans doute l'une des douceurs les plus anciennes. Malheureusement, les nombreuses versions industrielles nous en font trop souvent oublier la recette originelle, pourtant si savoureuse. La voici ici réinterprétée dans une version particulièrement aromatique...

DIFFICULTÉ	COÛT	PRÉPARATION	CUISSON
Facile	5,50 €	20 min	1 h 15

Mon matériel

• 1 casserole • 1 moule à cake • 1 saladier • 1 maryse • 1 fouet • 1 balance électronique

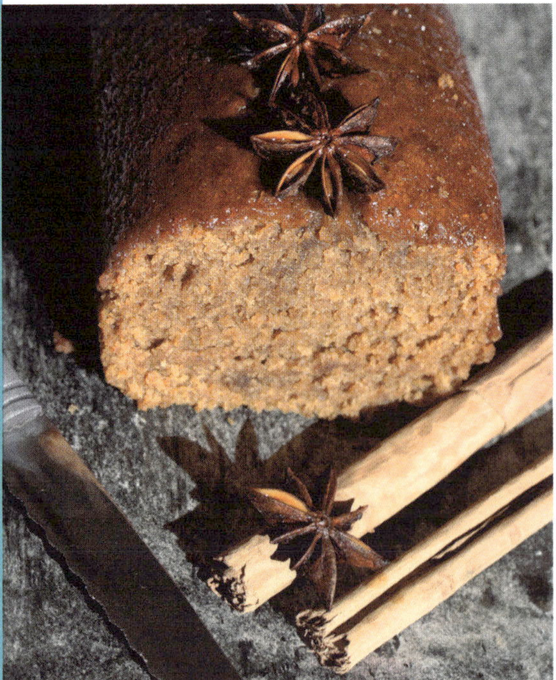

Dans mon panier

- 250 g de farine T 55
- 150 g de sucre (type rapadura ou coco)
- 1/3 de c. à c. de bicarbonate de soude
- 100 g de beurre doux
- 180 g de miel de forêt
- 150 ml de jus d'orange bio
- 4 fruits d'anis étoilé (badiane)
- 1 c. à c. de cumin en poudre
- 4 gouttes d'HE de cannelle
- 2 gouttes d'HE de gingembre

LA RECETTE

1 › Préchauffez le four à 150 °C.

2 › Dans une casserole, portez le jus d'orange et l'anis étoilé à ébullition. Hors du feu, ajoutez le beurre doux, le sucre et le miel.

3 › Dans le saladier, mélangez la farine, le bicarbonate de soude et la poudre de cumin.

4 › Ajoutez le mélange liquide et homogénéisez soigneusement à l'aide de votre fouet.

5 › Terminez par l'ajout des 2 huiles essentielles et remuez une dernière fois.

6 › Réservez au frais pendant 30 minutes.

7 › Transvasez dans le moule préalablement beurré et enfournez 1 h 15 à 150 °C.

Mon conseil : servez avec une glace à la vanille ou du lait d'amande.

Douceur d'antan

Riz au lait à l'orange douce

Le riz est sans nul doute la madeleine de Proust d'un grand nombre d'entre nous. Il est à la fois évocateur de notre enfance, d'une grand-mère généreuse qui le préparait avec amour dans les règles de l'art, ou d'un dimanche à la campagne. Une parenthèse enchantée...

DIFFICULTÉ	COÛT	PRÉPARATION	CUISSON
Facile	4 €	5 min	45 min

Mon matériel

• 1 casserole • 4 jolies tasses ou 4 verres

Dans mon panier - pour 4 personnes

- 110 g de sucre roux
- 1 l de lait entier (ou de lait d'amande)
- 1 gousse de vanille
- 150 g de riz rond
- 4 gouttes d'HE d'orange douce

LA RECETTE

1 › Faites bouillir le lait dans une grande casserole avec la gousse de vanille fendue en 2.

2 › Lorsque le lait arrive à ébullition, ajoutez le riz puis remuez à l'aide d'une cuillère en bois et attendez la reprise de l'ébullition pour baisser le feu.

3 › Laissez cuire le riz au lait à feu très doux, en le couvrant à moitié et en remuant de temps en temps pendant 45 bonnes minutes.

4 › À la fin de la cuisson seulement, ajoutez le sucre, l'HE d'orange douce et remuez. Enfin, versez le riz au lait dans un plat froid, pour stopper sa cuisson, et réservez une vingtaine de minutes.

Mon conseil : servez ce riz au lait au doux parfum de l'enfance dans de jolies tasses à thé à l'esprit vintage.

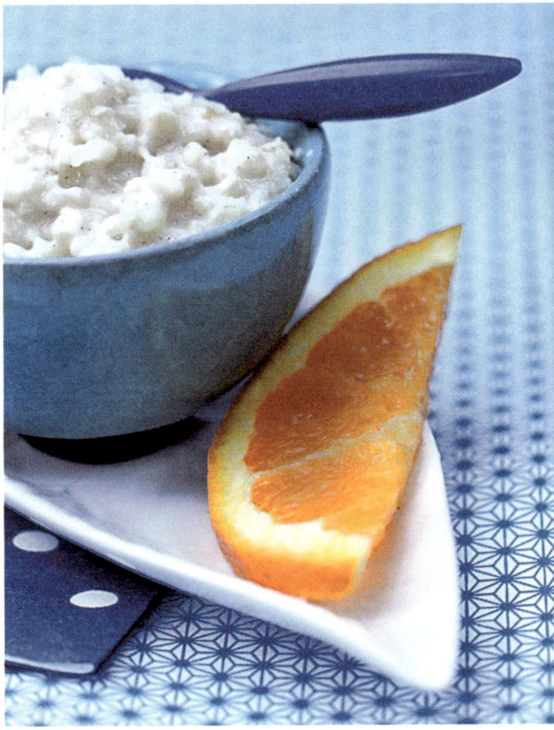

Tout savoir pour bien débuter en aromathérapie

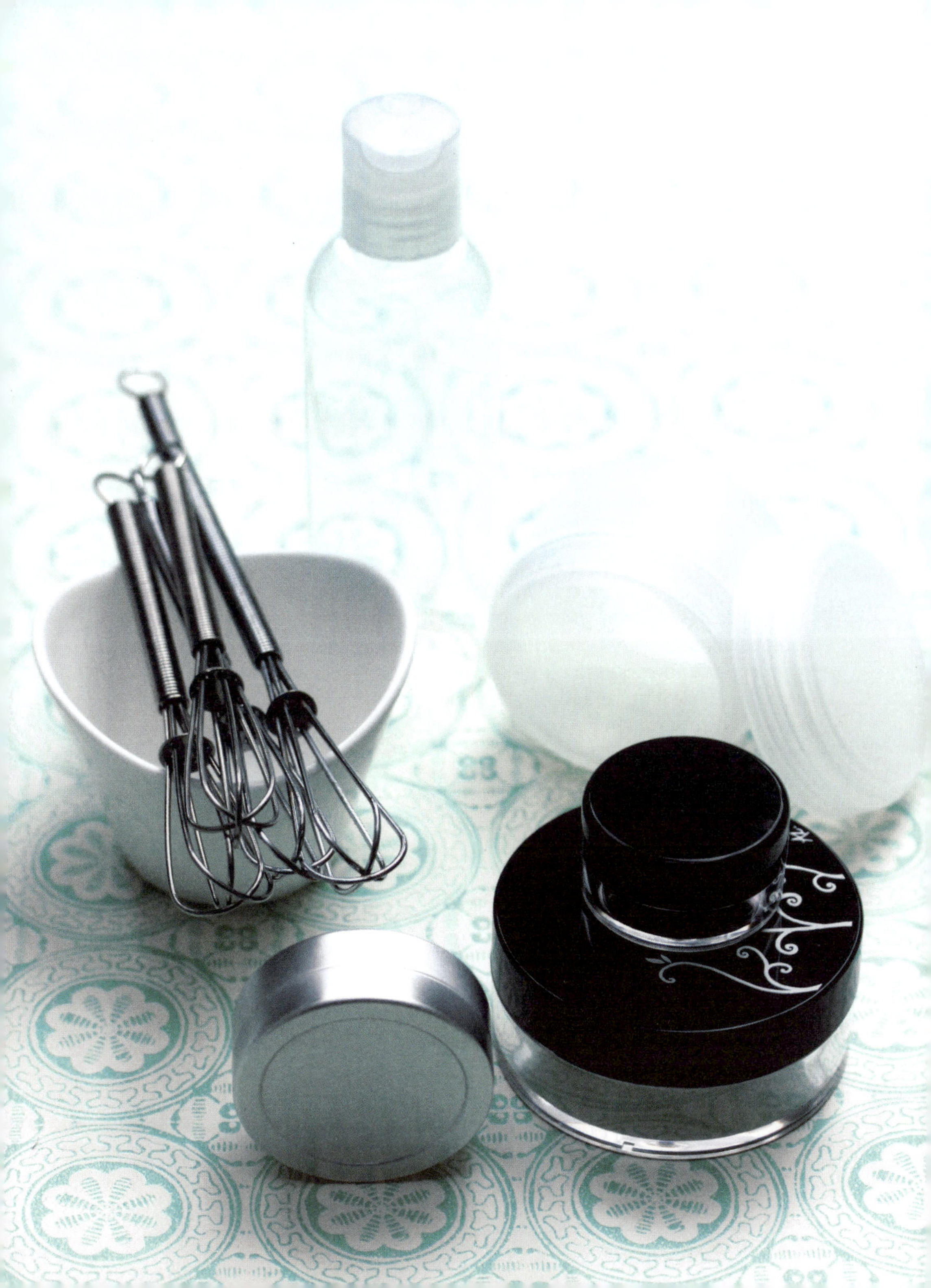

Le B.A.BA de l'aromathérapie

L'aromathérapie, c'est quoi ?

L'aromathérapie est l'art et la science de se soigner avec les huiles essentielles. Depuis la nuit des temps, différentes civilisations utilisaient déjà le pouvoir des plantes sous diverses formes de macération. Ce n'est qu'au xe siècle que l'alchimiste perse Avicenne inventa un alambic permettant de distiller les plantes par vapeur d'eau. La route des croisades permit de véhiculer de nombreuses inventions, et ce jusqu'aux alchimistes du cœur de l'Europe.

C'est bien plus tard, en 1930, que le terme « aromathérapie » est né et prit toute sa dimension lors d'un incident malencontreux qui changea le destin des huiles essentielles principalement utilisées jusqu'alors comme simples arômes alimentaires. Le chimiste Gattefossé se brûla accidentellement la main lors de manipulations et soigna celle-ci en utilisant ce qu'il avait à sa portée : de l'huile essentielle de lavande. À partir de ce jour, de multiples recherches sur les vertus thérapeutiques des huiles essentielles se développèrent. Dans les années 1960, l'appareil chromatographique à phase gazeuse pour étudier leur biochimie complexe vit le jour et la diversité d'extraction de plantes aromatiques s'amplifia.

Le saviez-vous ?

Les huiles essentielles sont des concentrations extrêmes de la plante. Par exemple, l'huile essentielle de camomille romaine est 250 fois supérieure en concentration d'actifs que la tisane de plante sèche.

Comment une huile essentielle est-elle extraite de la plante ?

Une huile essentielle est présente dans des parties spécifiques de chaque plante : les zestes pour les agrumes, l'écorce du bois pour le santal, les pétales pour la rose ou le jasmin, les semences pour la carotte, la racine pour le gingembre, les cônes et branches pour les sapins, les fruits ou baies pour le genièvre, les sommités fleuries pour la lavande et les feuilles pour la menthe poivrée et l'eucalyptus.

L'essence (appellation de l'huile essentielle à l'état naturel au sein de la plante) est extraite par différentes méthodes mécaniques comme :

- la **distillation** par vapeur d'eau, qui est la plus répandue et utilisée ;
- l'**expression à froid**, pour extraire l'essence du zeste des agrumes ;
- l'**enfleurage**, pour les fleurs délicates et fragiles dont les pétales sont baignés dans une graisse végétale afin que celle-ci s'imprègne de l'essence aromatique. Ensuite, cette graisse aromatique est filtrée, puis l'essence est séparée avec un alcool. Le résultat est appelé « absolue », il est très prisé en parfumerie ;
- l'**extraction au CO_2 supercritique** est une extraction innovante par solvant utilisant le dioxyde de carbone à l'état supercritique et qui évite ainsi toute dégradation thermique des principes actifs de la plante.

Comment distingue-t-on une espèce botanique d'une autre ?

Il existe de nombreuses espèces botaniques différentes au sein même d'une plante comme les lavandes (lavande fine, lavande maillette, lavande aspic, lavande stoechade, lavandin Super, lavandin Abrial), les thyms (thym saturéoïdes, thym à linalol, thym à thymol, thym à géraniol, entres autres), les romarins, les sauges, les menthes, etc. On les distingue alors par leurs chémotypes (mentionnés sur l'étiquette de chaque flacon) – ou carte d'identité biochimique – révélés après une analyse chromatographique.

Quelle est la différence entre un hydrolat, une eau florale et une huile essentielle ?

L'hydrolat et l'eau florale désignent un même produit. La différence se fait selon la partie de la plante utilisée pour la distillation : l'hydrolat est issu des diverses parties de plantes comme la feuille, l'écorce, la racine, les sommités fleuries, les baies ou les semences, alors que l'eau florale provient uniquement des fleurs comme le bleuet, la fleur d'oranger, la rose, ou l'hamamélis.

À la fin de la distillation, la vapeur d'eau se condense, chargée de molécules aromatiques et d'huile essentielle. Elle est ensuite récupérée dès la sortie de l'alambic dans le décanteur où l'huile essentielle, en raison de sa faible densité, « flotte » sur l'hydrolat (comme des gouttelettes d'huile sur l'eau). C'est pourquoi l'huile essentielle est appelée ainsi et non parce qu'elle a une texture « huileuse ». Lorsque la distillation est terminée, l'hydrolat et l'huile essentielle sont séparés et celle-ci est laissée plusieurs semaines au repos afin que ses molécules aromatiques se reconstituent.

L'hydrolat et l'eau florale possèdent moins de molécules aromatiques actives que l'huile essentielle ce qui les rend plus doux, permettant l'utilisation par voie orale et le soin des enfants. C'est une matière aromatique plus sensible aux bactéries : pour cette raison, elle doit être conservée à l'abri de la lumière et de l'oxygène, dans un endroit frais et au sec (dans un flacon bien fermé, placé en bas du réfrigérateur) et utilisée très rapidement (1 mois de conservation maximum).

Étymologie

Hydrolat vient d'« *hydro* », qui signifie « eau », en grec ancien. Notons au passage que « *lat* » rappelle le lait, et l'hydrolat peut être trouble après la distillation.

Quelles sont les propriétés majeures d'une huile essentielle ?

Les huiles essentielles sont majoritairement anti-infectieuses, antibactériennes, antiseptiques et antivirales. Elles sont souvent utilisées comme antibiotiques naturels efficaces : par exemple, le thym peut anéantir un staphylocoque en moins de 8 minutes. Leurs vertus antalgiques, cicatrisantes, hémostatiques, hormone-like (qui agissent sur le système hormonal), voire digestives et circulatoires les rendent indispensables dans notre quotidien.

Que soigne-t-on principalement avec les huiles essentielles ?

Les huiles essentielles agissent sur le terrain de l'individu en action préventive pour booster ou renforcer les défenses naturelles, et aussi en action curative pour traiter des maux ou pathologies déjà diagnostiquées.

Il est possible de soulager presque tous les maux avec les huiles essentielles, que ce soient des bobos du quotidien (coups et brûlures), des infections pulmonaires, ORL, des problèmes cutanés (psoriasis, dermatoses diverses) et même en traitement médical d'appoint pour des pathologies plus lourdes (en suivi médical). Chaque huile essentielle possède la particularité d'être versatile et de pouvoir traiter plusieurs maux en même temps (par exemple : l'HE de cannelle écorce a une action anti-infectieuse très puissante qui peut nous soulager d'un rhume persistant tout en combattant une fatigue physique et intellectuelle ; l'HE de menthe poivrée facilite la digestion et donne une haleine fraîche après un repas trop riche.)

Outre leurs bienfaits sur la santé, les huiles essentielles sont également indispensables pour notre bien-être et elles nous aident à gérer nos émotions. Cette approche de l'aromathérapie s'appelle l'aromachologie.

Comment les utiliser ?

Les huiles essentielles s'utilisent toujours diluées dans une base ou un support neutre adapté et de façons diverses comme en inhalation, en massage, dans le bain, en compresses localisées, en vaporisation atmosphérique, par voie orale ou cutanée (dans des produits cosmétiques et d'hygiène maison).

Peut-on utiliser les huiles essentielles pour les enfants ?

Les huiles essentielles conviennent aux enfants à partir de 3 ans en général, voire 6 ans pour certaines d'entre elles. Faute de pouvoir bénéficier et apprécier leurs vertus en toute sécurité, on privilégie alors les hydrolats et les eaux florales aux composés actifs plus doux et inoffensifs pour la santé. Selon l'âge de l'enfant, on ajoute entre 1 à 3 bouchons dans son bain pour une action respiratoire (libérer et protéger les voies respiratoires par exemple) ou sédative avant le coucher. On utilise les huiles essentielles en dosage minimal, en version atmosphérique et éloigné de l'enfant, ou dans sa chambre lorsqu'il est absent.

Qui peut utiliser les huiles essentielles ?

Toute la famille peut avoir recours aux huiles essentielles. Un adolescent pour traiter ses problèmes d'acné ; un étudiant pour booster sa mémoire avant les examens ; un senior pour soulager des douleurs rhumatismales et renforcer son immunité afin de prévenir les maux de saison ; un sportif pour se préparer à l'effort et soulager ses courbatures après une activité physique intense... et toute la famille pour les petits bobos quotidiens !

Pourquoi l'aromathérapie mérite-t-elle d'être mieux connue ?

Les huiles essentielles sont des produits naturels et purs aux vertus thérapeutiques qui nous sont utiles dans notre quotidien. Que ce soit à la maison dans les produits d'entretien courants ou pour le linge ; pour la santé en prévention et en soin ; pour un bien-être moral quotidien et soulager le stress ; pour un soin beauté afin d'entretenir et magnifier ses atouts, l'aromathérapie peut vous aider.

Économiques, efficaces, faciles et versatiles, les huiles essentielles nous aident simplement à mieux vivre naturellement. Encore faut-il savoir bien les utiliser.

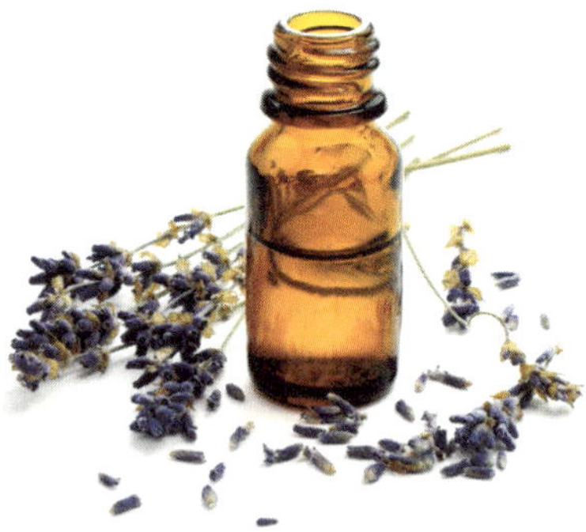

Les précautions d'emploi

Bien que naturelles, pures, et issues du règne végétal, l'utilisation des huiles essentielles doit respecter un certain nombre de précautions. En effet, actives et pas anodines, elles peuvent causer certains troubles lorsqu'elles sont mal employées. Il est donc important de lire attentivement ces recommandations ainsi que celles qui doivent obligatoirement figurer sur l'emballage de votre huile essentielle.

Les femmes et les enfants sous haute vigilance

- N'administrez en aucun cas une huile essentielle à un enfant de **moins de 36 mois** sans l'avis d'un médecin.
- Ne laissez jamais les flacons d'huile essentielle **à la portée des enfants**.
- N'utilisez pas les huiles essentielles pendant la **grossesse** ou en cas d'**allaitement** sans avis médical. En effet, certaines d'entre elles peuvent avoir un effet abortif ou coupe-lait.

Minimisez le risque d'allergie

- Pratiquez toujours un **test d'allergie** avant d'utiliser une huile essentielle. Pour cela, appliquez une goutte d'huile essentielle (mélangée à une goutte d'huile végétale) dans le pli du coude. Sans réaction au bout de 24 heures, vous pourrez alors l'utiliser en toute sérénité.
- N'utilisez pas d'huiles essentielles en diffusion atmosphérique si vous souffrez d'**asthme** ou d'**insuffisance respiratoire.**

En cas d'antécédents médicaux...

- Consultez votre médecin en cas de **maladie grave** ou en cas de prise prolongée.
- Demandez conseil à votre pharmacien ou à votre médecin généraliste en cas de **prise de médicaments**.

Quatre recommandations importantes

• **Évitez toute exposition au soleil** et aux UV dans les heures qui suivent l'application d'une huile essentielle photosensibilisante (citron jaune, citron vert, orange, mandarine, bergamote).

• **N'appliquez pas d'huile essentielle pure** sur les yeux, les muqueuses auriculaires, nasales et ano-génitales.

• **N'injectez pas d'huile essentielle** par voie intraveineuse ou musculaire.

• **Évitez d'utiliser les huiles essentielles pures dans le bain**. N'étant pas hydrosolubles (miscibles avec l'eau), elles flottent à la surface de l'eau et risquent de provoquer des irritations ou des brûlures cutanées. Pensez à toujours les diluer dans du solubol à raison de 4 gouttes pour 1 goutte d'huile essentielle (voir p. 10) ou tout simplement dans un peu de lait de vache ou de lait végétal (amande, riz, noisette...).

• **Les huiles dermocaustiques** (cannelle, basilic exotique, menthe poivrée, clou de girofle, niaouli, thyms, pin, marjolaine, sarriette, eucalyptus, lemongrass) **doivent toujours être diluées** au préalable avec des huiles végétales pour toute application cutanée. Respectez bien les préconisations de dilution qui sont indiquées sur les fiches techniques du fournisseur.

Premiers secours

Appelez le **centre antipoison** le plus proche de chez vous sur www.centres-antipoison.net

En cas de projection oculaire accidentelle

• Essuyez l'œil avec un coton largement imbibé d'huile végétale pure ou versez une ou plusieurs gouttes d'huile végétale sur le globe oculaire. Ne nettoyez pas à l'eau ! Appelez ou allez consulter votre ophtalmologiste immédiatement.

En cas d'absorption involontaire

• Faites ingérer (et, si possible, faites vomir) de l'huile végétale pure (1 à 3 cuillères à soupe d'huile d'olive, de tournesol, etc.). Ne faites jamais boire de l'eau.

Reconnaître la qualité d'une huile essentielle

Le prix fait-il la différence ?

Le prix n'est pas un argument d'achat en aromathérapie et la cherté ne rime pas toujours avec la qualité. Certaines huiles essentielles peuvent vous servir de base de référence pour juger de la bonne foi d'une marque dans sa politique de prix. Par exemple, l'orange douce (origine Brésil) et le lavandin (origine France) proviennent de régions où les matières premières peuvent être produites avec un rendement régulier et très satisfaisant sans risque de problèmes agricoles, climatiques, géopolitiques. Ces critères assurent donc une base tarifaire stable. Seuls les achats en très grand volume (en vrac) peuvent justifier une baisse du prix et donc une offre très avantageuse pour le consommateur. Par exemple, le prix de l'huile essentielle d'orange douce et de lavandin varie entre 3,50 € et 5 €. Si les prix affichés sont nettement inférieurs, pensez alors à vérifier l'origine de la plante qui peut faire la différence. La lavande fine de Provence est nettement plus onéreuse que la lavande fine de Bulgarie, et la qualité de l'huile essentielle d'hélichryse de Corse est bien supérieure à celle provenant d'Italie. Cela entraîne donc des différences de prix tout à fait justifiées !

Existe-t-il un prix du marché ?

Le prix du marché est dépendant des fluctuations tarifaires fréquentes, elles-mêmes dépendantes de critères liés à diverses contraintes externes comme toute matière première agricole. Parmi celles-ci, nous notons :

- **la saisonnalité**, qui est primordiale pour obtenir des prix avantageux pendant la période de récolte ;
- **la géopolitique** ou les crises, qui peuvent faire s'enflammer le prix des matières premières locales ;
- **les quotas** décidés pour des raisons écologiques (par exemple, le bois de rose au Brésil) ;

• **la météo**, qui peut s'avérer dévastatrice ou au contraire aider à produire une récolte exceptionnelle ;

• **le phénomène de « mode »**, qui entraîne une demande exceptionnelle des consommateurs provoquant ainsi une hausse des prix.

Quels sont les critères de qualité ?

Les critères de qualité d'une huile essentielle sont établis après des analyses approfondies qui certifient une conformité relative à des normes établies par l'AFNOR (organisme d'élaboration des normes françaises, européennes et internationales), conformité basée sur les chémotypes (ses ingrédients biochimiques), sa densité, son aspect et son odeur.

Quels sont les documents techniques prouvant la qualité d'une huile essentielle ?

À chaque lot d'huile essentielle (le numéro de lot figure obligatoirement sur chaque flacon) correspondent des informations techniques certifiant que le produit répond à des critères de conformité certifiés par un laboratoire d'analyse spécialisé. Vous pouvez retrouver ces informations sur le site de la marque ou vous procurer la fiche d'analyse de l'huile essentielle si vous souhaitez plus de transparence sur la qualité de votre produit. De plus en plus de marques affichent clairement ces données sur la fiche produit de leur site Internet.

Comment déterminer la qualité d'une huile essentielle ?

L'ingénieur chimiste pratiquant les analyses des huiles essentielles se réfère aux normes de l'AFNOR. Un rapport de conformité aux normes AFNOR et IFRA (International Fragrance Association, soit l'association internationale des fragrances) est obligatoire. Chaque lot d'huile essentielle possède une fiche d'analyse avec le graphisme et la liste des chémotypes, la densité, le point éclair (ou flash point), l'odeur et l'aspect du produit, plus une fiche de données de sécurité et une fiche listant les allergènes potentiels du produit.

À quels tests qualité sont soumises les huiles essentielles ?

Les huiles essentielles sont soumises à des analyses approfondies en laboratoires spécialisés à cet effet.

• **La chromatographie en phase gazeuse** permet de dresser la carte d'identité chimique précise de l'huile essentielle et d'afficher tous ses chémotypes.

• **Le densimètre** mesure la densité exacte de l'huile essentielle.

• **Le pouvoir rotatoire** permet de mettre en évidence que l'huile essentielle est pure et naturelle, en conformité avec les normes AFNOR.

• **Le point d'éclair** (ou *flash point*) mesure le point d'inflammabilité et permet de vérifier si l'huile essentielle n'a pas été « diluée » avec une huile végétale ou un solvant moins naturel.

Que signifient les différents sigles sur l'étiquette du flacon ?

• **AB ou agriculture biologique** signifie que l'huile essentielle provient d'une plante dont la culture a été certifiée biologique. Ce sigle est généralement utilisé sur les produits considérés comme arôme alimentaire.

• **ECOCERT** est l'organisme international de contrôle et de certification de l'agriculture et de l'alimentation biologique.

• **La feuille blanche sur fond vert** est le logo bio officiel de l'Union européenne.

• **La flèche en mouvement circulaire** signifie qu'il s'agit d'un éco-emballage.

• **HEBBD** signifie que l'huile essentielle est botaniquement et biochimiquement définie. Cette définition, créée par un revendeur pour se démarquer de sa concurrence, n'a aucune fiabilité officielle et ne reflète pas forcément la qualité d'une huile essentielle.

Que signifie « 100 % pure et naturelle » sur l'étiquette du flacon ?

Cette mention souvent inscrite sur les étiquettes des flacons d'huile essentielle signifie que celle-ci n'a pas subi de transformation, qu'elle est non diluée, non rectifiée, non déterpénée, 100 % pure, et qu'elle provient d'une matière première « naturelle » (la plante).

Quelles inscriptions doivent figurer obligatoirement sur l'étiquette d'un flacon d'huile essentielle ?

- **La DLUO** ou date limite d'utilisation après ouverture.
- **Les chémotypes** ou la carte d'identité de l'huile essentielle. Les 3 principaux doivent figurer comme ingrédients.
- **Le nom botanique** en latin de la plante.
- **L'origine** ou la provenance de la plante.
- **L'organe** de la plante utilisé pour obtenir l'huile essentielle.

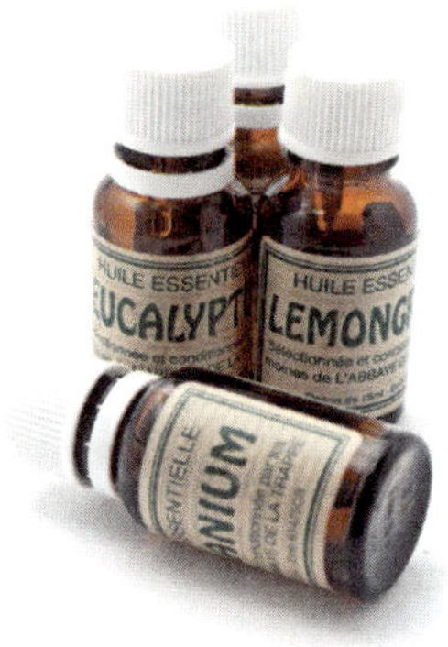

Les huiles végétales en quelques points essentiels

Qu'est-ce qu'une huile végétale ?

L'huile végétale est une substance grasse qui provient de la noix, de la pulpe ou de la graine des fruits oléagineux. Elle s'obtient par un procédé mécanique de pression à froid.

Quels actifs contient-elle ?

Les huiles végétales sont principalement riches en acides gras essentiels (90 %). Et les huiles végétales bio, vierges, provenant de première pression à froid, et qui sont non dénaturées par un procédé mécanique, possèdent une valeur nutritive précieuse inestimable en acides gras essentiels.

Elles sont également riches en oméga 3 et 6, en pro vitamine A (comme dans l'huile de carotte) et autres vitamines importantes.

Que sont les acides gras essentiels ?

Les acides gras essentiels sont indispensables à notre organisme qui ne peut pas les produire naturellement. Leur apport ne provient donc que de notre alimentation ou de la prise de compléments alimentaires (huiles végétales en gélules). Il existe trois types d'acides gras : les acides gras saturés, polyinsaturés, et mono-insaturés. C'est dans la « famille » des acides gras insaturés que l'on retrouve les omégas 3, 6 et 9.

Les acides gras essentiels aident à prévenir les maladies cardio-vasculaires, à renforcer les membranes cellulaires, à baisser le cholestérol, à nous soulager grâce à leurs vertus antalgiques et analgésiques avec leur action anti-inflammatoire. Ils agissent également sur les cellules nerveuses, la fertilité, et sur la régulation hormonale afin d'éviter l'assèchement cutané (par exemple, l'huile végétale d'onagre).

Quelles vitamines contiennent les huiles végétales et à quoi servent-elles ?

Riches en diverses vitamines, les huiles végétales sont nécessaires au maintien de notre santé, de notre bien-être et de la beauté de la peau.

• **La vitamine A** – plus connue sous le nom de rétinol – est un puissant cicatrisant qui protège les tissus cutanés de la dégénérescence. Elle assure la reconstruction des « nouveaux » tissus et est donc indispensable pour le traitement des plaies et des brûlures, ainsi que pour les peaux atones. Par voie orale, elle soulage l'asthme, les colites et l'hypertension. Par exemple l'huile de carotte, très riche en provitamine A, régénère la peau et lui rend tout son éclat.

• **La vitamine D** régule l'absorption du calcium et du phosphore au niveau de la muqueuse intestinale, permettant ainsi qu'ils se fixent sur les os et les dents. C'est la vitamine antirachitisme par excellence. Elle ne peut être synthétisée par notre organisme que lors d'expositions au soleil.

• **La vitamine E** est un complexe vitaminique antioxydant qui favorise la résistance des capillaires sanguins et qui régule les phénomènes de coagulation. Elle renforce les parois des vaisseaux sanguins et stimule le système cardiaque. La vitamine E agit efficacement contre le vieillissement cutané et aide à retarder l'apparition des rides. C'est aussi un très bon conservateur naturel qui freine l'oxydation des synergies huileuses.

• **La vitamine K** est indispensable pour fixer le calcium et permettre la coagulation du sang.

Quelle différence y a-t-il entre un macérât huileux de fleurs et une huile végétale ?

Le macérât huileux de fleurs est une préparation que l'on obtient en laissant infuser des fleurs fraîches dans une huile de tournesol ou d'olive dans une cuve pendant 40 jours au soleil. Les macérâts huileux les plus connus sont l'arnica, le calendula, le millepertuis, la pâquerette. Ils sont utilisés en cosmétique pour leurs vertus bienfaitrices.

L'huile végétale, quant à elle, est extraite des fruits ou des graines de la plante par un système mécanique de pression à froid ou d'extraction. Elle peut être utilisée par voie cutanée et orale pour la santé et la beauté (par exemple, les gélules d'huile végétale en cure de beauté pour la peau comme l'onagre, la bourrache, etc.).

Quelle différence y a-t-il entre les huiles végétales et les huiles essentielles ?

Ces deux produits sont totalement différents même s'ils se complètent parfaitement, l'un servant de support à l'autre pour une utilisation cutanée. L'huile essentielle est hautement concentrée en actifs et ne peut pas être utilisée seule et non diluée sur la peau.

L'utilisation des huiles végétales en aromathérapie

Les huiles végétales et les macérâts huileux de fleurs sont utilisés comme support pour diluer les huiles essentielles et compléter leurs vertus. On utilise par exemple le macérât huileux de fleurs de millepertuis ou de calendula avec l'huile essentielle de lavande fine pour apaiser la peau d'une brûlure superficielle, ou l'huile végétale de calophylle inophyle avec les huiles essentielles de cyprès, de citron jaune et d'hélicryse pour améliorer la circulation veineuse.

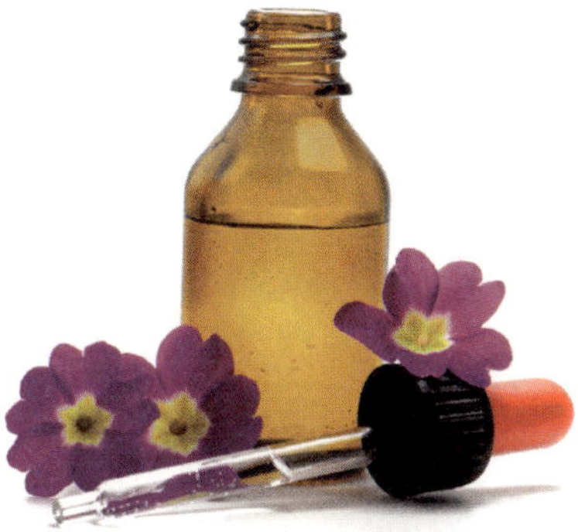

Quelles sont les propriétés majeures des huiles végétales ?

Les huiles végétales possèdent une valeur énergétique indispensable pour l'organisme et la peau grâce à leurs vertus bienfaitrices sur notre santé et notre beauté. Elles apportent des nutriments nécessaires au bon fonctionnement de nos cellules grâce aux acides gras essentiels et aux vitamines qu'elles contiennent. Elles font baisser le cholestérol, renforcent notre système cardio-vasculaire, régulent nos hormones. En sérum, elles agissent efficacement contre le relâchement cutané. En soin réparateur intensif, elles apaisent une inflammation cutanée après une exposition au soleil et aident à reconstituer le film hydrolipidique si la peau a été très fragilisée.

Est-il possible de les associer entre elles ?

On peut créer des synergies composées seulement d'huiles végétales ou les associer aux macérâts huileux de fleurs à des fins cosmétiques. En cuisine, leur utilisation est incontournable : on privilégie les huiles végétales bio, vierges, de première pression à froid dont les vertus sont largement supérieures à une huile végétale standard. Soyez créatif et associez-les afin de relever vos plats et vos salades avec une note exquise et subtile !

Préparez votre propre macérât huileux de fleurs de calendula

Pour cela, soyez prévoyant et préparez la quantité suffisante pour une utilisation annuelle dans un flacon en verre ambré (250 ml) qui protégera mieux votre préparation de la lumière et évitera une oxydation prématurée. Vous pouvez ajouter 2 % de vitamine E afin de prévenir l'oxydation et augmenter la conservation de votre produit.

- Laissez infuser dans un bocal en verre (préalablement stérilisé) 20 fleurs fraîches de calendula (aussi appelé « souci ») dans 250 ml d'huile végétale bio de tournesol ou d'olive, vierge et de première pression à froid.
- Fermez le bocal et laissez reposer pendant au moins 40 jours au soleil.
- Après ce délai, retirez les fleurs, puis filtrez votre préparation à l'aide d'un petit entonnoir et d'un filtre à café, et versez-la dans votre flacon en verre ambré.

Vous pouvez aussi créer vos macérâts huileux de fleurs d'arnica, de millepertuis, de pâquerette, de camomille, de lavande en suivant la même méthodologie.

10 indispensables pour bien démarrer

Bien préparer sa trousse d'aromathérapie peut s'avérer compliqué ou peu économique si vous ne savez pas quels produits acheter en priorité, alors que quelques ustensiles basiques suffisent le plus souvent pour combler tous vos besoins de fabrication maison. Pour bien commencer, il est important de choisir le strict nécessaire afin de vous familiariser avec les dosages ainsi que les emballages basiques incontournables qui vous permettront de bien protéger et de mieux conserver vos formules inédites ! Pensez au maximum écolo et recyclage, soyez créative et n'hésitez pas à donner une seconde vie à des pots ou flacons déjà utilisés.

Le roll-on pour la trousse nomade

Petit, efficace et facile d'emploi où que vous soyez, le roll-on en 5 ml ou 10 ml se glisse discrètement dans votre sac à main, votre trousse de toilette ou votre sac à dos. Il convient parfaitement aux bobos d'urgence (coups, bleus, bosses, piqûres d'insectes, petites plaies et mal des transports), aux coups de stress (insomnies, maux de tête, anxiété entres autres) et également aux bobos de la peau (boutons d'acné, dartres, cicatrices et couperose).

Le flacon en verre ambré pour protéger et conserver les mélanges huileux

Dans votre kit, prévoyez un ou plusieurs flacons vides en verre ambré (10 ml ou 30 ml) dans lesquels vos préparations seront protégées de la lumière et donc mieux conservées. Les flacons sont vendus avec un système de codigoutte qui permet de doser la préparation au compte-gouttes, donc pas de gaspillage ! Privilégiez l'achat de flacons avec bouchon « sécurité enfant » afin de prévenir tout incident.

Le pot pour stocker et préserver vos cosmétiques

Pot en verre, en aluminium, ou en plastique, c'est selon votre préférence pour conditionner vos crèmes, baumes et onguents beauté. Préférez les pots de 15 ml pour les baumes à lèvres et les gloss ; les pots de 30 ml ou de 50 ml vous permettront de conserver les crèmes, les baumes, les masques ou les exfoliants pour le visage ; enfin, dans les pots de 100 ml et plus, vous conditionnerez les produits pour le corps comme les baumes, les gommages et les produits capillaires.

Le flacon spray pour un multiusage nomade

Le flacon spray en 30 ml ou 50 ml est un accessoire nomade facile à utiliser et qui sera d'un grand secours dans certaines circonstances : en spray d'ambiance pour purifier et assainir l'air à la maison ou à l'hôtel ; pour vous prémunir contre les attaques de moustiques ou favoriser une nuit réparatrice. Il est également utilisable en brume d'oreiller pour les petits comme les grands (dans une base d'hydrolat ou d'eau florale) et en brumisation cosmétique pour tonifier la peau et illuminer le tient.

La pipette stérile graduée pour mesurer les ingrédients liquides

Cette pipette vous aidera à mesurer avec précision les liquides et à les incorporer dans vos préparations. Celle-ci peut être réutilisée après un méticuleux nettoyage et une désinfection à l'alcool à 90 ° avant et après chaque utilisation.

Le mini-fouet en acier inoxydable pour émulsionner

Il vous sera très utile pour mélanger parfaitement les émulsions et les préparations de vos recettes maison (toutes les crèmes et les baumes). Veillez à bien le nettoyer et à le désinfecter avant et après chaque utilisation. En acier inoxydable, il sera un complice à long terme.

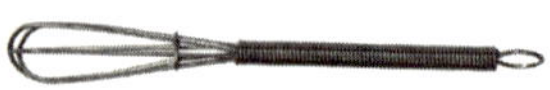

La cuillère doseuse pour mesurer les ingrédients solides ou en poudre

La cuillère doseuse facilite les conversions et vous permet de mesurer précisément tous les ingrédients autres que les liquides. Veillez à bien la nettoyer et la désinfecter avant et après chaque utilisation. En acier inoxydable, elle sera votre alliée pendant longtemps.

Un verre doseur pour mesurer et transvaser les bases liquides

Le verre doseur – ou bécher – gradué vous permet de mesurer précisément et aisément les liquides comme les huiles végétales et les gels (base lavante). Une fois dosée, votre base neutre est facilement transvasée dans son emballage final grâce au bec verseur du bécher qui vous permet de ne pas en perdre une goutte ! Facile à nettoyer, il doit être désinfecté avant et après chaque utilisation, il est un must indispensable pour vos fabrications maison.

Les étiquettes vierges pour identifier vos mélanges

N'oubliez pas ce que vous avez préparé et ne vous trompez pas de flacon ou de pot ! Inscrivez avec un feutre à encre indélébile la désignation de votre produit, les ingrédients de votre formule ainsi que la date à laquelle vous l'avez réalisée, sa posologie et son utilisation. Ces étiquettes existent pour les pots et les flacons de différents volumes.

Le recyclage de vos emballages cosmétiques pour économiser

Recyclez ce que vous pouvez ! L'armoire de votre salle de bains doit certainement regorger de trésors cachés qui peuvent être utilisés à nouveau. Les pots et flacons d'anciens produits de beauté ou d'hygiène ne termineront plus à la poubelle, ils sont fin prêts pour une seconde vie. Bien nettoyés à l'aide d'un détergent doux et bio, puis désinfectés avec de l'alcool à 90 °, vous économiserez et sauverez des emballages encore bien utiles !

Les bonnes adresses Internet

Les matières premières aromatiques (huiles essentielles, hydrolats et huiles végétales)

Aroma-corner
www.aroma-corner.com

Aroma Forest
www.huiles-essentielles-madagascar.com

Aroma-Zone
www.aroma-zone.com

Astratella
www.astratella.com

Florihana
www.florihana.com

Herbéus
www.herbeus.com

Herbéo
www.herbeo.fr

Huiles & Sens
www.huiles-et-sens.com

Vitalba
www.vitalba.fr

Les plantes sèches

Herboristerie de Bonneval
www.herboristeriecroixrousse-lyon.com

Herboristerie du Palais royal
www.herboristerie.com

Herboristerie de Paris
www.herboristeriedeparis.fr

Herboristerie Yves Moreau
www.herboristerie-moderne.fr

Le père Blaize
www.pereblaize.fr

Le tisanier d'Oc
www.tisanierdoc.com

Les ingrédients cosmétiques

Aroma-Zone
www.aroma-zone.com

Huiles & Sens
www.huiles-et-sens.com

Les flacons, les pots et autres emballages

Aroma Forest
www.huiles-essentielles-madagascar.com

Aroma-Zone
www.aroma-zone.com

Atelier Cosmétique bio
www.atelier-cosmetic-bio.com

Decant-& co
www.decant-and-co.com

Les jolis rubans

La Droguerie
www.ladroguerie.com

A little mercerie
www.alittlemercerie.com

Les moules en silicone et autres accessoires rigolos

www.decoclico.fr
www.mathon.fr

Remerciements…

… de Sophie Macheteau

Je tiens à remercier mes parents et Claire Desvaux pour leur relecture avisée, Georges, pour son soutien inconditionnel et sa patience, l'École des Plantes Médicinales pour avoir contribué à ma passion des cosmétiques maison. À Myrtille, Praline et Ginger pour leur présence des plus félines tout au long de l'écriture de cet ouvrage.

… de Françoise Rapp

Je tiens à remercier Henri et Sylvie Escurat pour leur amitié et inspiration de toujours, Vlada Rajec, Jean-Pierre Rafai, et les 4 reines du pays du Forcalquier : Dominique Usseglio-Verna, Maryse Chaillan, Carol Batisti et Sylvie Copens, mes amies de chez Annick Goutal (Élisabeth, Amina et Marie-Nadine pour m'avoir transmis leur savoir unique et leur sensibilité), le Laboratoire Combe d'Ase, l'Université Saveurs & Senteurs à Forcalquier.

Table des recettes

Recettes pour être belle et en bonne santé

Soins du visage

Sommeil

Tonus

Gorge et toux

Voies respiratoires

Recettes pour manger sain

Gourmandises et confitures

Boissons

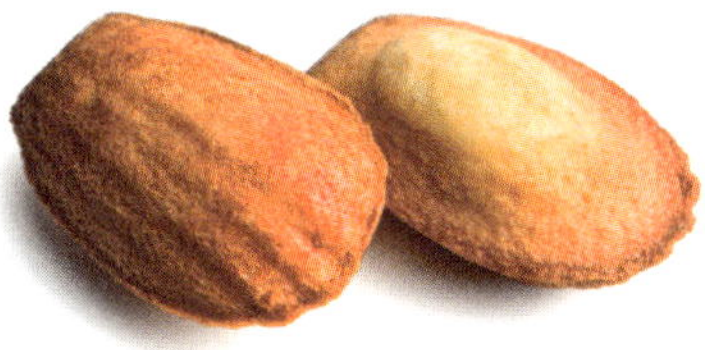

Index

B

D

E

F

G

H

Q

R

T

U - V

Y - Z

Crédits iconographiques

Toutes les photographies de cet ouvrage ont été prises par Sophie Macheteau, excepté :

p. 6 : © Mark Breck- Fotolia.com ;
p. 7, 69, 88, 156, 199 : © Richard Villalon - Fotolia.com ;
p. 8 : © Volff - Fotolia.com ;
p. 12, 105 : © motorlka - Fotolia.com ;
p. 14 : © lianeM - Fotolia.com ;
p. 16, 256 : © Elenathewise - Fotolia.com ;
p. 19 : © Westend61 - Getty Images ;
p. 23, 158 : © dinostock - Fotolia.com ;
p. 24, 40 : © lamax - Fotolia.com ;
p. 25 : © artmim - Fotolia.com ;
p. 26 : © Christian Jung - Fotolia.com ;
p. 27, 87, 148, 172, 213 : © Natika - Fotolia.com ;
p. 44, 93 : © marilyn barbone - Fotolia.com ;
p. 55 : © William Wang - Fotolia.com ;
p. 56 : © Roman Ivaschenko - Fotolia.com ;
p. 79 : © red150770 - Fotolia.com ;
p. 82 : © Angel Simon - Fotolia.com ;
p. 83 : © silencefoto - Fotolia.com ;
p. 84, 149, 166, 291 : © Unclesam - Fotolia.com ;
p. 85 : © bajinda - Fotolia.com ;
p. 86 : © lenushka2012 - Fotolia.com ;
p. 90 : © Maksim Shebeko - Fotolia.com ;
p. 103 : © Alexey Laputin - Fotolia.com ;
p. 104 : © style786 - Fotolia.com ;
p. 108 : © Ivonne Wierink - Fotolia.com ;
p. 117, 216 : © Elena Schweitzer - Fotolia.com ;
p. 120 : © Chariclo - Fotolia.com ;
p. 122, 152 : © Antonio Gravante - Fotolia.com ;
p. 145 : © Aroma Forest ;
p. 146 : © thawats - Fotolia.com ;
p. 147 : © m.bonotto - Fotolia.com ;
p. 150 : © picsfive - Fotolia.com ;
p. 155 : © vkilikov - Fotolia.com ;
p. 168 : © Igor Dutina - Fotolia.com ;
p. 182 : © Giuseppe Porzani - Fotolia.com ;
p. 183 : © Frog 974 - Fotolia.com ;
p. 187, 238 : © Africa Studio - Fotolia.com ;
p. 197 : © coco - Fotolia.com ;
p. 207 : © Lynn Midford Photography - Getty Images ;
p. 211 : © martine wagner - Fotolia.com ;
p. 212, 215 : © scis65 - Fotolia.com ;
p. 214 : © neropece - Fotolia.com ;
p. 220 : © Anton Prado PHOTO - Fotolia.com ;
p. 225 : © wolfelarry - Fotolia.com ;
p. 239 : © Comugnero Silvana - Fotolia.com ;
p. 250 : © João Paulo Calvet - Fotolia.com ;
p. 251 : © adisa - Fotolia.com ;
p. 252 : © dimakp - Fotolia.com ;
p. 264 : © oriori - Fotolia.com ;
p. 267 : © WimL - Fotolia.com ;
p. 268 : © graja - Fotolia.com ;
p. 269, 302 : © Jiri Hera - Fotolia.com ;
p. 282 : © photocrew - Fotolia.com ;
p. 288 : © Paipai - Fotolia.com ;

Achevé d'imprimer
en octobre 2013
par Gorenjski Tisk Storitve
Slovénie